W0053809

Didier Grandgeorge

Homöopathische Essenzen
in der Kinderheilkunde

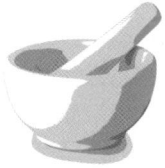

Übersetzung aus dem Französischen:

Cornelia Mayer

Erkenne dich selbst ...
indem du den anderen zuhörst

Unwissenheit ist die Mutter
allen Übels

Didier Grandgeorge

Homöopathische Essenzen

in der Kinderheilkunde

Das Wesen der 275 wichtigsten Kindermittel

2. erweiterte Auflage

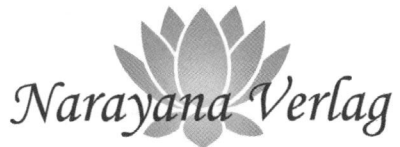

Narayana Verlag

Didier Grandgeorge
Homöopathische Essenzen in der Kinderheilkunde
Das Wesen der 275 wichtigsten Kindermittel

Titel der französischen Original-Ausgabe:
L'esprit du remède homéopathique © Edi Comm 2003

1. deutsche Ausgabe 2012
2. deutsche überarbeitete und erweiterte Ausgabe 2015

ISBN 978-3-95582-071-8
Übersetzt von Cornelia Mayer

Herausgeber:
Narayana Verlag GmbH, Blumenplatz 2, 79400 Kandern
Tel.: +49 7626 974970-0
E-Mail: info@narayana-verlag.de
www.narayana-verlag.de
© 2012, Narayana Verlag GmbH

Alle Rechte vorbehalten. Ohne schriftliche Genehmigung des Verlags darf kein
Teil dieses Buches in irgendeiner Form – mechanisch, elektronisch, fotografisch –
reproduziert, vervielfältigt, übersetzt oder gespeichert werden, mit Ausnahme kurzer
Passagen für Buchbesprechungen.

Hinweis für die Leser:

Autor und Verlag übernehmen auch keine Garantien irgendwelcher Art, dass die
Informationen in diesem Buch (oder anderen hier erwähnten Büchern) medizinische,
körperliche, emotionale oder sonstige Ergebnisse hervorbringen werden.

Wenn Sie sich für eine homöopathische Behandlung entscheiden, sollten Sie
unbedingt einen in der Homöopathie erfahrenen Arzt oder Heilpraktiker
konsultieren. Dieses Buch ersetzt keine medizinische Diagnose und Behandlung.

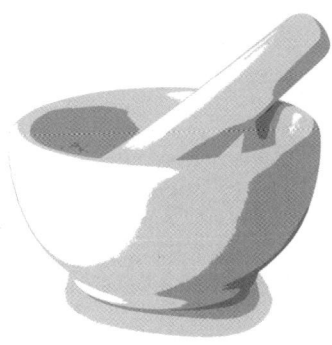

INHALTSVERZEICHNIS

Inhaltsverzeichnis

Inhaltsverzeichnis

Inhaltsverzeichnis

Inhaltsverzeichnis

Inhaltsverzeichnis

Inhaltsverzeichnis

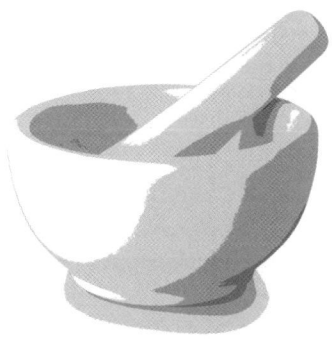

EINFÜHRUNG

Die Bedeutung von Krankheit

Plagen uns unsere Beschwerden zufällig, um unseren Weg auf Erden in eine schmerzhafte Bewährungsprobe zu verwandeln oder liegt ihnen eine verborgene Botschaft zugrunde? Und wenn ja, könnte uns dann die Erkundung des tieferen Sinns des Krankseins vorwärts bringen auf unserem Weg zur Erkenntnis?

Wir Homöopathen haben uns für die zweite Hypothese entschieden. **Wir betrachten das irdische Leben als Initiationsreise,** in deren Verlauf wir eine Reihe von Problemen lösen müssen, wie die Stufen einer Treppe, die man empor- oder herabsteigt.

Vor jeder Stufe steht ein neues Ungleichgewicht, eine neue Frage, die es zu lösen gilt. Finden wir die Antwort, geht alles gut, wenn nicht, macht sich das Ungleichgewicht breit und bereitet der Krankheit den Weg.

Äußere Gegebenheiten (wie etwa die verschiedenen Mikroben und Viren, die uns umgeben) nutzen nur dieses Ungleichgewicht, drängen in die Bresche wie Wasser in ein Schiff in Seenot. Wir müssen also „aufräumen" in unserem Innern, diese großartige Zellwelt, die unser Körper ja ist, ins Gleichgewicht bringen, um im Zustand der Gesundheit zu leben.

Einführung

Die Geschichte und das Zeitgeschehen sind voller Ereignisse, die vom **Streben des Menschen nach Freiheit** zeugen. Wo aber bleibt die Freiheit des Individuums, das den Launen seines Unterbewusstseins ausgeliefert ist?

Ungelöste Probleme aus der Kindheit verfolgen uns unbewusst bis in unser Verhalten als Erwachsener, das wissen Freud und die ihm nachfolgenden Psychoanalytiker seit einem Jahrhundert. Wie lässt sich dieses Unterbewusstsein an den Tag befördern, damit wir uns endlich von ihm befreien können? Wie sagt schon Victor Hugo: „Nous sommes tous des misérables" (Wir sind alle Elende). Wie lassen sich die Ketten lösen, die wir seit der Kindheit mit uns schleppen?

Das Unbewusste drückt sich in Träumen aus, manchmal in Wahnvorstellungen. Vor allem aber **liegt es tatsächlich unseren körperlichen Leiden zugrunde.** Krankheiten sind die Sprache des Körpers, die das Unterbewusstsein ausdrückt. Was nicht ausgesprochen werden konnte, verwandelt sich in körperliche Beschwerden, und das manchmal über ganze Generationen.

Mithilfe der von Samuel Hahnemann am Ende des 18. Jahrhunderts entwickelten Heilmethode können wir den **Schlüssel zu dieser Sprache des Körpers** entdecken.

Ein Homöopath hört sich die Beschwerden seiner Kranken an und sucht nach einem möglichst „ähnlichen" homöopathischen Mittel, das heißt, nach einem Mittel, das in der Lage ist, bei einem gesunden Menschen ebendiese Symptome hervorzurufen. Seit Hahnemann haben zahlreiche gesunde Freiwillige homöopathische Mittel über mehrere Tage eingenommen und die Symptome notiert, die diese Mittel bei ihnen hervorriefen. Man nennt diese Tests **Arzneimittelprüfungen.**

Die Sammlung all dieser Arzneimittelprüfungen repräsentiert die **homöopathische Materia medica.** So gibt es für jedes Mittel Tausende Symptome, und wir verfügen über Tausende von Mitteln, die den gesamten Ausdruck des menschlichen Leidens darstellen.

Samuel Hahnemann hatte die geniale Idee, natürliche Substanzen aus dem **Reich der Mineralien, dem Pflanzen- und Tierreich,** die uns umgeben, auszuprobieren. Der Mensch befindet sich an der Spitze der Schöpfung, und alles was ihn ausmacht findet sich in unserer Umwelt. Forscher, die die innersten Funktionsweisen unseres Gehirns studieren, finden dort Neuromediatoren – chemische Substanzen, die denen ähneln, die wir aus der Pflanzenwelt kennen, wie beispielsweise Opiate (Morphin) oder Strychnin (*Nux vomica*). Für das Funktionieren unseres Gehirns, unserer Gedanken verwenden wir Substanzen, die sich in ähnlicher Form auch in bestimmten Blumen finden, und das in homöopathischen Dosen (die Neuromediatoren werden in die Zellzwischenräume in Mengen in der Größenordnung von 10^{-10} mol/l abgegeben, das entspricht der fünften Centesimalpotenz (C5)).

In der Welt der Schulmedizin besteht derzeit die absolute Trennung zwischen der „organischen" Medizin, mit der unsere „materiellen" Organe bei einer Fehlfunktion mithilfe von Medikamenten behandelt werden, und der Psychologie bzw. der Psychoanalyse, die sich nur mit dem Gedanken, dem Geist befassen und Störungen mithilfe von Gesprächen, Sprache und Wort behandeln. **Die Homöopathie ist die Brücke, mit der sich diese beiden Welten verbinden lassen.**

Das homöopathische Arzneimittel wird aus materiellen Stoffen gewonnen (Urtinkturen enthalten Pflanzenanteile in messbaren Größen), die dann verdünnt und dynamisiert werden, bis der Ausgangsstoff, die „Materie" nach und nach nicht mehr messbar ist, dafür aber die Nachricht, der Geist hervortritt. Die Grundlage dafür ist zweifellos das, was couragierte Forscher wie Luu, Poitevin und Benveniste als „Gedächtnis des Wassers" bezeichnet haben. Es scheint in der Tat, als ob Wasser, vor allem gemischt mit 60 %igem Alkohol, in der Lage sei, in den gelösten Substanzen enthaltene Informationen aufzuspüren, zu kopieren und zu übertragen, so wie Eisenspäne den Eindruck des Magnetfelds auch dann noch behalten, wenn man den Magneten entfernt hat. Der „Trick" ist, dass es für Wasser keinerlei Schranken in unserem Körper gibt. Es verteilt sich überall hin, und das sehr schnell. Und während die „herkömmlichen" Medikamente bestimmte Barrieren (Darmschranke, Blut-Hirnschranke) nur bei sehr hohen Dosierungen, die nicht ohne Nebenwirkungen sind, überwinden können, **passieren homöopathische Mittel sofort und bei einer sehr geringen, nicht toxischen Dosierung.**

Wir haben also endlich eine Lösung für das Problem der inneren „Verschmutzung" des Organismus durch allopathische Pharmazeutika, von denen wir viel zu viele konsumieren. In vielen Fällen bietet die Behandlung der Kranken mithilfe der Homöopathie eine gesündere und wirtschaftlichere Alternative (bei den homöopathischen Verdünnungen erleben wir täglich die **„wunderbare Brotvermehrung"**: Mit einem Gramm Arnika-Urtinktur könnte man die gesamte Menschheit mit Arnika C15 behandeln).

Die Arzneimittelessenz

Seit einigen Jahren beschäftigt sich eine Gruppe von Homöopathen weltweit mit der „Essenz" der homöopathischen Mittel, das heißt mit den psychologischen Problemen, die den homöopathischen Mitteln zugrunde liegen. Ausgehend vom analytischen Studium der zahlreichen Symptome aus den Arzneimittelprüfungen, versucht man eine Synthese herzustellen, die in einigen Worten alle Symptome des Mittels zusammenfassend erklärt. Zu diesen Homöopathen zählen u. a. die Argentinier Eugenio Candegabe und Alfonso Masi, der Mexikaner Sanchez Ortega, der Grieche Georgios Vithoulkas. Diese Forscher sind auf der Basis ihrer fundierten psychologischen Ausbildung zu dem Schluss gekommen, dass die übergeordnete Funktion des Menschen geistiger Art ist, und dass, wenn es der Psyche gut geht, auch der Körper folgt.

Man hat also versucht, für jedes homöopathische Mittel das **hervorstechende Thema herauszuarbeiten**, das für das Problem steht, mit dem der Patient unterbewusst zu kämpfen hat. Und indem man die Gesamtheit der körperlichen und geistigen Symptome eines Patienten studiert, identifiziert man das homöopathische Mittel, das die Gesamtheit dieses Symptomenbilds abdeckt.

Die Kenntnis der „Essenz" dieses homöopathischen Mittels liefert uns den Schlüssel zum Konflikt im Unterbewusstsein des Patienten. Und nun ist es dank des homöopathischen Mittels und dem Aussprechen der unterbewussten Konflikte möglich, ihn an Körper und Seele zu heilen. Bei einem kleinen Mädchen beispielsweise, das wiederholt unter linksseitiger Angina leidet und bei dem man das Mittel *Lachesis*, das zentrale Mittel der Eifersucht, erkannt hat, ist es nun möglich dieses Problem mit der Familie zu „besprechen", um bestimmte Verhaltensweisen zu ändern und gleichzeitig das Kind durch die Gabe des dynamisierten Mittels wieder ins Gleichgewicht zu bringen.

Ziel dieses Buches ist es also, in alphabetischer Reihenfolge die wichtigsten homöopathischen Mittel zu besprechen und sich dabei besonders auf ihren **zentralen psychologischen Kern** zu konzentrieren. Es geht also nicht darum, alle Symptome aufzuzählen. Dafür gibt es bereits eine ganze Reihe Materiae medicae zu kaufen. **Mein Ziel ist es vielmehr, das zugrunde liegende Thema herauszuarbeiten.** Ich habe versucht, für jedes Mittel typische Beobachtungen aus meiner täglichen Praxis beizutragen. Es geht mir hier nicht darum, meine Selbstzufriedenheit kundzutun – natürlich präsentiert man immer die erfolgreichen Fälle. Nein, ich möchte die Umstände und die Atmosphäre schildern, die dazu geführt haben, dass sich das Mittel herauskristallisiert.

Die Einnahme des Mittels

Kann man demselben Kranken mehrere Mittel geben? Diese Frage wird in der Welt der Homöopathen viel diskutiert. Denn es gibt klassische Homöopathen, die nach den Empfehlungen von Hahnemann selbst nur ein einziges Mittel geben, es gibt Homöopathen, die mehrere Mittel geben und es gibt Anhänger von Komplexmitteln, die mit fertigen Mischungen aus mehreren Mitteln arbeiten.

Man muss wissen, dass die homöopathische Nachricht energetischer Natur ist, ähnlich wie eine Nachricht, die unsere Stimme trägt. Wenn eine Person spricht, verstehen wir leicht was sie uns sagt. Wenn mehrere Personen gleichzeitig sprechen, wird es konfus. Und wenn eine ganze Menge auf einmal spricht, ist es nur noch ein Stimmengewirr. Dies erklärt, dass man nicht einfach alle Mittel einer homöopathischen Apotheke auf einmal nehmen kann, um alle Krankheiten zu heilen.

Jeder Fall muss individuell betrachtet werden. Obwohl uns die klassische Homöopathie als beste Lösung erscheint, ist es manchmal schwierig, dasjenige Mittel zu finden, dass die Gesamtheit aller

Symptome abdeckt, vor allem für einen Anfänger. Andererseits stimmt es auch, dass bestimmte Mittel gut zusammenpassen. Mozart sagte, dass, wenn mehrere Menschen gleichzeitig sprechen sollen, man sie singen lassen sollte und alles würde harmonisch werden. Es gibt also sicherlich zwischen einigen Mitteln harmonische Kombinationen, die manchmal eine gute Verordnung mehrerer Mittel oder eines Komplexmittels erlauben.

Und schließlich kann es sein, dass trotz der Tausenden von Mitteln, die bereits beschrieben wurden, dasjenige, das die Gesamtheit aller Ihrer Symptome abdeckt, vielleicht noch nicht entdeckt wurde, und dass man daher fragmentarische Mittel verwenden muss, von denen jedes einen Teil der Probleme trifft.

Welche Potenzen soll man verwenden?

Im Großen und Ganzen unterscheidet man die niedrigen Potenzen (C5 - C7), die mittleren Potenzen (C9 - C12) und die hohen Potenzen (C15 - C30). Bei Krankheiten, die hauptsächlich im geistigen Bereich angesiedelt sind, sind hohe Potenzen vorzuziehen (z. B. *Opium* C30, eine Gabe nach Angst; *Ignatia* C30, eine Gabe nach einem Trauerfall). Die mittleren und niedrigen Potenzen werden vor allen Dingen für Krankheiten verordnet, bei denen körperliche Beschwerden vorwiegen (zum Beispiel bei Angina: *Mercurius* C6, dreimal 3 Globuli täglich über 2 Tage).[*]

Natürlich gibt es Ausnahmen - die Verordnung wird häufig zur Kunst, bei der die Erfahrung des Verordners eine große Rolle spielt. So stellt man fest, dass bei Durchfall hohe Potenzen besser funktionieren, bei Husten dagegen mittlere. Man kann sich also mit Homöopathie zwar selbst problemlos behandeln, in vielen Fällen ist jedoch der Rat eines erfahrenen Homöopathen notwendig. Auf jeden Fall muss man wissen, dass ein Mittel nicht wiederholt werden darf, solange die Bes-

---

[*] Anmerkung des Herausgebers: Der Autor verwendet die in Frankreich üblichen Potenzen. Ähnliche im deutschsprachigen Raum erhältliche Potenzen sind ohne weiteres einzusetzen (siehe auch Kommentar im Anhang S. 238).

serung anhält. Wenn die Besserung nachlässt, kann es jedoch erneut genommen werden.

Im Gegensatz zu einer weit verbreiteten Meinung **wirken homöopathische Mittel ziemlich schnell.** In einem akuten Fall muss man nach der Einnahme des homöopathischen Mittels innerhalb von Minuten oder Stunden eine Verbesserung feststellen, andernfalls ist das Mittel falsch gewählt und man muss ein neues suchen ... oder, je nach Erfahrung des Verordners, zur Schulmedizin wechseln. Bei einem chronischen Fall muss man 14 Tage oder einen Monat warten, manchmal auch länger, bevor man das Mittel wiederholt oder eventuell wechselt.

Wie entwickeln sich Krankheiten?

Die Homöopathie lehrt uns, dass im Organismus alles zusammenhängt und dass die verschiedenen Krankheiten, die wir im Lauf der Zeit bekommen und die sich manchmal an weit entfernten Körperstellen zeigen, eine logische Verbindung aufweisen. Das homöopathische Mittel materialisiert diese Verbindung.

Hering fand im vergangenen Jahrhundert heraus, dass sich die Krankheiten im Körper von außen nach innen und von unten nach oben verschlechtern und in jeweils umgekehrter Reihenfolge verbessern.

Ein Beispiel: Ein Baby bekommt mit sechs Monaten ein Ekzem, das man mit Salben behandelt. Mit 12 Monaten treten Ohrenentzündungen auf, die mit Antibiotika behandelt werden, dann werden die Polypen herausgenommen. Mit 20 Monaten treten asthmaartige Bronchitiden auf, mit zweieinhalb Jahren Fieberkrämpfe. Bei einer gut gewählten homöopathischen Behandlung wird man sehen, dass zuerst die Krämpfe und die asthmatische Bronchitis verschwinden. In der Folge kann dann erneut einige Male eine Ohrenentzündung auftreten, die man homöopathisch behandelt, dann das Ekzem am Kopf und schließlich an den Füßen. Dann stehen die Chancen gut, dass das Kind keine gesundheitlichen Probleme mehr hat.

Ein Wort zur psychomotorischen Entwicklung des Kindes und zu den Hahnemannschen „Miasmen"

Samuel Hahnemann beschrieb drei „Krankheitsveranlagungen", die der Ausgangspunkt für unsere chronischen Erkrankungen sind und die er „Miasmen" nennt: **die Psora, die Sykose und das syphilinische Miasma.** Sigmund Freud beschreibt drei Stadien der psychomotorischen Entwicklung des Kindes: das **orale Stadium**, das **anale Stadium** und den **Ödipuskomplex.**

Diese beiden Konzepte lassen sich annähern: Beide beruhen auf der Sexualität im weiteren Sinn als ursprüngliche Kraft, die das Leben gegen den Tod vorantreibt und die den Menschen, dieses erstaunliche Kartenhaus, zustande bringt. **Bei der Empfängnis** wird durch die Fusion der beiden Gameten die erste Zelle, das Ei, gebildet. Es enthält das von Mutter und Vater übertragene Erbgut. Zahlreiche Einflüsse aus der Umgebung spielen bei der Auswahl eines bestimmten Eis und eines bestimmten Spermiums eine Rolle: Einflüsse kosmischer Art, wie sie die Astrologie beschreibt, emotionale Einflüsse beim initialen Geschlechtsakt (der beispielsweise gelassen oder leidenschaftlich erlebt werden kann).

Danach entwickelt sich das Baby im Bauch der Mutter, wo es (durch die Nabelschnur kontinuierlich) gut mit Sauerstoff, Wärme und Nahrung versorgt und durch das wässrige Milieu geschützt heranwächst.

Trotzdem ist auch hier die Welt nicht nur rosig, weit gefehlt. Man weiß, dass das Baby auch hier schon viel mitbekommt, ohne Kontrolle oder geistige Verarbeitung: eine große Emotion bei der Mutter, ein plötzliches Geräusch, das Kohlendioxid durch die Zigarette usw.

Dann folgt die Geburt, mit ihrem für diesen ersten „Umzug" als notwendig beschriebenen Trauma. Auf einmal erfährt das Baby, was Sauerstoffmangel, Kälte und Hunger bedeuten. Die Angst, aus einer dieser Mangelsituationen zu sterben, bildet die psorische Angst. Wir befinden uns im **oralen Stadium.** Es besteht eine fusionelle Beziehung zur Mutter, eine unendliche, aber egoistische Liebe, die sich selbst zum Gegenstand hat. Die Freuden, das sind gestreichelt zu werden (ein Kind mit Ekzem fordert mehr Pflege der Haut), Atmen (ein Kind mit Asthma behält die Luft aus Angst, sie loszulassen und verkrampft sich) und gestillt zu werden (das adipöse Kind stopft sich voll).

Um den sechsten Monat kennzeichnet das Durchbrechen der ersten Zähne den Beginn des zweiten Teils des oralen Stadiums, das sadistische orale Stadium. Man kann beißen, aber auch gebissen werden, selbst jemandem wehtun, Schmerz erleiden (es geht um die Angst gebissen zu werden).

Um den 18. Monat ist die psychomotorische Entwicklung des Kindes weit fortgeschritten, sicheres Laufen, die Kontrolle der Schließmuskeln, das Erlernen der Sauberkeit sind möglich. **Wir befinden uns im analen Stadium der Psychoanalyse, die bei Hahnemann der Sykose entspricht.** Es geht um den Kampf gegen die psorische Angst vor Mangel durch die Kontrolle der Ein- und Ausgänge. So erklärt sich ein übertriebenes Zurückhalten, eine mögliche Überlastung mit Verstopfung. Dies ist auch das Stadium des Gesetzes. Man kann sauber oder schmutzig sein, geben oder empfangen, gehorchen oder ungehorsam sein. Die Starre des Gesetzes wird zur Besessenheit (*Nitricum acidum*); das Fehlen von Gesetzen ist Anarchie, und auf der Ebene der Zelle **führt Anarchie zu Krebs.** Krebs ist eine typische Erkrankung des analen Stadiums. Man könnte hier das Beispiel [des französischen Liedermachers, Anm. d. Ü.] Georges Brassens anführen, der schrieb *„Mort aux lois, vive l'anarchie!"* (Tod den Gesetzen, es lebe die Anarchie!) und der an Krebs stirbt, denn seine Zellen haben diesen Rat befolgt.

Nach der Psychoanalyse ist im analen Stadium auch die Problematik des Geldes und die damit verbundenen menschlichen Beziehungen angesiedelt. Und es gibt auch ein „sadistisch-anales" Stadium mit dem **Sadomasochismus.** Im Alter von vier bis sieben Jahren folgt der Ödipuskomplex. Das Kind muss zulassen, dass eine andere Person seine fusionelle Liebesbeziehung zur Mutter stört. Der Vater als „Botschafter der Gesellschaft" leitet die Liebe des Kindes „Außenstehenden" zu und letztendlich der „kosmischen" Liebe, zu der nur Eingeweihte Zugang finden … (wegen des **Vaters** verliert man die **Mutter**). Für die Homöopathen ist dies das syphilinische Miasma. Man möchte alles zerstören und baut es wackelig wieder auf.

Während der Pubertät durchläuft man erneut diese drei Stadien. In der Vorpubertät zeigen Kinder häufig orale Verhaltensweisen (Bulimie oder im Gegenteil Anorexie). Darauf folgen anale Verhaltensweisen (Zwangsvorstellungen, Anarchie), dann ödipal geprägte.

Beim Erwachsenen ist nicht grundsätzlich alles geregelt, mit unseren Kindern durchleben wir die Stadien und unsere eigene Kindheit erneut, unser Unterbewusstsein kommt ans Tageslicht (Erwachsene bekommen Kinder, die sich auf demselben Energieniveau befinden; wenn man die Kinder studiert, kann man die Erwachsenen verstehen).

Im Seniorenalter finden Mann und Frau zur Gelassenheit, wenn sie es geschafft haben, alle Stadien zu überwinden und nicht im Materialismus gefangen zu bleiben. Wenn nämlich der Körper im Laufe des physischen Abbaus, dem niemand entgeht, nach und nach an Materie einbüßt, ist dieser Vorgang als Einladung zu verstehen, dem Materialismus den Rücken zu kehren. Hier zeigt uns auch die Homöopathie den Weg: **Je weniger Materie sich in unseren Mitteln befindet,** umso höher ist ihre Energie, jedenfalls wenn sie korrekt potenziert wurden. Leider schlagen die Mehrzahl unserer Zeitgenossen den Weg in die Sackgasse des Materialismus ein. Im gleichen Maße, wie sich ihr Körper reduziert, umgeben sie sich mit materiellen Dingen, wie mit einem Panzer, der ihnen schließlich die Luft zum Atmen nimmt ...

Konfuzius schrieb 600 Jahre vor unserer Zeitrechnung: *„Im dritten Teil des Lebens nehme man sich vor der Anhäufung materieller Güter in acht."*

Rechte Seite – linke Seite

Man muss wissen, dass auf der Welt **Dualität herrscht**. Schon in der Materie ist sie festgelegt, mit der Dualität aus Teilchen- und Wellencharakter, die die Physiker den Atomen zuschreiben. Der Mensch bildet keine Ausnahme von dieser Regel. So besitzt er zum Beispiel, ein Linkshirn, das der rechten Körperhälfte entspricht und in dem das konkrete, mathematische Denken, die Kraft, die väterliche Seite (der Geist der Geometrie nach Pascal) angesiedelt sind, und ein Rechtshirn, das mit der linken Körperhälfte verbunden ist und das künstlerisches, emotionales, mütterliches Denken repräsentiert (den Geist des Feinsinns nach Pascal).

Diese Dualität findet sich auch in der Medizin wieder: Die rechte Seite entspricht der Allopathie, die linke den „sanften" Heilmethoden, wie der Homöopathie. Je nach Fall muss der Arzt die eine oder die andere verwenden können. Patienten, die mich fragen, ob ich manchmal Antibiotika verordne, zeige ich meine beiden Hände: die Rechte, mit geballter Faust, kann zuschlagen, die linke ist zum Streicheln geöffnet. Besser ist es, wenn man streicheln kann. Manchmal muss man aber zuschlagen. Die Aufgabe des Mannes, dem man in seiner Kindheit eine überblähte rechte Seite (die Macho-Seite) anerzogen hat, ist es, sich zu verfeinern, indem er seine linke, weibliche Seite entdeckt. Bei den Frauen ist es umgekehrt.

Die menschliche Gesellschaft

Soziopolitische Gegebenheiten ähneln denen der physiologisch-psychologischen Ebene. Im Grunde genommen ist die menschliche Gesellschaft nur die Reproduktion der Zellgemeinschaft, die unseren Körper bildet. Hier gibt es eine rechte Seite und eine linke Seite (wie soll man auf die eine oder die andere verzichten können?). Es gibt noch viele Menschen auf der Welt, die sich im **oralen Stadium** befinden (was essen wir heute?). Sie leiden unter Krankheiten des oralen Stadiums (Hautkrankheiten wie Krätze und Lepra, Erkrankungen der Atemwege wie Tuberkulose).

Unsere westlichen Gesellschaften stecken im **analen Stadium** (vielerlei Kontrollen [Informatik], Bedeutung des Geldes … mit den dazugehörigen Krankheiten: Übergewicht, Bluthochdruck, Herz-Kreislauferkrankungen, Krebs). Hier kommt Ödipus ins Spiel, mit seinen Abschweifungen (Homosexualität, exzessive Befreiung der Sexualität usw., was uns zu den sexuell übertragbaren Krankheiten bringt, darunter AIDS) und seinem Streben nach unendlicher kosmischer Liebe (deren krankhafter Auswuchs die Drogensucht ist).

Hin zum höheren Ziel unserer Existenz

An dieser Stelle einige Worte zur Spiritualität: Einige Homöopathen haben eine Verbindung hergestellt zwischen der ödipalen Trinität (Vater, Mutter, Kind), dem Miasmen-Dreiklang (Psora, Sykose, Syphilis) und der heiligen Dreifaltigkeit.

In der Medizin gibt es immer wieder Fälle, die sich nur lösen lassen, wenn man diese spirituelle Dimension mit einbezieht und wenn man das Verhältnis zwischen dem Menschen und seinem Schöpfer studiert. Hahnemann sagt, dass der uns „inwohnende, vernünftige Geist sich dieses lebendigen, gesunden Werkzeugs frei zu dem höhern Zwecke unsers Daseins bedienen" können muss.

Das ist also ein Ziel, das alle unsere inneren Kämpfe rechtfertigen kann und dem wir mit unserem Willen entgegenstreben können. Aber zuerst muss man dieses Ziel wahrnehmen! Oft wandeln wir im Laufe einer tiefen spirituellen Suche **die zentripetalen, egoistischen Kräfte in ein zentrifugales, altruistisches Strahlen.**

Die Reife

Schließen wir also diesen ersten Teil mit einem hoffnungsvollen Blick: **Unsere Welt strebt ihrer Reife zu.** Es bilden sich supranationale Organisationen, häufig mit karitativem Hintergrund (Frères des hommes, Amnesty International, Homöopathen ohne Grenzen und andere). Durch die modernen Kommunikationsmittel lassen sich alle Menschen eng verknüpfen. Ich bin überzeugt, dass wir alle bald erwachsen sind und in Harmonie auf der Welt zusammenleben können … Möge dieses Buch seinen bescheidenen Beitrag zu unserem Streben nach Erkenntnis leisten.

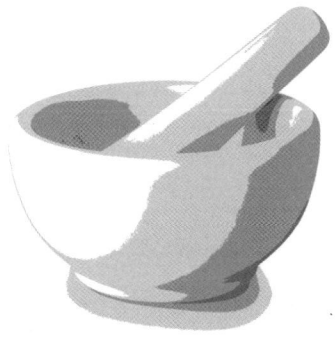

DIE ARZNEIMITTEL

Kleine Mittel und Polychreste

Einige bekannte Mittel kommen in den Verordnungen der Homöopathen besonders häufig vor: Das sind die so genannten **Polychreste.** Sie entsprechen tief greifenden menschlichen Problemen, die viele Menschen gemeinsam haben, wie Eifersucht bei *Lachesis* oder Angst bei *Calcium carbonicum.* Andere, weniger bekannte Mittel, **die „kleinen" Mittel**, sind bei eng umschriebenen, spezifischeren Problemen weniger Menschen gefragt. Sie sind schwer zu erkennen, wenn man sie aber gezielt einsetzt, können sie **wahre Wunder vollbringen** und den Patienten aus einer schwierigen Lage befreien. Derzeit entwickelt sich die Erforschung der kleineren Mittel, die für denjenigen, der sie benötigt, in Wirklichkeit große Mittel sind.

In diesem Buch werden wir uns mit der Essenz einer ganzen Reihe von ihnen beschäftigen, wie wir sie bis dato verstehen.

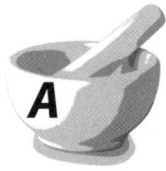

Abrotanum

Der Vampir

Dieses Mittel ist bekannt für seine Wirkung gegen Marasmus bei bestimmten Kindern mit Nasenbluten und Hydrozele bei Jungen. Auch bei einer Pylorusstenose ist dieses Mittel hilfreich: Durch die Hypertrophie des Muskels am Magenausgang kommt nichts mehr hindurch. Dieses Problem tritt vor allem bei Jungen von ein bis zwei Monaten auf. *Abrotanum* wird auch zur Stillung einer Nabelblutung bei Babys verwendet.

Bei Erwachsenen können sich Gichtanfälle (Harnsäure) mit Hämorrhoidenanfällen abwechseln. In psychischer Hinsicht handelt es sich oft um Menschen, die ihre **Umgebung aussaugen**, indem sie die Energie der Menschen in ihrer Umgebung aufnehmen und diese förmlich „entleeren". Es ist fast so, als ob diese Menschen nicht wie die meisten anderen ihre Energie über den Verdauungstrakt aufnähmen, sondern **sich durch Magnetismus in die Energie „einklinken", die von den Menschen in ihrer Umgebung ausgeht.**

Fälle aus der Praxis
• Bei einer Visite von Neugeborenen in der Klinik warnen mich die Krankenschwestern gleich bei meiner Ankunft: „Doktor, es ist unglaublich, aber dieses Baby macht mit seinem grellen Schreien alle fertig." Das kreischende Neugeborene beruhigt sich, sobald ich anfange, es zu untersuchen, während ich gleichzeitig eine gewisse Müdigkeit verspüre. Außerdem stelle ich fest, dass der Nabel nässt. Mit einer Gabe *Abrotanum* C15 finden sowohl das Kind als auch seine Umgebung Ruhe und Frieden.

• Es ist Freitagnachmittag, Ende der Sprechstunde. Eine Patientin schüttelt mir die Hand und lässt sie nicht mehr los. „Ah, ich sehe, Sie haben noch Energie, Herr Doktor. Am Ende der Woche wird man ja doch müde." Und da fühle ich mich augenblicklich wie entleert. Sofort verordne ich ihr *Abrotanum*.

Aconitum ferox
Asthma bei Anstrengung

Ein kleines Mittel, das bei Asthma durch Anstrengung sehr erfolgreich ist (*Digitalis*). Es werden drei Globuli einer C7 vor und, wenn nötig, nach einer großen Anstrengung genommen.

Aconitum lycoctonum

Lymphknotenschwellung, Hodgkin-Krankheit (Boericke)

Aconitum napellus
Die Sphinx

Aconitum ist sicherlich eines der am häufigsten verordneten Akutmittel der Homöopathie.

Es ist immer dann notwendig, wenn das Kind einem brutalen, körperlichen (trockener Kälteeinfall, Mistral) oder psychischen (plötzliche Angst) Stress ausgesetzt ist und es zu einem massiven Energieverlust kommt, der eine ganze Reihe von Krankheiten auslösen kann (akute Laryngitis, Bronchitis, Durchfall). Die Begleitmerkmale sind jeweils Ruhelosigkeit, Angst und das Einsetzen vor Mitternacht (23:00 bis 24:00 Uhr) oder manchmal auch vor 12:00 Uhr mittags. Häufig leidet das Kind unter hohem Fieber ohne Schweißbildung. Wie für den Helden im Angesicht der Sphinx kommt es darauf an, schnell die richtige Antwort auf eine Frage zufinden, sonst droht der Tod.

Fälle aus der Praxis

• Pauline ist fünf Monate alt, als ihre Eltern sie in den Ferien mit auf die Balearen nehmen, da sie sich nicht eine Woche lang von ihr trennen wollen. Die Eltern sind etwas besorgt – eine Flugreise mit einem so kleinen Baby, und das Kind wird einem starken Klimawechsel unterworfen (feuchte Hitze am Flughafen von Nizza, kalte und trockene, klimatisierte Luft im Flugzeug!) Bei der Ankunft hat das Baby einen leichten, heiseren Husten. Und nachts um dreiviertel zwölf: plötzliches Erwachen, Ruhelosigkeit, erschwerte Atmung, bellender Husten. Es handelt sich um eine akute Laryngitis. Das Kind beruhigt sich innerhalb weniger Minuten, nachdem es von einem Fläschchen Wasser, in dem drei Globuli *Aconitum* C5 aufgelöst wurden, ein paar Gramm zu sich genommen hat.

• Julien ist drei Jahre alt und spielt ruhig im Sandkasten des Parks, als er plötzlich etwas hinter sich spürt. Er dreht sich um und sieht sich Auge in Auge mit einem großen, streunenden Wolfshund. Von da an stotterte er. Eine Gabe *Aconitum* C15 löst den Bann.

Wir wissen aber auch bereits seit Hahnemann, dass *Aconitum* **ein sehr wirksames Mittel bei chronischen Erkrankungen sein kann.** Es kommt für Patienten infrage, die unter den Folgen eines großen Schreckens leiden, wie wir oben gesehen haben, wenn z. B. der Tod neben ihnen zugeschlagen hat. Er könnte wieder zuschlagen. Solche Menschen versuchen also, sich das Leben so einzurichten, dass sie gewappnet sind: Sie müssen **alles vorher sehen, alles wissen.** Die Angst, die Furcht vor dem Tod, der jederzeit eintreten kann, treiben unser *Aconitum* zum Studium, zur Erkenntnis, sogar zur Hellseherei - und zwar in Eile und überstürzt, denn es muss schnell gehen. Ein solcher Mensch kann zum Beispiel Arzt oder Feuerwehrmann werden, er ist immer für alle Fälle gewappnet.

Die härtesten Momente für *Aconitum* sind diejenigen, die ihm sein unweigerliches Fortschreiten in Richtung Alter und Tod in Erinnerung rufen: Geburts- und Jahrestage, die den Zeitverlauf markieren.

Fall aus der Praxis

Ein bekannter Journalist erzählt in einem Interview, wie er als Kind plötzlich während eines Bombenangriffs seine beiden Eltern verlor. Im Lauf der Zeit entgeht er während des Krieges selbst mehrmals dem Tod: **„Ich war ein kleiner Junge in einer Welt des Todes."** Schnell versteht er, dass er sich nur auf sich selbst verlassen kann, denn **„ich habe unglaubliches Glück, überhaupt am Leben zu sein".** Aber der Gedanke an den Tod verfolgt ihn … „Es ist seit 20 Jahren kein einziger Tag vergangen, ohne dass ich an den Tod denke, und ich kann Ihnen sogar sagen, dass das meist gegen **11:00 Uhr, 11:30 Uhr morgens** der Fall ist."

Manche werfen ihm vor, dass er es immer zu eilig hat und dass er eine unerträgliche Art habe, anscheinend immer alles zu wissen …

Aesculus hippocastanum
Hämorrhoiden

Aesculus ist ein sehr bekanntes Mittel für die Behandlung von Hämorrhoiden. Man nimmt es oral (als Globuli in C7) oder verwendet es extern (*Aesculus*-Salbe 4 % TM). Es besteht eine generalisierte venöse Stase mit purpurroten Aderngeflechten, die bis in die Augen zu sehen sind. Die Patienten sind meist reizbar und depressiv, klagen über Rückenschmerzen und haben häufig Schnupfen mit Niesen.

Was die rektalen Schmerzen betrifft, kann man sich davon ein anschauliches Bild machen, wenn man sich eine Kastanie in ihrer Schale an diesem ungeeigneten Ort vorstellt! (Zwei interessante geistige Symptome: Furcht vor Veränderung und erkennt seine Familie nicht mehr.)

Aethusa cynapium
Mutter und Baby verstehen sich nicht

Dieses Mittel passt für **Babys, die andauernd schreien und die von der Mutter andauernd gestillt werden.** Das Kind wird jede Stunde oder alle 2 Stunden angelegt. Es ist total übersättigt und hat Verdauungsbeschwerden: Bauchschmerzen und Regurgitationen aus geronnener Milch. Der Schlüssel für das Mittel liegt in der **Unfähigkeit zur Kommunikation zwischen Mutter und Kind.** Das Kind schreit, die Mutter weiß nicht, was ihm fehlt. Sie ängstigt sich und bietet Brust oder Flasche an. In der Folge kann das Kind eine **Milchunverträglichkeit** oder gar eine Allergie bekommen. Es kann, vor allem im Sommer, zu Durchfall **ohne Durst** kommen (das ist paradox, denn die Dehydratation ruft normalerweise ein Durstgefühl hervor).

Aethusa-Kinder lieben Tiere (*Pulsatilla, Thymus, Carcinosinum*), mit denen sie durchaus sehr gut kommunizieren.

Dieses Mittel passt auch für Studenten, die mit allem möglichen Wissen vollgestopft werden und plötzlich jegliche Studien zurückweisen.

Fälle aus der Praxis
• Die dreiwöchige Melanie wird wegen Beschwerden gebracht, die Drei-Monats-Koliken nahelegen. Das Mädchen will andauernd trinken, spannt sich dann an, schreit und spuckt. Ihre ersten Lebenstage sind für alle die Hölle. Es wurden schon homöopathische Mittel gegeben, aber ohne Erfolg. Aufgrund des allzu häufigen Stillens (8-10 mal täglich) denke ich an *Aethusa cynapium* und frage die Mutter, ob sie und ihre Tochter sich gut verstehen.

„Ich weiß nicht was sie will, also gebe ich ihr die Brust", antwortet diese. Die Mutter bekommt *Aethusa cynapium* C15 (das Mittel geht in die Muttermilch über und behandelt gleichzeitig Mutter und Tochter). Am nächsten Morgen ist alles in Ordnung, das Kind verlangt nur noch sechsmal täglich die Brust und die Verdauungsstörungen verschwinden.

• Gaspard, 10 Jahre, kann sich nicht konzentrieren, in der Schule hat er Gedächtnislücken. Von klein auf schon verträgt er kein Kuhmilchprotein. Mit *Aethusa cynapium* C15 ist sein Schuljahr gerettet.

Agaricus muscarius

Der Tollpatsch
Ein starker Wille in einem Körper, der nicht standhält

Der Schlüssel zu diesem Mittel liegt in der Ungeschicklichkeit - so als gäbe es ein Ungleichgewicht zwischen der Lebenskraft und dem Körper. Entweder die Lebenskraft ist normal, aber der Körper behindert, so dass sie sich nicht vollständig ausdrücken kann, oder die Person verfügt über einen normalen Körper, aber eine **zu intensive innere Energie**. Häufig spüren diese Menschen ein Knacken in der Wirbelsäule.

Daher hilft dieses Mittel oft (z. B. durch Schädigungen bei der Geburt) behinderten Kindern, die einen Entwicklungsrückstand (Laufen, Sprechen) aufweisen, aber auch nicht behinderten Kindern, die geistig oder körperlich überlastet sind. Sie stürzen sich in Aktionen, bei denen ihr Körper nicht mitkommt.

Es ist zum Beispiel auch ein Mittel für den Tennisellbogen (man schlägt zu hart) oder für Muskelrisse bei Sportlern.

Fälle aus der Praxis

• Joël, 38 Jahre, ist Freiberufler und viel beschäftigt. Er tobt sich beim Tennis aus, wo er ein gutes Niveau erreicht hat. Aber seit zwei Jahren hindert ihn eine Sehnenentzündung am Ellbogen (Tennisellbogen) daran, seinem Lieblingssport nachzugehen. Mehrere Behandlungsansätze bleiben ohne Erfolg. Er wird depressiv. Ich empfehle ihm eines Tages eine Gabe *Agaricus* C15. Acht Tage später ruft er mich ganz aufgekratzt an, um mir mitzuteilen, dass er wieder Tennis spiele … und er gesteht seiner Frau, dass er festgestellt hat, dass er sich bis dahin auf allen Gebieten **zu hohe Ziele gesetzt habe, die er nicht erreichen konnte**.

• Mohamed ist ein überlasteter indischer Homöopath, der in seiner Klinik täglich 40-50 Patienten empfängt. Eines Abends verspürt er heftige Kopfschmerzen. Als er nachhause fahren will, zittert seine Hand so sehr, dass er den Autoschlüssel nicht in das Türschloss einstecken kann. *Agaricus* lindert unverzüglich.

• Melanie leidet an einer ganzen Reihe von Eingeweideschmerzen (Darm, Magen), von denen niemand sie befreien kann. Ich frage sie, seit wann das so ist. Sie erzählt, dass sie einmal im Sportunterricht beim Kugelstoßen gespürt hat, wie die ganze Wirbelsäule knackte. Ich frage sie, was sie später machen möchte. Sie sagt: „Ich möchte Erzieherin für Taubstumme werden." „Magst du mir deine Gedichte zeigen?", frage ich sie. „Woher wissen Sie, dass ich Gedichte schreibe?", sagt sie und wird rot dabei.

Hinweis: Patienten, für die dieses Mittel infrage kommt, erzählen manchmal von **Erfahrungen außerhalb ihres Körpers**, wie sie Dr. Moody in seinem Buch *Leben nach dem Tod* schildert.
Diese Menschen verfügen häufig über eine gewisse „seelische Größe", die sich **in der Poesie** ausdrücken kann.

Agnus castus
Das keusche Lamm

Die Pflanze wurde früher in Klöstern verwendet, wenn es galt, die Begierde der Mönche zu beruhigen. In der Homöopathie wird dieses Mittel auch für die Folgen einer zu intensiven sexuellen Erregung verwendet, auf die manchmal Melancholie und Abscheu gegen sexuelle Beziehungen oder eine vorzeitige Alterung folgen.
Agnus castus ist wie *Ruta graveolens* ein Mittel bei Distorsionen. Hier betrifft die eigentliche Distorsion die „guten Sitten", gegen die man verstoßen hat.

Agraphis nutans
Polypen

Ein Mittel, das häufig hilfreich bei Kindern ist, die sich andauernd schnäuzen und husten, weil sie „Polypen haben". Es sind vergrößerte Mandeln zu sehen, das Hörvermögen ist reduziert (Newton) und der Spracherwerb verzögert. Geben Sie mehrere Tage lang morgens 3 Globuli einer C5. Ein kleines Symptom, das an dieses Mittel denken lässt: Das Kind atmet mit offenem Mund und sabbert andauernd (*Luesinum, Mercurius*).

Ailanthus glandulosa
Schwere Angina

Ein Mittel für schwere Streptokokkenangina, das man gibt, während man auf das Ergebnis des Rachenabstrichs wartet. Es zeigt sich folgendes klinisches Bild: stark entzündeter, dunkelroter Rachen, braune, trockene Zunge, beim Schlucken strahlen die Schmerzen in die Ohren aus, scharlachartiger Ausschlag auf der Haut. Je nach Ergebnis des Rachenabstrichs kann sich eine Behandlung mit einem geeigneten Antibiotikum als notwendig erweisen, wenn die Verbesserung nicht sehr schnell einsetzt.

Bei einer Streptokokkeninfektion nimmt man Antibiotika zu Hilfe, wenn sich der Zustand des Kranken nicht rasch im Sinne einer sicheren Heilung entwickelt (normale BSG) und um die Umgebung zu schützen, falls der Patient schnell wieder unter Menschen gehen muss.

Allium cepa
Die Zwiebel

Im Herbst, wenn es nach einem warmen Tag abends schon kühl wird, darf man nicht vergessen, sich anzuziehen. Wie eine Zwiebel muss man seine Schalen wieder übereinanderlegen.

Beim Schälen einer Zwiebel kann man sich leicht ein Bild der Symptome machen, die diese Pflanze in homöopathischer Zubereitung heilt. Sie ist ein gutes Mittel für Patienten, die mit stark geröteter und irritierter Nase und Oberlippe zu Ihnen kommen. Die Augen tränen, aber dieses Sekret macht nicht wund (im Gegensatz zu *Euphrasia*). *Allium* ist ein hilfreiches Mittel für die herbstlichen Schnupfenepidemien und für den Heuschnupfen im Frühjahr (Kühle bessert). Manchmal zeigt sich bei diesem kleinen Mittel auch ein Kehlkopfhusten.

Aloe
Lernverweigerung

Aloe möchte nicht wachsen - weder körperlich noch geistig. Es weigert sich, die Anstandsregeln der Gesellschaft zu erlernen, vielleicht weil man, wenn man erwachsen wird, stirbt (Ars.).

Aloe ist auch ein Mittel für Einkoten (unbeabsichtigten Stuhlabgang) (*Natrium carbonicum, Opium*) bei rebellischen Kindern, die geistige Arbeit nicht mögen.

Durchfall mit **Unsicherheit des Sphinkters,** Inkontinenz bei älteren Menschen mit Prostata-Problemen.

Lumbago, Kopfschmerzen, Hämorrhoiden (häufig in Folge einer Pfortaderstauung).

Verbesserungen in frischer Luft, Verschlechterung im Sommer, durch Hitze

Ergänzungsmittel: *Sulfur.*

Alumina

Der trockene Mensch

Konstitutionsmittel für zarte Kinder mit Verschlechterung durch zu viel **künstliche Ernährung und Lebensumstände:** Konserven, künstliches Licht usw. Aluminium ist ein Wasser abstoßendes Metall. Ein Mensch der Aluminium benötigt, trocknet aus, ist psychisch und physisch verstopft; er lacht niemals (A-Lumen, der Mensch ohne Licht und ohne Wasser des Lebens).

Ein Mittel, das häufig für „überimpfte" Kinder angezeigt ist (mit Impfstoffen die Aluminium enthalten). Ein Innenschielen des rechten Auges bringt uns auf die Spur.

Zu den Symptomen gehört auch Verlangen nach unverdaulichen Stoffen (Erde, Kreide). Kartoffeln werden schlecht vertragen. Es sind auch Verstopfung mit harten, trockenen, knotigen Stühlen und Untätigkeit des Rektums zu beobachten (selbst weicher Stuhl ist schwer abzusetzen). Es besteht ein trockener Husten mit schleimigem Katarrh im hinteren Rachen. Morgens sind die Symptome schlimmer. Es tritt häufig eine Angina auf.

Daneben sind folgende Symptome zu bemerken: **häufig das Gefühl einer Entladung beim Berühren von Gegenständen, phobische Angst vor Messern** und schneidenden Gegenständen, mit denen man sich oder jemand anderen verletzen könnte.

Ambra grisea
Die anderen fressen mich auf

Mittel bei „mangelnder Reaktion" auf ein gut gewähltes Mittel: chronische Rhinitis mit gräulichen Absonderungen, selbst schweres Asthma, bei dem das angezeigte Mittel nicht wirkt. Asthmakrisen folgen auf **Zeiten intensiver Aufregung.**

Ein Kleinkind mit 18 Monaten weigert sich, auf das Töpfchen zu gehen, und versteckt sich, um seine Bedürfnisse in entlegenen Ecken des Hauses zu erledigen. Überlastung bei in der Öffentlichkeit tätigen Menschen (beispielsweise Freiberufler).

Der Schlüssel zu diesem Mittel liegt in der von Freud beschriebenen Angst beim Übergang vom oralen zum analen Stadium. Das Neugeborene bleibt bis zum 18. Monat in einer Mutter-Kind-Fusion, bei der das Lustempfinden am Saugen festgemacht ist.

Im zweiten Teil dieses so genannten oralen Stadiums brechen die Zähne durch. Das Kind kann jetzt beißen, versteht aber auch, dass es gebissen werden kann. Daher die so genannte „sadistische orale" Angst, die sich als Angst vor dem Wolf, vor dem bösen Mann, dem weißen Hai äußert.

Dann tritt das Kind in das anale Stadium ein, wo sich die Polarisierung der Lust auf die Kontrolle bezieht, und zwar in erster Linie auf die der Schließmuskeln. Das Ambra-grisea-Baby wendet sich diesem Stadium mit **großer Angst vor dem Gefressenwerden** zu und weigert sich, in das Töpfchen zu machen, da es fürchtet, man könne ihm mit dem Stuhl einen Teil von sich selbst wegnehmen.

Später ist *Ambra grisea* jemand, der sich **aus Furcht vor Armut weigert, etwas wegzugeben.** Er erträgt seine Umgebung, Gesellschaft, Gespräche, Lachen, Musik, Licht nicht mehr. Er sagt: „**Die anderen fressen mich auf.**" Alles kommt wieder ins Lot, in dem Moment, in dem diese Person lernt, Grenzen zu setzen (ein Arzt beispielsweise, der es sich so einrichtet, dass er weniger durch das Telefon gestört wird) und den Bibelsatz versteht: „Gebt, so wird euch gegeben werden!""

Fälle aus der Praxis

• Carole bekam ihren ersten Asthmaanfall an ihrem dritten Geburtstag. Die Mutter hatte ein Überraschungsfest für sie organisiert. Seitdem leidet sie an schwerem Asthma mit Anfällen, die drei Tage dauern und gegen die kein Mittel zu wirken scheint. **Am liebsten spielt sie mit ihrer kleinen Schwester Wolf:** „Ich fresse dich auf". Mit sieben Jahren wird sie dank *Ambra grisea* geheilt und schenkt mir eine Schachtel Bonbons, die sie mit ihrem eigenen Geld gekauft hat.

• Nathalie ist 18 Monate alt und weigert sich, auf das Töpfchen zu gehen. Sie versteckt sich, um ihr Bedürfnis in einer entlegenen Ecke des Hauses zu erledigen, oder sie macht nachts in die Windel. Das Lieblingsspiel ihrer Mutter beim Wickeln besteht darin, an ihren Zehen zu knabbern und zu sagen: „Jetzt fresse ich dich, jetzt fresse ich dich." Nach einer Gabe *Ambra grisea* für Mutter und Kind ist das Mädchen sauber.

• Roger (37) ist ein überlasteter Architekt, der seine Klienten nicht mehr erträgt und unter heftigen Ängsten im Hinblick auf seine Finanzen leidet. Er hat übertriebene Angst, nicht über die Runden zu kommen, so dass er sich immer noch mehr zumutet. Er nimmt sich keinen Urlaub und treibt keinen Sport … „Die Leute fressen mich auf", vertraut er mir eines Tages an. Nach einer Gabe *Ambra grisea* verbessert er seine Organisation, nimmt sich Zeit für Hobby und Familie, lässt seine Telefonnummer auf die rote Liste setzen … was auch seiner Familie sehr zugute kommt. In der Arbeit stört ihn die Sekretärin nicht mehr bei jeder Gelegenheit und stellt Gespräche nur in passenden Augenblicken durch. Kurz, er kann wieder effizient arbeiten.

- Antoine wird mit 18 Monaten wegen rezidivierender Rhinopharyngitiden zu mir gebracht. Damals notiere ich unter „Bemerkungen", dass er nicht auf das Töpfchen gehen mag, gehe aber nicht weiter darauf ein. Aufgrund anderer Symptome verordne ich *Calcium carbonicum* und *Tuberculinum* – ohne Erfolg. Die Eltern verfolgen die Sache nicht weiter und ich sehe das Kind erst wieder mit sieben Jahren. Die Rhinopharyngitiden und die Ohrenentzündungen sind seit der Entfernung der Polypen verschwunden, aber seit zwei Jahren leidet das Kind unter **intensiven Tics im Gesicht.** Beim Durchgehen des Falls stoße ich erneut auf die frühere Bemerkung und verordne *Ambra grisea*, das dieses Symptom rasch zum Verschwinden bringt, obwohl zahlreiche Behandlungen – auch psychotherapeutischer Art - nichts bewirkt hatten.

Ammonium carbonicum
Böse auf den Vater

Dieses Mittel ist oft passend für Frauen mit einem sitzenden Lebensstil und Übergewicht.

Psyche einer „Concierge" (Pförtnerin): Hält sich gern auf dem Laufenden über alle Gerüchte aus der Umgebung, die sie sehr belasten.

Schlechte Laune und Depression bei Gewitter:
Vergrößerte Mandeln, Scharlach mit ungünstigem Verlauf bei Kindern mit Nierenbeteiligung (Urämie), blutende Hämorrhoiden während der Menstruation, Lungenemphysem, Verschlechterung des Hustens um 3 Uhr morgens, Herzschwäche, Neigung zu Nagelgeschwür, Schmerzen in den Sprunggelenken und den Fußknochen, im Stehen schmerzen die Fersen, Ekzem zwischen den Beinen und im Windelbereich (*Croton tiglium*), Schläfrigkeit untertags, fährt aus dem Schlaf hoch, mit dem Gefühl zu ersticken.

Jan Scholten verdanken wir eine interessante Hypothese hinsichtlich der Essenz des Mittels: Wut gegen den Vater.

Die Ammoniumbasis bringt den Begriff des Grolls, den man auch bei anderen Ammoniumsalzen findet (sulfuricum: gegen den Partner, muriaticum: gegen die Mutter, phosphoricum: gegen die Freunde).

Ammonium muriaticum
Böse auf die Mutter

Auch hier gibt es Übergewicht. Häufig hat man es mit adynamischen Patienten zu tun, die an Schnupfen mit reichlich schleimigen Absonderungen leiden.

Traurigkeit: kann nicht weinen, Haarausfall, beginnender Katarakt, verstopfte Nase oder saure Absonderungen, Verlust des Geruchssinns, vergrößerte Mandeln, Verlangen nach Limonade (*Sabina*), Fettansammlung um den Bauch, Hämorrhoiden nach Unterdrückung von Leukorrhö, Menstruation, die vor allem nachts fließt, Heiserkeit mit Brennen im Kehlkopf, Gefühl eisiger Kälte zwischen den Schultern, Ischiasbeschwerden, die sich im Liegen bessern und im Sitzen verschlechtern.

Bei diesem Mittel richtet sich nach Jan Scholten der Groll gegen die Mutter.

Ammonium phosphoricum
Böse auf die Freunde

Hier dominiert der Groll gegen die Freunde.
Symptome chronischer Gicht mit Knotenbildung an den Fingergelenken. Harnsäure hat einen Bezug zur Wut.
Schulterschmerzen: „Ich wurde nicht unterstützt"
Niesen nur am Morgen

Ammonium sulfuricum
Böse auf den Partner

Ein warmes, unordentliches *Ammonium*.
Hier herrscht der Groll gegen den Lebenspartner vor.

Anacardium
Die Wahl

Das Leben besteht aus einer Reihe von Wahlmöglichkeiten. Bei Kindern z. B.: klein bleiben oder erwachsen werden. *Anacardium* kann sich nicht entscheiden, daher seine Langsamkeit und sein ständiges Zögern.

Der Charakter ist schwierig. Soll ich ein Engel oder ein Dämon sein? *Anacardium*-Eltern sind Opfer ihrer Unentschlossenheit, wechseln andauernd den Arzt, die Kinderfrau, die Wohnung, immer auf der Suche nach etwas Besserem, aber immer unzufrieden, trauern immer der anderen Seite der Medaille nach. Beim Homöopathen fragen sie nach Antibiotika, beim Schulmediziner beschweren sie sich, weil sie dauernd welche verordnet bekommen und sich nach einer sanfteren Medizin sehnen!

Auffällig auf körperlicher Ebene: Besserung der Symptome beim Essen, Warzen auf den Hand- und Fußflächen, Ekzem. *Anacardium* ist ein Mittel gegen Prüfungsangst bei Studenten, die sich nicht zwischen zwei Themen entscheiden können und nicht wissen, welche Antwort sie wählen sollen (die Hölle: Multiple-Choice-Fragen!).

Interessant anzumerken ist, dass dieses Mittel auch das Mittel für **Sehnen** ist (wonach „sehnen" wir uns, fragt sich *Anacardium*, das zwischen mehreren Möglichkeiten hin- und hergerissen ist).

Fälle aus der Praxis

• Clémentine leidet seit dem Alter von zweieinhalb Monaten an einem generalisierten Ekzem. Ihre Eltern bringen sie mit neun Monaten zu mir. Beim Blick auf das Gesundheitsheft fällt mir auf, dass bereits mehr als fünf Ärzte wegen dieses Problems konsultiert wurden. Ich spreche die Mutter auf das Problem der Wahl an. Der Mann bricht in Gelächter aus und erzählt mir, dass sie eben aus einer Boutique kommen, wo seine Frau viele Kleider probiert hat, sich aber für keines entscheiden konnte. Ich verordne eine Gabe *Anacardium* C15. Einen Monat später hat sich der Zustand des Babys um 80 % verbessert (und ich bin der erste Arzt, zu dem sie zum zweiten Mal kommen). Das Kind wird von mir seit drei Jahren betreut. Es hat das Ekzem definitiv überwunden und es geht ihm gut.

• Jérôme ist ein zehnjähriger Junge, der zu mir gebracht wird, weil er in der Schule nicht mitarbeitet, sehr langsam ist und sich anscheinend für nichts interessiert. Eine psychologische Untersuchung bringt ein umfangreiches Ambivalenz-Problem im affektiven Bereich ans Tageslicht. Die Psychologin stellt die Hypothese auf, nach der **er einen Zwillingsbruder gehabt habe**, der frühzeitig im Uterus verstorben sei. Basierend auf diesen Hinweisen verordne ich eine Gabe *Anacardium* C15, die sein Verhalten in der Schule verändert.

• Dreimonatige Zwillingsschwestern werden wegen Koliken und Verdauungsbeschwerden zu mir gebracht. Plötzlich fangen während des Gesprächs beide Mädchen an zu weinen. Ich beobachte wie die Mutter zögert: „Welche der beiden soll ich zuerst aufnehmen?" Sie gesteht, dass sie manchmal 10 Minuten vor den Bettchen steht und sich nicht entscheiden kann, bis sie schließlich anfängt, zusammen mit den Zwillingen zu weinen. Eine Gabe *Anacardium* C15 (Mutter und Mädchen) behebt alle diese Probleme.

• *Anacardium* ist ein sehr hilfreiches Mittel in Familien mit Zwillingsgeburten.

Anantherum muricatum
Exzessive sexuelle Leidenschaft

Merkmal dieses Mittels ist **extreme Eifersucht**, begleitet von einer **zügellosen Sexualität** bei Menschen, die sich häufig grotesk kleiden. Ausgangspunkt ist die Eifersucht: Der Betroffene möchte andauernd Sex mit dem geliebten Partner haben, damit dieser nicht auf den Gedanken kommt, fremdzugehen.

Im Bereich der Haut finden sich deformierte, kränkliche Fingernägel, stinkender Fußschweiß (*Silicea*) sowie Abszesse und Herpes.

Fall aus der Praxis
Frau R. fragt mich, ob ich ihr ein Mittel für ihren Mann empfehlen kann, der zehn Mal pro Tag mit ihr schlafen möchte. Sie kann nicht mehr, fühlt sich erschöpft. Wenn sie sich weigert, wird er gewalttätig und beschuldigte sie, einen anderen zu lieben.

Angustura vera
Die Brücke

Angustura ist ein Mittel bei Rheuma mit Knacken der Gelenke für sensible Patienten, die **großes Verlangen nach Kaffee** haben (*Nux vomica*).

Bei den Studien von E. Valero zeigte sich, dass *Angustura*-Patienten Schwindel fühlen, wenn sie Wasser überqueren, und Angst haben, zu versinken. Die Brücke symbolisiert den Übergang von einem Ufer zum anderen, zwischen zwei Zuständen oder zwei in Konflikt stehenden Wünschen; der Fluss der täglichen egoistischen Wünsche muss überwunden werden, um zum anderen Ufer, zum Paradies zugelangen. Diese Patienten brauchen Kaffee, um sich zu stimulieren und dieser Prüfung begegnen zu können.

Nach Masi zweifelt *Angustura* an seiner intellektuellen Macht über die willkürliche Muskulatur. Es möchte die Seligkeit durch seine natürlichen Kräfte erlangen, die aber nachlassen (Blockierung durch Arthrose). Er zählt also auf Stimulanzien (Kaffee), deren Konsum er übertreibt.

Es sind Menschen, die immer enttäuscht sind, wenn sie schließlich erreichen, was sie wollten. Sie müssen also verstehen, dass man die Seligkeit weder durch Errungenschaften dieser materiellen Welt noch durch die Hypertrophie des Egos erreicht, sondern durch die Verwirklichung der Qualitäten des Herzens.

Anthracinum
Anthrax

Dieses Mittel ist in hoher Potenz (eine Gabe C15) bei rezidivierenden Karbunkeln zu geben. Ein kleines Symptom, das an dieses Mittel denken lässt: Diese Menschen haben Angst vor Autos und reagieren so, als ob alle auf sie zurasen würden.

Antimonium crudum
Der Leckerschlumpf

Das Kind sorgt sich andauernd: „Was gibt es denn zu essen?" und kann sich mit Gerichten, die es gern mag, richtig vollstopfen. Es kann daher durchaus übergewichtig sein und infolge seiner Exzesse unter Verdauungsstörungen leiden. **Es erträgt keine Berührung** (sehr kitzelig, lässt sich beim Arzt nicht untersuchen) und **mag nicht angesehen werden.**

Es neigt zu Sentimentalität, vor allem bei Vollmond, ist poetisch veranlagt, schmollt und ist faul – besonders nach dem Essen. Viele Beschwerden körperlicher Art treten **nach einem kalten Bad** auf, aber der Patient erträgt auch keine körperliche Anstrengung in der Sonne.

Im Bereich der Haut beobachtet man Warzen (häufig Dornwarzen), Verdickungen der Nägel und eine Neigung zu Impetigo und Urtikaria.

In ihrem Innersten sind *Antimonium-crudum*-Patienten **liebeskrank**. Bei der fundamentalen, fusionellen Mutter-Kind-Liebe gab es einen Bruch. Die Mutter wirkt durch ihre Berührung, ihren Blick strukturierend auf die Persönlichkeit des Babys.

Und *Antimonium crudum* erträgt diese Berührung und diesen Blick nicht mehr und kompensiert diese Frustration durch ein ungezügeltes „orales" Verhalten, nämlich die oben geschilderte Völlerei.

Fälle aus der Praxis

• Stephan wird mit 16 Monaten wegen einer Phimose operiert. Mit 18 Monaten kommt er erneut ins Krankenhaus wegen einer Nierenerkrankung. Diagnose: nephrotisches Syndrom. Nach Kortisonbehandlung verschwindet es, kehrt aber mit schöner Regelmäßigkeit alle 18 Monate zurück. Ich bekomme Stephan im Alter von 10 Jahren zu sehen. Er hat eine Warze auf der Hand, ist bei der Untersuchung fürchterlich kitzelig und will wissen, was es mittags zu essen gibt. Wir beginnen mit einer Behandlung mit *Antimonium crudum* C15 bis C30. Das war vor 7 Jahren. Seither ist seine Nierenerkrankung nicht mehr aufgetreten.

• Lea kommt wegen rezidivierender Bronchitiden, die mit einer solchen Intensität und Häufigkeit auftreten, dass sie zur Untersuchung bereits in die nahe gelegene Uniklinik eingewiesen worden war. Ich verstaue den Stapel nutzloser Untersuchungen auf der Seite meines Schreibtisches und sehe der Mutter in die Augen: „Was macht sie Ihrer Ansicht nach krank?" - „Ich werde Ihnen etwas erzählen, das ich den Ärzten schon lange nicht mehr sage, denn die nehmen mich nicht ernst. Als meine Tochter zur Welt kam, tauchte sie die Hebamme sofort in ein Bad. Ich hatte sofort das Gefühl, dass das zu kalt war, und Lea fing an zu schreien. Sie bekam noch am selben Tag einen Schnupfen, und seitdem ist sie krank." - „Sie haben Recht, ich denke auch, dass das kalte Bad das alles ausgelöst hat!"

Die durchschlagende Wirkung von *Antimonium crudum*, die ihr wieder eine makellose Gesundheit verschaffte, sollte mir dies in der Folge bestätigen.

Antimonium tartaricum
Dyspnoe

Ein großes Mittel bei asthmaförmigen Bronchitiden bei einem Baby mit verstopften Atemwegen und Kopfschweiß, das nicht trinken und nicht berührt werden will (die Untersuchung ist schwierig). Auffällig sind das **Beben der Nasenflügel** und die **belegte Zunge**. 3 Globuli *Antimonium tartaricum* C7 jede Viertelstunde – mit zunehmender Besserung in längeren Abständen – wirken Wunder. Eine Einzelgabe einer C15 beseitigt die Spuren von Windpocken.

Apis
Die Gemeinschaft wird als Bienenstock empfunden

Apis ist ein großes Mittel für Allergien mit ödematösen Reaktionen, mit dem Gefühl von Stichen und Brennen, wobei diese Reaktionen durch Kälte gebessert werden.

Es handelt sich häufig um eifersüchtige, starrsinnige Kinder, die schwer zufrieden zu stellen sind und die sich nicht auf das Lesen oder Lernen konzentrieren können. Als **Allergiker** vertragen sie die Umwelt nicht und reagieren immer heftig (wie von einer Biene gestochen). **Sie begeistern sich für Individualität und tun sich schwer, Gemeinschaftlichkeit zu akzeptieren.**

Apis ist ein gutes Mittel für hohes Fieber ohne Durst, wie Babys es zwischen 9 und 12 Monaten bei einem Drei-Tage-Fieber (auf ein hohes Fieber über drei Tage folgt ein flüchtiger Ausschlag) entwickeln. Zudem ist es ein hilfreiches Mittel bei **Heuschnupfen** mit Bindehautödem (Chemose), bei Urtikaria oder Ekzem, die sich bei Kälte bessern und bei Insektenstichen mit lokaler oder generalisierter Reaktion (z. B. Glottisödem). Kinder, die dieses Mittel benötigen, haben bisweilen Furunkel, Gerstenkörner, „rote" oder lakunäre Anginen, bevorzugt **auf der rechten Seite**.

Was die Symbolik angeht, verweist Apis auf das Rind (den Gott Apis der alten Ägypter). In der christlichen Religion ist das Rind eine der vier Figuren, die das Neugeborene in der Krippe umgeben. Um erwachsen zu werden und eines Tages „ich bin" sagen zu können, muss sich das Kind auf diese vier Pfeiler stützen. Dann aber muss es Mutter und Vater verlassen, so wie auch den Esel in ihm (Wissen erwerben) und das Rind (die Scheuklappen abnehmen). Beim Stierkampf repräsentiert der Stier die blinde Kraft, die sich weigert, zur Seite zu blicken. So tötet der Stierkämpfer, der Mann im leuchtenden Gewand, den Stier in der Arena, da dieser nicht von seiner Bahn abweichen wollte. Symbolisch gesehen ist dies der **Sieg des aufgeklärten Geistes über die blinde Materie**.

Fall aus der Praxis

Bertrand (10) erwacht eines Morgens mit eitrigen Augen, wobei die Lider mit Eiter verklebt sind. Er hat intensive Schmerzen, die in den Kopf ausstrahlen. Nur die lokale Anwendung kalten Wassers lindert. Der notfallmäßig konsultierte Augenarzt diagnostiziert eine schwere virale Keratokonjunktivitis (die Hornhaut ist mitbetroffen) und empfiehlt antibiotische und entzündungshemmende Augentropfen. Aber die Kopfschmerzen verschwinden sehr schnell mit 3 Globuli *Apis* C7. Jede Stunde wiederholt, heilt dieses Mittel diese akute Erkrankung noch am selben Tag.

Aralia racemosa
Geboren werden heißt atmen

Asthma zu Beginn der Nacht, Husten im ersten Schlaf, Gefühl eines Fremdkörpers im Hals, Niesen, retrosternales Brennen.
Dieses Mittel ist oft hilfreich, wenn die Geburt schwierig war.

Aranea diadema
Eisig bis in die Knochen

Der Patient ist sehr empfindlich gegen Kälte und Feuchtigkeit (*Natrium sulfuricum, Thuja*); eisige Kälte. Dieses Mittel entspricht dem Ausdruck „kalt bis in die Knochen"

Wie immer, wenn wir es mit dem Gift einer Spinne zu tun haben, sind Menschen betroffen, die sich mühen, aus einer fusionellen Liebesbeziehung, wie der einer initialen Mutter-Kind-Liebe, zu entkommen.

Besserung in frischer Luft und beim Rauchen von Tabak.

Argentum metallicum
Das Leben ist ein langer, ruhiger Fluss

Es geht um Menschen, die die „Stromschnellen" nicht ertragen, die das Leben oftmals für uns bereithält. Sie möchten, dass alles friedlich und problemlos verläuft. Das kleinste unvorhergesehene Ereignis bringt sie aus dem Gleichgewicht.

Sie verletzen sich leicht an **Knorpeln** und Bändern, und sie werden leicht heiser und müssen sich daher andauernd räuspern.

Abmagerung, Rheuma an Ellbogen und Knien, Schreibkrampf, Schwellung der Sprunggelenke, Schmerzen am linken Eierstock, Uterusblutung in der Menopause.

Fall aus der Praxis

Julien, 14 Jahre, ist Tennisnachwuchsspieler und wurde von seinem Rheumatologen an mich überwiesen. Er hat Knieschmerzen. Das MRT zeigt Knorpelläsionen.

In utero hat er einen Zwillingsbruder verloren, und als er sieben ist, wird die ganze Familie bei einem Autounfall verletzt.

Mit Argentum metallicum C9 – C30 kommt er schnell wieder auf die Beine und kann den Wettkampf wieder aufnehmen.

Argentum nitricum
Inkarnation des Geistes in der Materie

Dieses Mittel passt für magere, nervöse Säuglinge mit schwerer Neugeborenen-Konjunktivitis, Schwierigkeiten beim Bäuerchen und dünnflüssigen, grünen Stühlen. Diese Kinder sind ängstlich, leiden unter Lampenfieber und Phobien **in Räumen mit vielen Menschen** oder fürchten das Entgleiten der Zeit (**aus Angst zu spät zu kommen**). Später fühlen sie sich von Abgründen angezogen, die sie jedoch erschrecken.

Argentum-nitricum-Eltern sind **immer in Eile.** Beispielsweise füllen Sie den Scheck schon vor Beginn der Konsultation aus, „um Zeit zu sparen". [Anm. d. Ü.: In Frankreich bezahlt der Patient meist die Behandlung direkt beim Hausarzt und erhält später den Betrag zurückerstattet.] Ein Schlüsselsymptom ist bei *Argentum nitricum* immer vorhanden: **Verlangen nach Zucker.**

Diese Angst im Bezug auf Raum und Zeit lässt sich u. U. an der Thematik der Inkarnation der Seele im Körper oder des Geistes in der Materie festmachen. Nach der Unendlichkeit der Raum-Zeit erträgt der Geist die Zwänge unserer endlichen Welt nicht mehr. In diesem Zusammenhang ist es interessant anzumerken, dass man zur Vorbeugung vor Neugeborenen-Konjunktivitis Neugeborenen lange Zeit systematisch Silbernitrat-Augentropfen verabreichte. Aus chemischer Sicht sei angemerkt, dass man Silbernitrat durch eine Reaktion zwischen Silber (Materie) und Salpetersäure (Geist des Salzes) erhält.

Fall aus der Praxis

Ein sechs Monate altes Kind wird wegen starken Erbrechens ins Krankenhaus eingeliefert. Die klinischen Untersuchungen bringen keine organischen Probleme ans Tageslicht. Während der Schwangerschaft hatte die Mutter **großes Verlangen nach Zucker**, und zwar so sehr, dass der Mann eines Nachts in den Drugstore gehen musste, um Kandiszucker zu holen.

Mit einer Gabe *Argentum nitricum* C15 kommt alles innerhalb einiger Tage wieder ins Lot. Hier sieht man, wie aufschlussreich seltsame Symptome der Mutter während der Schwangerschaft sein können. Diese ungewöhnlichen Gelüste liefern Hinweise zur Konstitution des ungeborenen Kindes, die sich über die Mutter ausdrückt. Eine Mutter erzählte mir beispielsweise, dass das Verlangen nach Salz, das sie während der Schwangerschaft verspürte, sechs Stunden nach der Entbindung schlagartig aufhörte. In dieser Familie haben sowohl der Vater als auch der Sohn ein starkes Verlangen nach Salz.

Aristolochia clematitis
Verspätete Menarche

An dieses Mittel sollte man bei einer großen Jugendlichen mit 15 oder 16 Jahren denken, deren Regel immer noch nicht eingesetzt hat.
Nahe am Wasser gebaut, ähnlich *Pulsatilla*.
Falls die Regel bereits eingesetzt hat und dann wieder aussetzt, sollte man auf Anzeichen einer beginnenden Anorexie achten.

Arnica
Was lohnt sich?

Arnica ist das große homöopathische Mittel für Folgen von Schlägen und Blutergüssen an Körper und Seele. Wenn es einen blauen Fleck oder eine Beule gibt, bringen 3 Globuli einer C6 rasch Linderung und reduzieren die Beule. Bei einem schweren Schock sind höhere Potenzen notwendig: eine C30 beispielsweise bei einem Schädeltrauma. Dieses Mittel kann auch eine Blinddarmentzündung aufhalten (in diesem Fall ist der Rat eines Arztes oder Chirurgen grundsätzlich unverzichtbar). Man kann *Arnica* auch Sportlern vor einem wichtigen Wettkampf verabreichen und Patienten am Vortag eines chirurgischen Eingriffs, um die Blutung in Grenzen zu halten (eine Gabe C30). Auch bei einer Zahnextraktion ist es hilfreich.

Daneben ist *Arnica* bei kleinen Furunkeln, einer verhärteten Akne und bei bläulichem **Ekzem** angezeigt.

Das Mittel kommt auch bei einer Grippe infrage, wenn der Kranke hohes Fieber mit einem allgemeinen Zerschlagenheitsgefühl, heißem und rotem Kopf hat, wobei der Rest des Körpers kalt ist und der Kranke trotz all dieser Symptome **behauptet, es gehe ihm gut und er brauche keinen Arzt.**

Arnica passt gut für Menschen, die zu viel **arbeiten** und sich dabei kaputt machen. Sie halten sich für **unersetzlich** und starten große Aktionen, bei denen sie eine Menge Schläge einstecken müssen und ihnen zahlreiche Steine in den Weg gelegt werden. Hätte der erste „Marathonläufer" *Arnica* genommen, vielleicht wäre er bei der Ankunft nicht gestorben. Warum wollte er so schnell laufen, ohne stehen zu bleiben? Warum ließ er sich nicht ablösen? *Arnica* **muss verstehen, dass es nicht alleine auf der Welt ist, dass man delegieren muss** und der Umgebung nicht zu helfen braucht.

Fälle aus der Praxis

• Ein zehnjähriges Kind wird in der Folge eines schweren Schädeltraumas ins Krankenhaus eingewiesen, wo es seit 10 Tagen im Koma liegt, als es eine Gabe *Arnica* C15 erhält. Am nächsten Tag erwacht es aus dem Koma.

• Ein zehnjähriges Mädchen bricht sich während der Ferien bei einem Sturz vom Pony einen Arm. Die Operation muss um einige Tage verschoben werden, denn es stellt sich ein hohes Fieber ein, das als grippaler Art gewertet wird. Ein Jahr darauf kommt sie wegen Appendizitis-Symptomen, die durch die Blutuntersuchung bestätigt werden (starke Erhöhung der Leukozyten). Sie erhält ein paar Globuli *Arnica* C9 und wird in die chirurgische Abteilung eingewiesen. Im Krankenhaus sind die Bauchschmerzen komplett verschwunden. Der Chirurg entscheidet, nicht noch am selben Abend zu operieren. In der Nacht wird das Mädchen wach und sagt zu seinen Eltern, es sei jetzt gesund. Am nächsten Morgen ist der Leukozytenwert wieder normal, ebenso wie alle Untersuchungen. Das Mädchen wird wieder nach Hause entlassen.

Einige Zeit später erzählt mir der Vater, dass sich das Verhalten seiner Tochter in der Schule seit dieser Zeit vollkommen verändert habe. Während des Jahres nach der Armfraktur hatte sie sich nie in den Pausenhof gewagt, aus Angst sie könne geschubst werden und hinfallen. Wenn sie zufällig einmal hinfiel, blieb sie regungslos am Boden liegen, ohne sich zu bewegen, so als ob sie ganz zerbrochen wäre. Seit der *Arnica*-Gabe ist dieses Verhalten vollkommen verschwunden.

• Eine 50-jährige Sprachenlehrerin erleidet in England, wohin sie eine Gruppe von Schülern begleitet hat, einen Autounfall: ein komplizierter Oberschenkelbruch, der eine ganze Reihe vonEingriffen erfordert und zu einer langen Berufsunfähigkeit führt. Es folgt eine Depression. Diese aktive Frau hatte eine sehr anpackende Natur und man konnte sich immer auf sie verlassen. Plötzlich war sie zur Untätigkeit verbannt und abhängig von anderen. Nach der Einnahme einiger Gaben *Arnica* C15, C18, C24 und C30 verschwindet die Depression.

Arsenicum album

Der Tod des Körpers

Der Schlüssel für dieses Mittel ist die **Angst vor dem Tod**. Diese Haltung zeigt sich durch eine starke Ruhelosigkeit – das übertrieben ruhelose Kind ist „lebendig" – außer in chronischen Fällen, bei denen der Kranke im Gegenteil in großen Zwangsvorstellungen erstarrt, überaus pingelig in Kleinigkeiten wird und sich in den Einzelheiten des Alltagslebens verstrickt. In der Regel sind diese Patienten **schwarz gekleidet**, die Beschwerden verschlechtern sich um Mitternacht (in der Mitte der Nacht, wenn es am dunkelsten ist) oder um Mittag, in der Mitte des Tags, wenn die Sonne beginnt zu sinken.

Man findet viele *Arsenicum-album*-Fälle **am Meer** (dieses Klima verschlechtert), im November (nach dem Besuch am Friedhof zu Allerheiligen), im Januar (Tiefpunkt des Winters) und im Juli, wenn die Tage kürzer werden. Schwarz symbolisiert das Fehlen von Hoffnung gegenüber dem Tod (es handelt sich nicht um eine Farbe, sondern um das Fehlen von Farbe), und der Patient kommt mit sich ins Reine, wenn er versteht, dass die Seele den Körper bei dessen Tod verlässt.

In der Medizin ist *Arsenicum album* ein großes Mittel bei Ohrenentzündung, nächtlichem Asthma, Magen-Darm-Grippe bei Kindern mit Erbrechen und folgendem Durchfall. Zudem ist es bei **Folgen von Impfung** angezeigt.

Fälle aus der Praxis

• Eines Tages ruft mich eine Mutter um 13 Uhr zu Hause wegen ihrer Tochter an, die über Schmerzen in einem Ohr klagt, unruhig ist, sich aber durch einen heißen Waschlappen auf dem Ohr beruhigen lässt. Das Mittel scheint mir *Arsenicum album* zu sein, das ich als Globuli in C15 empfehle. Das Kind beruhigt sich rasch. Ich frage die Mutter nach einem Trauerfall im Umfeld des Kindes, aber sie kann sich an nichts dergleichen erinnern.
Am nächsten Tag, einem Schultag, als sie die Kinder aus der Umgebung abholt, um sie zur Schule zu fahren, fällt ihr ein, dass sie seit vierzehn Tagen nicht mehr vor dem Haus einer bestimmten Familie anhält, deren Tochter an einer akuten Leukämie verstorben ist. Den Kindern hatte man nichts erzählt, aber die Ohren schmerzen …

• Der 10-jährige Guillaume wird von seinen Eltern wegen eines **großen Rückstands seiner Größen- und Gewichtsentwicklung** gebracht. Eine Untersuchung im Krankenhaus ergibt minimale Abweichungen im Hormonhaushalt, für die keine weitere Behandlung für nötig erachtet wird.

Bei der Durchsicht der Entwicklungskurve in seinem Gesundheitsheft fällt ein Einbruch der Entwicklung im Alter von neun
Monaten auf. Zu dieser Zeit bekam er eine Pockenimpfung.
Bereits der Bruder hatte mit einer generalisierten Impfkrankheit
auf diese Impfung reagiert. Ausgehend von diesen Folgen einer
Impfung, dem gewissenhaften, pingeligen und unflexiblen Charakter des Kindes, das zudem Butter nicht verträgt, denke ich
an *Arsenicum album* und stelle die Frage: „Gab es, als Ihr Kind 9
Monate alt war, einen Trauerfall in der Familie?" Da fällt es der
Mutter ein: „Ja, stimmt, als er zwischen 6 und 9 Monate alt war,
besuchte ich jeden Tag meine Mutter, die generalisierten Krebs
hatte." Mit Gaben von *Arsenicum album* C15 - C30 in einigem
zeitlichen Abstand erreichte der Junge eine normale Größe.
Eines Tages bei einer Routineuntersuchung fragte ich ihn,
warum er nicht wachsen wolle. Seine Antwort: **„Wenn man
groß wird, wird man alt, und wenn man alt wird, stirbt man!"**

• Ein Mädchen mit 6 Jahren kommt wegen schwerer Verbrennungen (2/3 des Körpers) in die Intensivstation. Der Arzt stellt
Verbrennungen zweiten Grades fest. Besonders schlimm sind die
anhaltenden Schreie des Kindes, das trotz des gesamten schulmedizinischen Arsenals einschließlich Morphinpräparaten seit 24
Stunden vor Schmerzen brüllt.

In der kleinen Kinderintensivstation herrscht eine Atmosphäre
von Konsternation und geballtem Stress. Damals war ich homöopathischer Anfänger und hatten das Buch von Dr. Jouanny in
Händen, in dem er behauptet, dass bei Verbrennungen zweiten
Grades *Cantharis* erforderlich ist. Ich gebe dem Mädchen einen
halben Tag lang jede Stunde *Cantharis* C7 – ohne Erfolg. Dann
kommt der Chirurg erneut und erklärt, dass die Verbrennungen
stellenweise den dritten Grad erreichen. Immer noch Jouannys
Handbuch folgend gebe ich nun *Arsenicum album* C9 – und das

Wunder geschieht. Das Mädchen beruhigt sich und schläft zwei Tage durch. Die Verbrennungen heilen fast wie durch ein Wunder ab und hinterlassen zu unserem großen Erstaunen langfristig kaum Spuren!

• Ein dreijähriges Mädchen kommt wegen rezidivierender asthmatischer Bronchopneumopathien zu mir. Während mir die ganz in Schwarz gekleidete Mutter den Leidensweg der Familie schildert, läuft das Kind kreuz und quer durch die Praxis und fasst alles an, auf seinen Fersen der Vater, der die größten Katastrophen immer gerade noch verhindern kann. Inmitten dieser Aufregung unterbreche ich die Mutter, um sie nach ihrem Beruf zu fragen. „Ich bin Krankenschwester." - „In welcher Abteilung arbeiten Sie?" - „In der Leukämie-Station. Als ich schwanger war, musste ich im sechsten Monat aufhören zu arbeiten, weil ich Wehen bekam." Mit *Arsenicum album* C15 hören die Asthmaanfälle auf und die Ruhelosigkeit verschwindet rasch.

Andere Arsensalze

Arsenicum iodatum

Das „warme *Arsenicum album"* ist ein gutes Mittel bei Heuschnupfen und Asthma durch Wind vom Meer. Im Bereich der Haut wirkt es oft souverän bei *Pityriasis versicolor*.

Arsenicum-iodatum-Patienten ziehen sich gerne bunt an, im Gegensatz zu *Arsenicum album*, das sich ganz in Schwarz ergeht.

Arsenicum sulfuratum flavum
Arsenicum sulfuratum rubrum

Der Gequälte

An diese beiden Schwefel-Arsenik-Verbindungen sollte man denken, wenn man zwischen *Arsenicum album* (gewissenhaft, fröstelnd) und *Sulfur* (verträgt Hitze nicht, unordentlich) schwankt. Bei einem solchen Patienten liegen die Merkmale beider Mittel vor. Falls der Patient eine Vorliebe für rote Kleidung hat, wählt man **Arsenicum sulfuratum rubrum**, wenn Gelb vorwiegt, ist **Arsenicum sulfuratum flavum** besser geeignet.

Bei diesen Menschen vereint sich die typische *Arsenicum-album*-Angst vor dem Tod mit einem leidenschaftlichen Egoismus.

Träume von Folter, Angst vor Folter: Tatsächlich fühlen sich diese Patienten abwechselnd vom heißen *Sulfur* und vom kalten *Arsenicum* gebrannt.

Arum triphyllum

Heiserkeit: der Rufer in der Wüste

Die Blüte dieser Pflanze hat die Form eines Sprachrohrs. Eine weitere Auffälligkeit: Durchscheinende Blütenblätter lassen das Licht bis ins Herz der Blüte vordringen. *Arum triphyllum* hat die „innere Erleuchtung", möchte „Gottes Wort verkünden", ist aber nur der Rufer in der Wüste, dessen Stimme heiser wird. Diese Stimme, deren Zustand sich durch Sprechen und Singen verschlechtert, ist unsicher und wird unkontrollierbar und schließlich heiser.

Schnupfen mit andauerndem Verlangen, an der Nase zu zupfen, bis sie blutet, Risse in den Mundecken, die trocken sind und brennen. Die Nase ist vollkommen verstopft, der Patient atmet durch den Mund. Die scharfen Absonderungen irritieren die Schleimhäute und stören ihre Funktionsfähigkeit.
Arum triphyllum ist auch ein Mittel bei Scharlach.

Es liegt ein Säureüberschuss vor. Das Mittel steht in Zusammenhang mit dem Ödipuskomplex, der Impuls zu töten wird vom Patienten nicht beherrscht, obwohl er bereits das göttliche Licht erblickt.

Asa foetida
Umgekehrte Peristaltik

In unserem Organismus übernehmen die Muskelfasern des Verdauungstrakts die Beförderung des Speisebolus vom Mund bis zum Anus. **Man nennt das Peristaltik.** Bei Menschen, die dieses Mittel brauchen, ist diese Bewegung umgekehrt, so als ob ihr Organismus alles, was von außen kommt, wieder dorthin befördern möchte.

Das Baby wird während des Lebens im Uterus über die Nabelschnur ernährt. Nach der Geburt muss das Kind die Durchtrennung der Nabelschnur und die Ernährung über den Mund und den Verdauungstrakt akzeptieren. Bei *Asa foetida* wurde diese Hürde nicht richtig genommen. Dieser Reflux kann bei Kindern dramatische Konsequenzen haben, bis hin zum **plötzlichen Tod** bei manchen Säuglingen, bei denen die Bronchien durch einen **massiven ösophagealen Reflux** verstopft werden. Manchmal führt dies auch zu einer Asthma-Symptomatik oder gehäuften asthmatischen Bronchitiden. Durch eine Röntgenuntersuchung des ösophago-gastrointestinalen Transits lässt sich ein Reflux nachweisen und es können zusätzliche Untersuchung erforderlich werden (Fibroskopie, pH-Bestimmung).

Dieses Mittel kann auch bei vesikoureteralem Reflux beim Baby hilfreich sein. Der Urin fließt von der Blase zurück in die Nieren und es kommt zu einer Dilatation der ableitenden Wege. Die Diagnose erfolgt manchmal bereits im fötalen Stadium durch eine Ultraschalluntersuchung und nach der Geburt, wenn **wiederholt Harnwegsinfekte** auftreten, durch eine Zystographie.

Bei größeren Kindern findet sich häufig eine **Federnallergie**. Bei den Eltern liegt möglicherweise eine Hiatushernie (Durchtritt von Magenanteilen in den Thorax) vor.

Eine oder zwei Gaben *Asa foetida* (C15 oder C30) können bereits ausreichen, um die beschriebenen Beschwerden zum Verschwinden zu bringen, wie die folgenden klinischen Fälle zeigen.

Fälle aus der Praxis

• Der achtjährige Philippe kommt wegen seines Asthmas, das jeglicher Therapie trotzt. Die Anfälle sind brutal und intensiv und lassen sich mit den verschiedenen Behandlungsalternativen nur schwer in den Griff bekommen. Zweimal kam es sogar zu einer röntgenologisch nachweisbaren Pneumopathie. Die Mutter erzählt, dass sein Magen **im Schlaf manchmal Gluckergeräusche** von sich gibt. Eine Röntgenuntersuchung des ösophago-gastrointestinalen Transits bringt einen **massiven Reflux** bis in das obere Drittel der Speiseröhre ans Tageslicht.

Eine allopathische Behandlung (Gaviscon®) stoppt das Asthma sechs Monate lang – was bereits einen enormen Fortschritt darstellt, aber die Anfälle kehren zurück, sobald Philippe den Sirup nicht mehr nimmt. Nach einer einzigen Gabe *Asa foetida* C15 tritt kein weiterer Asthmaanfall auf, und auch nach 5 Jahren geht es dem Jungen sehr gut. Das Mittel wurde nur ein einziges Mal in C30 wiederholt, als die Mutter erneut bei ihrem Sohn das Gluckern im Schlaf hörte.

• Die zwei Monate alte Geraldine wird infolge eines beinahe erlittenen plötzlichen Kindstods notfallmäßig ins Krankenhaus eingewiesen. Die Eltern hatten sie leblos, bleich und ohne Atmung in ihrem Bettchen gefunden. Nachdem sie sie etwas geschüttelt hatten, kam das Mädchen wieder zu sich. Im Krankenhaus wird ein **Reflux festgestellt**. Seit sie eine Gabe *Asa foetida* bekam, hat sich dieser Vorfall nicht wiederholt.

Ein kleines Symptom hilft, *Asa-foetida*-Babys bei der Geburt zu erkennen: Das Neugeborene zeigt oft eine Mastitis mit Absonderung von Milch, wie *Cyclamen*- und *Tuberculinum*-Babys.

Asarum europaeum
Wie ist dein Name?

Charakteristisch für dieses Mittel ist eine **Unverträglichkeit gegen Lärm**, selbst gegen schwache Geräusche, wie das Kratzen eines Fingernagels auf Papier, und das starke Verlangen nach **Alkohol**, das den Patienten zu einem von der Gesellschaft ausgeschlossenen Wrack macht. Und das obwohl er zunächst ein früh entwickelter, brillanter junger Mann war. Nach und nach wird er kälteempfindlich, verliert Appetit und Energie.

Dieses Mittel hilft dem Mann, **seinen Namen wiederzufinden**, den vom Vater gegebenen Namen, der ihn daran hindert, in den Alkohol zu versinken, so wie man beispielsweise im Meer versinkt. Dieser Name ist die Unterstützung, die der Mann erhält (*asar* bedeutet auf hebräisch Hilfe, *um* – „der Mann"), um seinen Weg hin zur dritten Dimension der Liebe fortzusetzen, derjenigen der Hinwendung zur Gemeinschaft.

Es ist ein bewährtes Mittel bei Kindern, die durch künstliche Befruchtung mit Samenspende gezeugt wurden, wie der folgende Fall zeigt:

Fälle aus der Praxis

• Julien, 20 Monate, schläft aller Behandlungsversuche zum trotz seit der Geburt nicht. Er wurde in Spanien mittels Eizellen- und Samenspende durch künstliche Befruchtung gezeugt. Mit einer Gabe *Asarum europeanum* C15 schläft er endlich friedlich.

• Alexandre, 7 Jahre, leidet an Asthma, das nicht unter Kontrolle gebracht werden kann. Im Verlauf der Konsultation tritt ein Konflikt in Bezug auf seinen Namen zutage. Er trägt den Namen seiner Mutter, aber sein Vater, der ihn anerkannt hat, möchte, dass er seinen Namen hat, was die Mutter nicht will …

Asarum ist hier das Mittel, das Gleichgewicht und Gesundheit wiederherstellt.

Asterias rubens
Der Seestern

Dieses Mittel ist bekannt für seine Wirkung bei **Brustkrebs**. Die betroffenen Frauen engagieren sich häufig in **altruistischen Kämpfen** (*Arnica*), hätten ihr hohes Ziel aber gerne ohne Probleme erreicht. Sie ertragen jedoch keine Scherereien und jammern vor jedem kleinsten Hindernis.

Jugendliche neigen sehr zu Akne und zu einer sexuellen Erregung mit nervöser Ruhelosigkeit. Typisch ist auch Verstopfung mit knotigen Stühlen in Form von Oliven.

Fall aus der Praxis
Eine 42-jährige Sozialarbeiterin fühlt sich nach ihrer Operation an der rechten Brust wegen eines Adenoms sehr müde. In der Jugend hatte sie jegliche Beziehung zu ihrer Mutter abgebrochen, die sie nicht ausgehen lassen wollte. Nach einer Gabe *Asterias rubens* C30 fühlt sie sich wieder in Topform und es vergeht ein ganzes Jahr ohne den leisesten Schnupfen. Bei einem Besuch im darauf folgenden Jahr fragt sie mich, ob sie eine weitere Gabe des Mittels nehmen könne, das ihr so gut geholfen habe!

Aurum metallicum
Das Gesetz des Vaters überschreiten

Dieses Mittel entspricht verwegenen Kindern, die dazu neigen, das Gesetz des Vaters zu brechen. Es handelt sich um den leiblichen Vater, den Erzeuger, der in die ursprüngliche fusionelle Mutter-Kind-Beziehung eindringt und Barrieren aufbaut, die das Kind einschränken, aber auch schützen. Diese Kinder sind **autoritär** und jähzornig, aber **großzügig**: Sie haben gerne Geld, aber vor allem, um ihre Umgebung davon profitieren zu lassen.

Sie sind mager, werden von Insekten „aufgefressen" und leiden bisweilen unter einem Nabel- oder Leistenbruch oder auch unter Herzproblemen (angeborenen Herzbeschwerden oder Kardiopathien nach akutem Gelenkrheumatismus, denn diese Kinder sind empfindlich gegenüber hämolytischen Streptokokken). Zu beobachten sind auch Ohrenentzündungen und **Asthma bei feuchtem Wetter**. Bei Jungen kann es vorkommen, dass die Hoden nicht absteigen. Die *Aurum*-Mutter ist Fallschirmspringerin, Drachenfliegerin oder reist gerne in die entlegensten Ecken des Dschungels. Während der Schwangerschaft neigt sie zu Ikterus oder einem ausgedehnten Juckreiz. Die Wehen bei der Entbindung sind bei ihr heftig, und sie kommt nicht gut damit zurecht.

Der *Aurum*-Erwachsene ist ein Draufgänger, der sich sogar mit den göttlichen Gesetzen anlegt. Vielleicht ist das der Grund, warum er eines Tages melancholisch wird und sich mit Selbstmordgedanken beschäftigt. Auf jeden Fall wird die erste „homöopathische Verdünnung" in der Bibel erwähnt, als Moses mit den Gesetzestafeln vom Berg Sinai herabsteigt und sieht, wie die Hebräer um das goldene Kalb tanzen. Wutentbrannt zerschlägt er das **goldene Kalb**, zerkleinert es zu Pulver, stäubt es aufs Wasser auf und gibt es den Hebräern zu trinken.

Fall aus der Praxis

Der fünfjährige Regis kommt wegen rezidivierender Ohrenentzündungen in die Praxis. Der Draufgänger klettert überall hinauf, stürzt sich ins Schwimmbad, ohne schwimmen zu können ... Bei der Untersuchung fallen Narben von vernähten Verletzungen auf der Stirn und ein hervortretender Nabel auf. Das Kind hat einen autoritären Charakter und es isst gerne Brot und Fleisch.
Die Mutter trägt einen Gold-Nugget um den Hals. „Den hat mir mein Mann von seiner letzten Expedition in den Dschungel von Guyana mitgebracht, er ist Fallschirmspringer!" Nach einigen Gaben *Aurum* C15 bis C30 treten die Ohrenentzündungen nicht mehr auf.

Andere Aurum-Mittel

Aurum muriaticum natronatum: Ein Wort zu diesem Goldsalz, einer Mischung aus *Natrium muriaticum* und *Aurum*: Es handelt sich um ein zurückgezogenes *Aurum* mit Verschlechterung am Meer, das wie *Staphisagria* an einer **schwarzen Linie** am Zahnhals zu erkennen ist.

Aurum sulfuratum: Ein interessantes Mittel bei Dornwarzen (*Anacardium, Antimonium crudum, Aurum sulfuratum, Causticum, Natrium muriaticum, Sepia, Silicea, Sulfur, Thuja*).

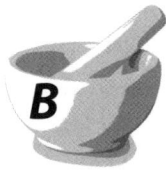

Badiaga

Süßwasserschwamm

Badiaga ist wie Spongia ein Schwamm, allerdings ein Süßwasser-schwamm. Es handelt sich um ein Tier, das im Wasser an einen Felsen angeheftet lebt, so wie die Plazenta in der Gebärmutter. Die Thematik bei dieser Art von Mitteln ist das sich Ablösen von einer zwar sanften, aber allgegenwärtigen Mutter.

Auf der körperlichen Ebene lagern diese Patienten wie ein Schwamm Wasser ein und entwickeln an den Beinen Cellulite, ganz nach dem Bild der slawischen Babuschka. Sie leiden mitunter an Schilddrüseninsuffizienz, Heuschnupfen und Asthma. Der Husten wird besser durch Hitze.

Fall aus der Praxis
Die siebenjährige Delphine hat Asthma. Mit einem Jahr wurde sie mehrmals wegen eines Naevus im Gesicht operiert. Die Mutter stellt bei jedem Anfall fest, dass die Narbe rot wird - ein Symptom von *Badiaga*.
Angesichts der gesundheitlichen Probleme des Mädchens seit seiner Geburt ist die Mutter sehr ängstlich geworden und leidet unter Adipositas. Beiden hilft *Badiaga* sowohl für den akuten Fall als auch auf chronischer Ebene.

Bambusa

Unterstützung

Braucht die Unterstützung der anderen; Erkrankungen der Wirbel-säule; Schmerzen aus alten Frakturen.

Baptisia
Die Stücke wieder zusammenkleben

Das Mittel bei schmerzloser Angina nach folgendem Muster: Bei der Untersuchung eines fiebernden Kindes, das über keinerlei Beschwerden klagt, findet sich eine ausgeprägte, lakunäre Angina. In seinen Wahnvorstellungen fühlt sich der Patient wie auseinandergebrochen und versucht die Scherben wieder zusammenzukleben.

Fieber mit Stumpfsinnigkeit, übel riechendem Atem und brennender Zunge.

Ein gutes Mittel für Kinder aus zerbrochenen Familien, die versuchen, **die Scherben wieder zusammenzusetzen**.

In Baptisia steckt „baptême" (die Taufe). Für Christen ist die Taufe mit Wasser und Salz das für den Aufbau einer starken Seele notwendige Sakrament.

Barium carbonicum
Es fehlt der Durchblick

Dieses Mittel passt manchmal für Kinder mit Entwicklungsschwierigkeiten bzw. -rückstand, mit **dicken Polypen, großen Mandeln** und Erkältungsneigung. Der Intellekt ist häufig langsam, mit **Verständnis- und Merkschwierigkeiten**. Dem Kind mangelt es an Selbstvertrauen und es ist Fremden gegenüber (z. B. in der Schule) sehr **schüchtern**. Es fühlt sich von allen ausgelacht und versteckt sich hinter Möbeln, wenn Erwachsene zu Besuch kommen. In einem anderen Zusammenhang kann es sich um einen Jugendlichen handeln, der im Unterricht nicht mitarbeitet. Er **hat nicht verstanden**, dass er ohne eine gewisse Anstrengung im Leben keinen Erfolg hat.

Eine Gabe *Barium carbonicum* C15 stoppt oft eine beginnende Angina: Es ist einem etwas im Hals stecken geblieben, aber man versteht nicht was.

Barium-carbonicum-Patienten leiden oft unter Verstopfung mit harten, knotigen Stühlen, stinkendem Fußschweiß und vergrößerten Halslymphknoten. An dieses Mittel muss man auch bei Folgen einer Röntgenuntersuchung denken, für die Barium in den Verdauungstrakt gelangt ist (z. B. durch einen röntgendichten Bariumeinlauf).

Fälle aus der Praxis

• Romain, 9 Jahre, kommt wegen einer Angina mit riesigen Mandeln. Er kann kaum schlucken. Die Eltern lassen sich gerade scheiden. Der Junge erscheint abgestumpft und kommt in der Schule nicht mit, wo man ihn für **faul** hält. Er versteht überhaupt nichts mehr, vor allem nicht, warum seine Eltern – die so gut zueinander passen, dass er selbst aus ihrer Liebe entstand – jetzt in zwei verschiedenen Wohnungen wohnen und sich beschimpfen, sobald sie sich sehen.

Jetzt sind die Halsschmerzen so stark, dass er weder trinken noch schlucken kann. **Er spuckt selbst seinen Speichel aus.** Mit *Barium carbonicum* C7, dann C15 gehen die Läsionen innerhalb von 24 Stunden zurück. Der Rachenabstrich bringt keinerlei gefährliche Keime ans Licht (vor allem keine A-Streptokokken).

• Ein alter Mann, der bis dahin geistig noch recht fit war, baut plötzlich stark ab. Einige Wochen davor wurde wegen einer Kolitis eine Kontrast-Röntgenuntersuchung durchgeführt, für die er einen Bariumbrei zu sich nehmen musste. Mit einer Gabe *Barium carbonicum* wird der Mann wieder so rüstig wie vorher.

Barium muriaticum
Bei trocken Brot und Wasser

Barium muriaticum ist ein gutes Mittel für Kinder mit hypertrophierten Mandeln, die dumm erscheinen, schlecht hören und durch den Mund atmen.

Typisch ist das **Verlangen nach trockenem Brot**, der Häftlingsnahrung im Mittelalter.

Als alter Mann zeigt er ein gesteigertes sexuelles Verlangen. Da seine sexuelle Kraft nicht beherrscht wurde, entwickelt sich ein Zustand der Zerebralsklerose mit Erotomanie, Asthma senile und Bluthochdruck. Leeregefühl im Epigastrium, Aneurysma der Bauchaorta.

Dieses Mittel fördert die Weiterentwicklung der Seele, indem es sie von der Macht des Eros befreit, der sie nach unten zieht und gefangen hält.

Belladonna
Im Fieberwahn

Nach *Aconitum* eines der am meisten bei **akuten** Pathologien verwendeten Mittel. Das Fieber beginnt meist gegen 20 Uhr mit rotem Gesicht, erweiterten Pupillen und Kopfschmerzen, die sich durch Erschütterungen verschlechtern. Es kann sich um eine Angina, eine Ohrenentzündung, einen Sonnenstich oder eine ganz andere Entzündung mit diesen Symptomen handeln. Häufig hat das Kind Wahnvorstellungen, **sieht Gesichter von Monstern**, knirscht mit den Zähnen und beißt. Es schwitzt am Kopf, hat aber eiskalte Füße. Oft hat sich das Kind am Tag davor mit **nassen Haaren** draußen erkältet.

Ein Merkmal des *Belladonna*-Kindes ist die Furcht vor Clowns, vor Masken und vor dem Nikolaus. Selber nimmt es jedoch gerne exzentrische Verhaltensweisen an. *Belladonna*, das ist verrückt!

Nicht selten wird dieses Mittel bei Kindern gebraucht, deren Konstitutionsmittel *Calcium carbonicum* ist. Manchmal neigen diese Kinder auch zum Beißen (*Mercurius, Stramonium, Hydrophobinum*). Dieses Mittel ist dem sadistischen, oralen Stadium von Freud zuzuordnen.

Bellis perennis
Für immer schön
Formengedächtnis

Nach Burnett handelt es sich um das Mittel für alte, von der landwirtschaftlichen Arbeit gezeichnete Menschen, mit furchiger Haut, Krampfadern und Ödemen.

Bei Jugendlichen ist es ein Mittel bei Akne und Furunkeln am ganzen Körper.

Schließlich hilft es auch bei **Zerschlagenheitsgefühl** nach einer Zerrung oder einer Operation.

Wie der Name sagt (frz. la belle - die Schöne) hilft es dem Patienten, trotz der Vorfälle und Traumata des Lebens „schön zu bleiben".

Ein gutes Symptom während der Schwangerschaft: Schwierigkeiten zu gehen.

Fall aus der Praxis

Ich hatte einmal einen Sturz vom Mountainbike. Dabei wurde meine rechte Wade vom Rahmen gequetscht. Mein Bein schwoll auf den doppelten Umfang an, und der zurate gezogene Rheumatologe empfahl mir acht Tage vollständige Schonung mit Krücken. Ich hatte aber für den nächsten Tag mit Freunden eine Fahrt ins Gebirge geplant. Ich nahm jede Stunde 3 Globuli *Bellis perennis* C7 und konnte zwei Tage später eine sechsstündige Wanderung unternehmen.

Benzoicum acidum
Es muss alles perfekt sein

Der Benzolkern ist ein perfektes Polygon. Für Menschen, die auf dieses Mittel reagieren, muss alles perfekt sein. Da Perfektion auf dieser Welt aber nicht möglich ist, folgt eine Unzufriedenheit, die den Patienten zum permanenten Grübeln über unangenehme Dinge veranlasst (*Ambra grisea, Kreosotum*).

Das Baby klammert sich wie *Chamomilla* an die Brust und verweigert alle anderen Nahrungsmittel als Milch.

Einnässen, wobei der Urin so stark riecht, dass sich der Geruch im ganzen Zimmer ausbreitet (Überschuss an Harnsäure – verdrängte Wut).

Gicht bei alten Männern mit sehr schmerzhafter Knotenbildung und Schmerzen der Achillessehne, dem Symbol der Dualität (Ausgang des „Zwillings"-Muskels).

Dualität, das ist Zerbrechlichkeit, Unvollkommenheit desjenigen, der seine Einheit verloren und den Dreiklang nicht gefunden hat, in dem die wahre Perfektion liegt.

Berberis vulgaris
Jähzornig nach einer Prüfung

En gutes Mittel bei Gicht mit Harn- und Blasenbeschwerden.

Gichtknoten an den Ohren, Nierenschmerzen, Hämaturie, Nasenabsonderungen links, Heiserkeit, Kehlkopfpolypen (*Thuja*, *Magnesium muriaticum*), angeschwollene Finger mit Schmerzen unter den Nägeln, Gefühl, als ob ein Nagel in der Fußsohle stecke.

Die Harnsäure entspricht der nicht ausgedrückten Wut (s. *Staphisagria*). Hier bricht der Patient nach einer Prüfung zusammen, wie bei *Cantharis*.

Bismutum
Keiner klammert mehr als ich

Dies ist das Mittel für Kinder, die noch mehr klammern als *Pulsatilla*. Und das will etwas heißen. Sie ertragen Einsamkeit nicht, möchten immer Gesellschaft haben. Aber während das *Pulsatilla*-Kind nur die Gesellschaft der Mutter möchte, begnügt sich *Bismutum* auch mit bekannten Personen aus der unmittelbaren Umgebung. Während ein *Pulsatilla*-Kind beispielsweise nur im Bett der Mutter einschlafen kann, nimmt *Bismutum* auch mit der großen Schwester vorlieb.

Diese Kinder leiden häufig unter Verdauungsbeschwerden, wie z. B. Durchfall mit starkem Durst, vor allem während der Zahnung. Manchmal erbrechen sie Nahrung, die sie mehrere Tage vorher zu sich genommen haben.

Fälle aus der Praxis

• Maxime, 3 Jahre, kommt wegen einer chronischen Magen-Darm-Grippe. Während der Konsultation lässt er die Hand seiner Mutter nicht los, die ihn bis zum Untersuchungstisch begleitet. Die beiden kleben förmlich aneinander, was die Untersuchung des Jungen ausgesprochen schwierig gestaltet. Ich spreche Bismut an. Die Mutter erzählt mir daraufhin, dass sie früher allergisch auf Bismut reagiert habe, welches man ihr gegen Magenschmerzen verordnet habe.

Nach einigen Gaben *Bismutum* verschwinden die Verdauungsprobleme, und das Verhalten des Kindes wandelt sich drastisch hin zu einer größeren Selbstständigkeit.

• Ein Fall aus der Tiermedizin:
Prosper ist ein sechsjähriger besonders anhänglicher Schäferhund, der seinem Herrchen zu Hause überall hin folgt. Jedes Mal, wenn ihn sein Herrchen ein paar Tage – unter guten Bedingungen –zu Hause lässt, entwickelt er ein **nässendes**, eiterndes **Ekzem**. Im Alter von 5 Monaten wurde er während der Sommerferien zwei Wochen lang bei Freunden gelassen. Viele Mittel scheitern, erst *Bismutum* C15 führt zu einem drastischen Wandel und dem Verschwinden des Ekzems.

Blatta orientalis

Milbenallergie

Dieses Mittel ist (zusammen mit *Pothos foetidus*) praktisch ein Spezifikum bei Hausstaubmilben-Allergie. In der Tat ernähren sich Schaben von **Hausstaubmilben**. Oft wurden Asthmasymptome mit diesem Mittel geheilt.

Symbolisch gesehen erträgt der Allergiker das extrauterine Leben nicht. *In utero*, im Bauch der Mutter, wurde er ernährt, gewärmt und geliebt, ohne das Geringste dafür tun zu müssen. Nach der Geburt muss er mit Hand anlegen, und das ist hart.

Bombyx
In der Prozession

Der Prozessionsspinner hat eine stark allergene Wirkung und kann Urtikaria und ein Quincke-Ödem (Schwellung des Gesichts, Gesicht) hervorrufen.

Die Erprobung dieses Mittels in homöopathischer Zubereitung hat gezeigt, dass es auf eine **Hodentorsion** bei Jungen wirken kann.

Bei mehreren Patienten, die notfallmäßig mit dieser Indikation an die Chirurgie überwiesen wurden (es muss sehr schnell – innerhalb weniger Stunden – gehandelt werden, sonst droht eine Nekrose und der Verlust des Hodens), konnte die Operation nach einigen Globuli *Bombyx* C30 vermieden werden.

Die Hodentorsion entspricht einer Selbstkastration. Geschüttelt von einer schwierigen ödipalen Phase mit einem strengen (kastrierenden) Vater oder einem Äquivalent, wie beispielsweise einem Sektenguru, kastriert sich der Patient selbst, auch psychisch, verliert seinen freien Willen … und folgt ihm wie in einer Prozession, so wie die Raupen.

Borax
Angst vor dem Fall

Die **Angst vor der Abwärtsbewegung** ist das Schlüsselsymptom von *Borax. Borax* ist ein bekanntes Mittel für Kinder, die unter Aphten und

Soor leiden, die schreien, wenn man sie auf die Waage oder ins Bett-chen legt, und die später nicht auf die Rutsche mögen.

Diese Kinder sind auch sehr empfindlich gegen **plötzliche, selbst leise Geräusche**. Sie schlafen nachts schlecht, vor allem, wenn es heiß ist, weil sie sich nicht in einen tiefen Schlaf „fallen lassen" können. Ein kleines Symptom während des Stillens: Die Mutter hat Schmerzen in der Brust, an der das Baby nicht trinkt.

Woher stammt die Angst vor Abwärtsbewegungen und dem Fallen? Vielleicht steht sie im Zusammenhang mit den Umständen einer schwierigen Geburt.

Bovista
Aufgeblasen

Der „Bovist" ist ein Mittel für die einfache Neugeborenengelbsucht. Danach kann er bei Stottern und chronischer Urtikaria helfen.
Charakteristisch ist die Empfindung, „aufgeblasen" zu sein, wie der Bovist.
Bei älteren Patienten passt dieses Mittel für alte Jungfern, die unter Metrorrhagie und Durchfall vor und während der Menstruation und unter Herzklopfen leiden.
Diese Menschen möchten sich wichtig machen, sind im Innern aber eher hohl.

Bromum
Der glückliche Seemann
Die Gefahr lauert an Land

Dem *Bromum*-Patienten geht es gut, solange er auf See, auf seinem Schiff ist. Sein Zustand verschlechtert sich, sobald er an Land kommt, denn in dieser schwierigen Welt hat er nur Probleme. Tatsächlich möchte er **dem Alltag entfliehen**. Auch auf einer Insel geht es ihm gut, einem vom Meer (mer – Meer, mère – Mutter) umgebenen Paradis.

Bromum ist ein Mittel für Heiserkeit, Kehlkopfentzündung und Asthma (vor allem, wenn der Patient dem Seewind ausgesetzt ist, sich selbst aber an Land befindet) mit Verschlechterung durch Hitze und Hypertrophie der Drüsen (vor allem der Ohrspeicheldrüse und der Schilddrüse). Es ähnelt *Iodum*, aber *Iodum* passt besser für dunkelhaarige Patienten mit dunklen Augen, während *Bromum* eher für **blonde Patienten mit blauen Augen** angezeigt ist.

Fall aus der Praxis

Bernard, 47 Jahre, hat Magenbeschwerden. „Ich habe ein Jahr in Martinique verbracht. Damals hatte ich nie Magenschmerzen, trotz der stark gewürzten Nahrung." Mit *Bromum* C15 kommt alles wieder ins Lot.

Bryonia
Ich will zu Hause bleiben

Fieber wird von Mundtrockenheit und **intensivem Durst** begleitet. Das Kind nimmt in langen Intervallen große Mengen Wasser zu sich. Es liegt regungslos im Bett und leidet unter starker Verstopfung. Die Beschwerden beginnen gegen **21 Uhr**. Manchmal besteht ein schmerzhafter Husten. Dieses Bild kann einer Lungenentzündung mit Pleuraerguss oder einer Exanthemerkrankung vor dem Beginn der Eruption entsprechen. Ein Schlüsselsymptom für dieses Mittel ist, dass der Patient **zu Hause bleiben** möchte. Diese Menschen sprechen viel von der Arbeit und sind sehr reizbar. Schon Kleinigkeiten bringen sie auf die Palme.

Fälle aus der Praxis

• Delphine ist 10 Jahre alt und hat seit drei Tagen Mumps. Eines Abends steigt das Fieber an, das Mädchen hat Kopfschmerzen, der Nacken wird steif und es kommt zu Erbrechen – Zeichen für eine Meningitis. Kurze Zeit später finde ich sie bewegungslos in ihrem

Bett. Sie bewegt sich nur, um ein großes Glas Wasser auszutrinken. Ihr Bett steht nicht am gewohnten Ort. „Seit einiger Zeit, räumt sie ständig ihr Zimmer um", sagt mir die Mutter.
Eine halbe Stunde nach der Einnahme von 3 Globuli *Bryonia* C7 setzt sich das Mädchen im Bett auf, spricht und scheint viel entspannter. Am nächsten Tag ist die Kranke wieder ganz hergestellt.

• Die neunjährige Aline weigert sich, mit der Klasse ins Skilager zu fahren. „Macht nichts", sagt die Mutter, „ich lasse sie hier zu Hause, dann kann sie arbeiten". Ich dränge darauf, dass sie ihre Tochter zur Teilnahme ermutigt, sie soll diese Gelegenheit nicht verpassen. Eines Abends zeigt das Mädchen folgendes Symptomenbild: Fieber, schmerzhafter Husten, großer Durst. Es ist niedergeschlagen, bewegungslos. Außerdem hatte sie keinen Stuhlgang gehabt. Die Lungenaufnahme zeigt eine Pneumonie der rechten unteren Lunge mit Pleurabeteiligung. Ich verordne *Bryonia* C7. In der Nacht steigt das Fieber nochmals an auf über 40 °C. Das Kind hat Wahnvorstellungen zum Thema Skilager (was muss sie mitnehmen, hat sie die Handschuhe, die Brille und die Schuhe, die sie benötigt?).
Am nächsten Morgen ist die Temperatur auf 37 °C zurückgegangen. Die Röntgenaufnahme zeigt einen normalen Befund und die Mutter bittet mich, den medizinischen Fragebogen für sie auszufüllen, denn Aline ist entschlossen, mit der Klasse zu fahren. „Mein Mann muss zwar viel verreisen, aber ich habe diese Stadt noch nie verlassen", gibt sie bei dieser Gelegenheit zu.

Bufo rana
Das einsame Vergnügen

Dieses Mittel passt für Menschen, die aus einem krankhaften Verlangen zu masturbieren permanent die Einsamkeit suchen. Diese Menschen sind oft brillant, aber unfähig, etwas zu schaffen, und erschöpfen sich daher in dieser permanenten Suche nach dem einsamen sexuellen Vergnügen. Es fällt ihnen schwer, sich auszudrücken und sich anderen verständlich zu machen, und das macht sie wütend. Es ist das Mittel der **Kinder, die ungehalten reagieren, wenn die Eltern ihren Jargon nicht verstehen.** Bemerkenswert ist dagegen ihre Begabung für Flöte.

Buthus australis (Scorpio australis)
Der asoziale Jugendliche

Das Gift des Skorpions kann in homöopathischen Potenzen einem Jugendlichen helfen, der sich außerhalb der Gesellschaft stellt. **Die extreme Gewalt,** die ihn beseelt, kann ihn zu einem **Killer** machen, wie in den Filmen *Clockwork Orange* und *Nikita*.
In diesem Fall verwendet man hohe Potenzen (1M – 10M).
Dieses Mittel kann auch einer Neigung, sich Skarifizierungen zuzufügen, entgegenwirken (*Staphisagria*).

Daneben muss man eventuell die Gifte antidotieren, die er sich einverleibt hat:
- Alkohol: *Ethylalkohol* C30
- Kokain: *Coca* 30C
- Morphine: *Morphinum* C30: *Opium* C30
- Cannabis: *Cannabis indica* 10M

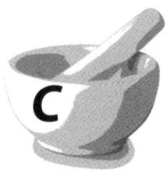

Cactus grandiflorus
Die Blume, die in der Nacht erblüht

Ein wirkungsvolles Mittel bei schweren Asthmaanfällen mit einem Zusammenschnürungsgefühl des Thorax, wie wenn die Brust mit Bändern umwickelt wäre. Es ist auch ein Mittel für Kinder, die sich nichts zutrauen, solange man ihnen zusieht, die zu allem unfähig erscheinen, **nachts aber aufstehen und unbemerkt von den anderen alles perfekt erledigen.**

Fall aus der Praxis
Georges, 50 Jahre, hat starke Burstschmerzen in der Herzgegend. „Ich fühle mich wie in einen Schraubstock eingeklemmt." Es handelt sich um eine Prinzmetal-Angina mit Herzarrhythmien, für die man ihm eine Operation nahelegt, die er fürchtet. Glücklicherweise zeigt *Cactus* C7 schnell Wirkung.

Caladium
Im Rauch

Ein interessantes Mittel für Menschen, die es nicht schaffen, mit dem Rauchen aufzuhören. Wie ein alter melancholischer Indianer leben sie andauernd in einer Rauchwolke, die ihnen die dornige Realität der Dinge vernebelt. **Sie möchten, dass die Welt ein Bild ohne Schatten abgibt, aber es gibt immer ein Detail, das sie enttäuscht** (*Cyclamen*). Sie sind häufig von Kopf bis Fuß weiß gekleidet, was von einem Hunger nach Licht zeugt.

Rauchende Eltern – hustende Kinder! Ich versuche immer, die Eltern zu bewegen, mit dem Rauchen aufzuhören.

Fall aus der Praxis
Vor mir sitzt eine ganz in Weiß gekleidete Frau. Ihre gelblichen Finger verraten einen hohen Tabakkonsum. „Wie fühlen Sie sich im Allgemeinen?" - „Sehen Sie Doktor, mir geht es nie wirklich gut. Bei allem was ich sehe, bemerke ich sofort das störende Detail, und das verdirbt mir den ganzen Rest."

Calcium carbonicum
Angst, aus seiner Schale hervorzukommen

Eines der größten Konstitutionsmittel bei Kindern. Das wichtigste geistige Symptom ist **die Angst**. Sobald ein Kind mehr als drei Ängste hat (z. B. Angst im Dunkeln, vor Hunden und vor Krankheit), muss man an *Calcium carbonicum* denken. Meist handelt es sich um eher dickliche, weiche Kinder mit aufgeblähtem Bauch, Nabelbruch, profusem Kopfschweiß und Säuglinge mit Milchschorf. Die Zahnung ist schwierig und verspätet (Bronchitis, Durchfall beim Zahnen …). Die Knochen neigen zu Verformung und **brechen** leicht. Manchmal handelt es sich aber auch um magere Kinder mit chronischem Durchfall.

Spätes Laufen- und Sprechenlernen. Es besteht **starkes Verlangen nach Zucker, Eiern und Milchprodukten**, aber meist eine Abneigung gegen Fleisch.

Kalzium steht für unseren Knochenbau, also den harten Teil unseres Körpers. Ursprung der Angst von *Calcium carbonicum* ist möglicherweise die Tatsache, mit einem zu weichen Skelett und offenen Fontanellen zur Welt gekommen zu sein. Umso mehr als es vor der Geburt in der mütterlichen Gebärmutter so sicher war. Unser *Calcium carbonicum* wird sein ganzes Leben lang versuchen, sich wieder eine schützende Schale zuzulegen, das beginnt mit dem Milchschorf und dem Nabelbruch und reicht bis zur Suche nach einer sicheren Anstellung als Beamter.

> ### Fälle aus der Praxis
>
> • Martin ist ein dickes neun Monate altes Baby (9500 g), das unter Milchschorf, Nabelbruch und einer Verengung des rechten Tränenkanals leidet, die eine chronische eitrige Bindehautentzündung verursacht. Außerdem kann der Junge noch nicht sitzen. Mit *Calcium carbonicum* C15 tritt eine spektakuläre Besserung ein.
>
> • Geneviève ist ein 10-jähriges Mädchen, das nach rezidivierenden Anginen, die jeweils mit Antibiotika behandelt wurden, unter einer chronischen Nephritis mit Hämaturie leidet. Sie ist mager mit aufgeblähtem Bauch, kälteempfindlich und erkältet sich bei jedem Wetterwechsel. Die Zahnung ist verzögert. Innerhalb einiger Monate erfolgt die Heilung mit *Calcium carbonicum*.
>
> • Edouard, 12 Tage alt, Schädelumfang 39,5 cm, erlitt einen Schlüsselbeinbruch bei der Geburt. Sein Nabel nässt mit etwas Blut, er leidet wegen der Verengung des linken Tränenkanals unter einer Bindehautentzündung (tatsächlich ist der Kanal durch Kalkablagerungen verstopft). Die Heilung erfolgt mit *Calcium carbonicum* C15 für die stillende Mutter (homöopathische Mittel werden über die Muttermilch weitergegeben).

Calcium fluoratum

Der Geiz

Geteilte Uvula, Gaumenspalte (Hasenscharte), Verkalkung der Trommelfelle, Angiome, Schädelhämatom, mangelhafter Zahnschmelz, Skelettdeformationen (z. B. Trichterbrust), alle diese kleinen Symptome weisen den Weg zu *Calcium fluoratum*, dessen Schlüsselsymptom die **Furcht vor Armut** ist. Schon früh interessiert sich das Kind für Geld, verfolgt den Dollarkurs und die Börse, begeistert sich für **Buchführung,** in der es häufig zum **Fachmann** wird.

Fall aus der Praxis

Eine Mutter bringt ihr dreijähriges Kind wegen rezidivierender Bronchitiden und eitriger Ohrenentzündungen seit einem Alter von 2 Jahren. Ausgerechnet seit dieser Zeit verordnet der Arzt die regelmäßige Einnahme von Fluortabletten. Zu Beginn der Konsultation sprechen wir von diesem und jenem, aber das Thema Geld kehrt immer wieder: Alles ist zu teuer in dieser Gegend, auch die Honorare bestimmter Ärzte … Sie fragt, ob ich ihr ein Rezept für einige homöopathische Mittel schreiben kann, die sie selbst gekauft hat, nach dem Motto – Kleinvieh macht auch Mist … Am Ende der Beratung des Kindes bittet sie mich noch um ein Kreislaufmittel für sich und zeigt mir eines ihrer Beine mit der Bemerkung: „Sehen Sie sich diese Krampfader an! …"

In einigen Gegenden sollte man sich vor der schädlichen Wirkung von Küchensalz mit Fluorzusatz oder von Fluortabletten für Kinder oder Schwangere in Acht nehmen. Wenn der Fluorgehalt des Wassers in einer Gemeinde 0,5 mg/l übersteigt, sollte man sie unbedingt vermeiden. In Fréjus-St Raphaël (an der Côte d'Azur) z. B., wo das Wasser bis zu 0,8 mg Flour/l enthält, findet man viele *Calcium-fluoratum*-Kinder.

Calcium phosphoricum

Das Wachstum

Patienten, die *Calcium phosphoricum* benötigen, leiden sehr unter **Ungerechtigkeiten.** „Das ist ungerecht!" sagen diese Kinder andauernd. Tatsächlich verfügen sie noch nicht über die erforderlichen Energiereserven, um die Ziele zu erreichen, die sie sich gesteckt haben: Mama und Papa verlassen (Verlangen nach Reisen, aber Angst, sobald sie von zu Hause weg sind), durch Analyse Zugang zum Wissen erlangen. Sie sind sich ihrer körperlichen Grenzen bewusst und schummeln sich durch, indem sie **Intuition** entwickeln, mit deren Hilfe sie ihre Ziele erreichen. In der Folge mühen sie sich ab, die gute Nachricht weiterzugeben, die Kenntnis, die sie durch **intuitive Erleuchtung** erhalten haben. So lassen sich auch bestimmte Symptome verstehen, die typisch für dieses Mittel sind, wie z. B. Angst vor schlechten Nachrichten (falls sie sich getäuscht haben), Wutausbrüche, die sich durch Widerspruch verschlechtern, Angst vor geistiger Arbeit, Eifersucht (die anderen haben mehr Kraft erhalten).

Calcium-phosphoricum-Kinder sind häufig dünn und reizbar. Im Unterschied zu *Calcium carbonicum* zeigen sich bei der Untersuchung zahlreiche **Lymphknoten in der Leiste und am Hals.** Zudem ist das Kind **kitzelig.** Bei der Anamnese stellt sich heraus, dass die besten Mahlzeiten das Frühstück und der Nachmittags-Imbiss sind. Das Kind kommt ausgehungert und erschöpft von der Schule nach Hause, isst viel (am liebsten Schinkenbrot) und möchte sich dann hinlegen.

Es zeigen sich auch Wachstumsschwierigkeiten (mit verzögerter, schwieriger Zahnung) und langsame psychomotorische Fortschritte (Laufenlernen nach dem 15. Monat). Im Urin finden sich zahlreiche **Calciumphosphatkristalle.** Daneben gibt es adenoide Wucherungen, Durchfall und Bronchitis.

Calciumphosphat ist das Schlüsselelement für Wachstum auf allen Ebenen: Knochen, Muskeln, Nerven. Anhand dieses Mittels kann man über Wachstum meditieren. Phosphor, das Element der Vertikalität, drängt den Menschen zum Himmel hin, Calcium als horizontaler Zweig hält seine Beine auf der Erde fest.

Calcium silicicum
Den Kontakt zu den Toten halten

Calcium silicicum stellt problemlos den Kontakt zu Verstorbenen her, die es nicht gehen lassen kann, ist aber nicht in der Lage, mit seiner Umgebung zu kommunizieren. Der Patient hat das Gefühl, der Tote bleibt an seiner Seite, und so spricht er oft mit ihm und vertraut ihm seine Alltagsprobleme an. Manchmal erhält der Verstorbene sogar in einem Winkel des Hauses ein kleines Oratorium.

Später **gibt *Calcium silicum* gern seinen Kindern den Namen einer verstorbenen Person.**
Es ist das Mittel für Menschen, die geboren wurden, um einen Verstorbenen zu „ersetzen" und denen man denselben Vornamen gegeben hat.

Calcium-silicicum-Kinder haben nachts Angst und kämpfen mit Schlaflosigkeit. Sie hören Geräusche und sehen Gespenster ...

Ein interessantes Detail: jegliche Impfung wird verweigert und Bionahrung bevorzugt.

Fälle aus der Praxis
• Ein zehnjähriges Mädchen schlüpft jeden Abend in das Bett ihrer Mutter. Die Mutter trägt immer Schwarz. Ich frage sie, ob es einen Trauerfall gibt, der sie besonders gezeichnet hat.
„Ich habe mich nie ganz vom Tod meines Großvaters erholt, der mich aufgezogen hat."
- „Wo ist ihr Großvater jetzt?"
- „Mein Großvater? Er ist hier", sagt sie und zeigt auf den leeren Platz neben sich. „Er verlässt mich nie!"

• Ein 50-jähriger Mann, selbst Therapeut und ein „von Schutzengeln geleitetes Medium", kommt mit einem Speichelstein in die Praxis. Schwellung des linken Unterkiefers, die sich mit einigen Gaben *Calcium silicum* C15 zurückzieht (zwei Tage danach wird ein kleiner Stein abgestoßen).

Andere Calcium-Mittel (Kalksalze)

Calcium arsenicosum Bei diesem Mittel ist die Angst vor dem Tod sehr präsent, ebenso wie ein charakteristisches **Verlangen nach Suppe**. Manchmal tritt Migräne in regelmäßigen Abständen von acht Tagen auf, und es besteht Albuminurie während der Schwangerschaft.

Calcium bromatum Die Gefahr lauert im eigenen Haus. Häufig für das dritte Kind angezeigt. Die beiden älteren Geschwister stecken ihm die Finger in die Augen und ziehen es an den Haaren, sobald die Eltern nicht mehr hinsehen.

Bei jeder Zahnung bekommt es eine akute Laryngitis. Es ist ein hilfreiches Mittel für Schlaflosigkeit bei Säuglingen während der Zahnung (*Chamomilla, Coffea*): 3 Globuli einer C15 abends beim Einschlafen während einiger Tage.

Calcium iodatum Viele Krypten an den Mandeln mit käseartigen Ablagerungen, tastbare Milz, diskreter Kropf tauchen während der Pubertät auf und geben diesem Mittel den Vorzug vor den anderen Calcium-Mitteln.

Calcium silicatum Ein nützliches Mittel, wenn man zwischen *Calcium carbonicum* und *Silicea* schwankt (Neigung zu mangelndem Selbstvertrauen und Eiterungen).

Calendula officinalis
Das homöopathische Antiseptikum

Die Ringelblume aus unseren Gärten ist ein großes homöopathisches Antiseptikum und wird meist in der Urtinktur verwendet. Einige Tropfen in abgekochtem Wasser dienen z. B. der Reinigung von Wunden oder zum Gurgeln. Man verwendet es auch lokal als Seife oder Salbe (4 %), z. B. bei Akne oder als Augentropfen (zum Reinigen der Augen bei Bindehautentzündung). Niedrige Potenzen (C5 - C7) finden Anwendung bei der Behandlung von Wunden im Mund. Dank dieser Arznei haben Homöopathen tatsächlich wenig Sorgen mit Lokalinfektionen.

Camphora
Das Antidot
Hat sich für die Stärkeren entschieden

Kampfer **antidotiert die meisten homöopathischen Arzneien.** Es ist ein wirkungsvolles Mittel bei chronischen Erkrankungen und entspricht **autoritären,** eifersüchtigen Persönlichkeiten, die sich um nichts scheren (bis hin zum Mord, wenn es sein muss). Obwohl sie sich auf die Seite der Stärkeren geschlagen haben, fürchten sie die Konfrontation mit dem Tod.

Im Akutfall wird das Mittel in Situationen verwendet, wenn der Tod nah ist: Kollaps, schwere Durchfälle (**Cholera:** *Cuprum, Veratrum album*). Abgesehen von diesen Ausnahmefällen, wird *Camphora* vielfach verwendet, um einen Schnupfen im Anfangsstadium zu kupieren (C7), wenn erst ein Frösteln auftritt und das Niesen einsetzt (*Oscillococcinum*).

Fall aus der Praxis

Eine junge Frau. Sie wird nie krank, denn sobald sie sich nicht gut fühlt, nimmt sie drei Globuli *Camphora* C7, das stoppt alles. „Warum Camphora? - Weil ich mich immer eisig fühle." Sie ist die letzte von sechs Schwestern. Unbewusst hatte sie sich immer, um den Eltern eine Freude zu machen, wie ein halber Junge benommen. Ihr Sport ist Boxen.

Cannabis indica
Die eigene Identität finden

Dieses Mittel ist in der zentralen Problematik der Pubertät angesiedelt. Der Jugendliche ist **unfähig, all das, was ihn bewegt, zu kommunizieren** und seine Identität zu realisieren. So schließt er sich einer Gruppe an, in der er meint, sich wiedererkennen zu können. Die Versuchung des Cannabis-„Joints" ist leider häufig unwiderstehlich. Dabei sollte er diese Arznei lieber in homöopathischer Form zu sich nehmen. In massiven Dosen führt Cannabis zu einer intensiven Exaltiertheit mit einer Ausweitung von Raum und Zeit, aber auch zu einer geistigen Dissoziation zugunsten niedrigster Instinkte ... Es ist der Weg zum Verfall, mit Hass auf die Schule, der später zu den Drogen führt.

Tatsächlich befindet sich *Cannabis indica* an der Grenze (Borderline), und die Versuchung ist groß, sich für die Rückkehr zu einer fusionellen Ur-Liebe zu entscheiden und sich darin aufzugeben. Auf dieses Dilemma weist auch das typische *Cannabis-indica*-Symptom hin: **Angst zu ertrinken.**

Fall aus der Praxis

Jérôme, 17 Jahre, leidet an einer entzündlichen Darmkrankheit. In der Schule ist er schlecht, und er weiß nicht, was er später werden will. Zehn Tage nach der Einnahme einer Gabe *Cannabis indica* wacht er eines Tages auf mit der Gewissheit, dass er Architekt werden will. Er ist nicht mehr krank, wird gut in Mathe, Physik und Zeichnen.

Dieses Mittel ist in Frankreich und Deutschland leider nicht erhältlich, aber man kann es sich leicht in der Schweiz (Schmidt-Nagel, Genf) oder in Belgien (Homeoden, Gent) sowie in Österreich (bei Remedia, unter www.remedia.at) besorgen.

Cantharis
Bricht nach der Prüfung zusammen

Cantharis hält durch, solange die Prüfung anhält, und bricht ein, wenn sie vorüber ist.

Dieses Mittel ist vor allem bekannt für die Behandlung von Verbrennungen zweiten Grades (Blasenbildung, z. B. nach einem Sonnenbrand) und für die akute Blasenentzündung mit Brennen beim Urinieren.

Fälle aus der Praxis

• Eine Frau erlebt im Urlaub auf den Antillen einen Zyklon ... Während alle in ihrer Umgebung in Panik verfallen, behält sie die Ruhe und tut, was sie kann. Als sie wieder in Europa ist, erkrankt sie an einer Blasenentzündung, die sich perfekt mit *Cantharis* behandeln lässt.

• Ein junger Mann kommt wegen Asthmaanfällen, die meist nach Prüfungen in der Schule auftreten, die er jedoch erfolgreich besteht. *Cantharis* in C15 - C18 - C25 - C30 (der Reihe nach eine Gabe alle vierzehn Tage) bereitet diesen Anfällen ein Ende.

Capsicum
Heimweh nach dem verlorenen Paradies

Das verlorene Paradies ist der Schlüssel zu diesem Mittel. *Capsicum* verpasst sein Leben, indem es ständig auf das zurückblickt, was es verlassen hat. Das verleidet ihm die Gegenwart. Aber nur der gegenwärtige Augenblick ist „unsterblich". Wir leben auf Erden zwischen zwei unausweichlichen Etappen: Geburt und Tod. Nach dem Stress der Geburt beruhigt der Säugling seine Angst beim Trinken an der Brust. Das ist das orale Stadium. *Capsicum* ist gedrängt, alles zu essen, was in seine Nähe kommt, vor allem pikante und scharfe Speisen. Daher besteht eine **Neigung zu Übergewicht**. Es sind dicke, rotwangige Kinder mit **mangelnder Reaktion auf Arzneien** ... solange bis man an *Capsicum* denkt.

Es handelt sich um Menschen, bei denen sich durch jeden Umzug (z. B. Auslandsaufenthalt, Exil) oder durch den Beruf bedingte Ortswechsel (Unterbringung in Kindergrippen) diese nostalgische Furcht zurückmeldet. Es handelt sich um ungeschickte, weichliche, aber auch **draufgängerische**, verwegene Kinder, wie bei *Pulsatilla* und *Aurum*. *Capsicum*-Kinder **können fern von zuhause nicht schlafen**.

Fälle aus der Praxis

• Marielle ist 13 Jahre alt und kommt wegen Übergewichts, das von einem unwiderstehlichen Heißhunger herrührt, der sie zu jeder Tags- und Nachtzeit alles verschlingen lässt, was ihr unter die Finger kommt. Das in Südkorea geborene Waisenkind wurde im Alter von sieben Jahren nach Frankreich „geschickt", wo es von ihren Adoptiveltern aufgenommen wurde. Marielle hat sich offenbar gut in ihrer neuen Familie und in Frankreich eingelebt. Sie hat sogar ihre Erinnerungen an Korea und ihre Muttersprache vergessen!

Mit drei Gaben *Capsicum* C9, C15 und C30 im Abstand von 14 Tagen verschwindet der Heißhunger und das Kind verliert 3 kg. „Jetzt kann ich Essen auf dem Tisch stehen sehen, ohne dass es mich anmacht", meint sie.

• Alexander wird mir im Alter von neun Monaten wegen eines generalisierten Ekzems vorgestellt. „Wie ist die Schwangerschaft verlaufen?", frage ich die Mutter. „Es war ein ziemliches Durcheinander, denn wir sind dreimal umgezogen!"

Zwei Wochen später hat sich der Zustand des Jungen nach einer Gabe *Capsicum* C15 um 90 % gebessert. Einige verbliebene Ekzemreste verschwinden nach der Verordnung von *Psorinum* C30.

Carbo animalis

Das unnötige Opfer

„Ich habe mich mein ganzes Leben lang für meinen Mann und meine Kinder aufgeopfert und man hat es mir nicht gedankt."

Carbo animalis lebt mit der Frustration eines unnützen Opfers. Es ergeht sich in Traurigkeit und Depression.

Müdigkeit, Abmagerung, schlechter venöser Kreislauf, schlechte Verdauung, Blähungen, Hypertrophie der Drüsen sind die körperlichen Symptome, die man häufig bei *Carbo animalis* antrifft.
Häufig gibt es auch Schmerzen im Steißbein und eine Depigmentierung der Haut (*Calcium silicicum, Hura brasiliensis*).

Carboneum sulfuratum C15
Umweltverschmutzung durch Diesel

Mittel für ösophagealen Reflux und Asthma bei Kindern, die in Städten mit hoher Luftverschmutzung durch Straßenverkehr leben.

Carbo vegetabilis
Die Schwelle überwinden

Die Holzkohle verweist auf das Kohlendioxid, den ersten Stoff, gegen den wir von Geburt an auf der Zellebene durch die Atmung zu kämpfen haben. Im Mutterleib wird das Kind über die Nabelschnur mit Sauerstoff versorgt. Wenn diese Verbindung durchtrennt wird, kommt kein Sauerstoff mehr an. **Es ist die erste Schwelle, die jeder Mensch überwinden muss: er muss selbst atmen.** Wenn es Probleme gibt und man ein paar Augenblicke lang etwas „blau" wird, wenn man diese Vergiftung schon im Mutterleib kennen gelernt hat, weil die Mutter zu viel geraucht oder in einer verrauchten Umgebung gelebt hat, reagiert man empfindlich auf dieses Element und es mangelt einem an Reaktion auf andere Mittel.

Dies ist auch der Fall bei **Kindern, die eine schwere Krankheit** (Keuchhusten oder schwere Masern, Lungenentzündung, Peritonitis) durchgemacht haben, die beinahe gestorben wären und seitdem eine chronische Erkrankung (z. B. Asthma) mitschleppen, die sie nicht überwinden können. Auffällig ist bei diesen Kindern, dass sie **Luft zugefächelt** haben möchten. Sie machen im Auto gerne das Fenster auf oder sitzen vor dem Ventilator. Der Kapillarkreislauf ist unzureichend. Die Haut sieht marmorartig aus, und bei akuten Zuständen sind die unteren Gliedmaßen kalt bis zum Knie. Der Bauch ist häufig gebläht mit Flatulenzen, die Verdauung langsam mit Abneigung gegen Milch, Fleisch und fette Speisen. Daneben ist eine Neigung zu Nasenbluten, Heiserkeit (vor allem abends), Heuschnupfen und Asthma zu verzeichnen.

Eine Anmerkung zur Tabakabhängigkeit: Raucher können bisweilen *Carbo vegetabilis* benötigen, eine Substanz, die sie in massiver Dosis mit jedem Zug von der Zigarette inhalieren. Aus Angst vor den Schwierigkeiten des Lebens **brauchen sie diese Abfolge aus Kohlendioxid - Inhalation – Genuss, die sie bis zum ersten Atemzug mit Sauerstoff beim ersten Schrei zurückführt.**

Um mit dem Rauchen aufzuhören, reduziert man die Abhängigkeit progressiv, indem man jeden Tag eine Zigarette mehr aus dem Paket wegwirft und *Carbo vegetabilis* in ansteigenden Gaben nimmt (z. B. pro Woche eine Gabe C9 - C12, dann C15 und C30.

Fälle aus der Praxis

• Béatrice, 11 Jahre, leidet seit dem Alter von 4 Jahren jeden Winter an rezidivierenden Bronchitiden. Damals erkrankte sie schwer an Masern, zu denen sich als Komplikation noch eine Lungenentzündung gesellte. Beide Eltern rauchen ein Paket Zigaretten am Tag. Nach einer Gabe *Carbo vegetabilis* C30 kam es zu einer sehr deutlichen Besserung.

• Lionel leidet seit dem sechsten Monat, dem Zeitpunkt seiner **Keuchhustenimpfung**, an asthmaartigen Bronchitiden. Er hat massiv auf die Impfung reagiert, mit hohem Fieber und Husten an den drauffolgenden Tagen. Jetzt ist er 4 Jahre alt und neben den Bronchitiden sind ein geblähter Bauch, Flatulenzen und Verlangen nach Toastbrot zu bemerken. *Carbo vegetabilis* C15 und C30 beendet die Bronchitisneigung.

Carcinosinum
Der eingeschlossene Mensch

Michel Zala von Orléans verdanke ich mein Verständnis der tieferen Thematik dieses verschwiegenen Mittels. Es passt für Patienten, die erklären: **„Es gibt Dinge, die man einfach nicht sagt."** Sie haben ein großes Kommunikationsproblem bis sie - dank dieses Mittels – feststellen, dass man auch solche Dinge sagen kann, wenn man einmal herausgefunden hat, wie es geht. Diese Patienten sind in sich selbst gefangen und kehren die Aggressivität gegen sich selbst: Sie leiden unter Allergien, Schlaflosigkeit und letzten Endes an Krebs.

Fälle aus der Praxis

• Die 14-jährige Brigitte kommt zu Beginn des Schuljahres zu einer Routinekonsultation. Bei der Untersuchung sehe ich auf der Haut ein paar **„Café-au-Lait-Flecke"**. Ich bemerke eine **bläuliche Konjunktiva**. Das Mädchen ist eher **gewissenhaft** und begeistert sich für **Musik** (Klavier). Hui Bon Hoa gibt die beiden letzten Symptome als charakteristisch für *Carcinosinum* und *Nux vomica* an. Ich frage nach: Alle vier Großeltern sind bereits verstorben … an **Krebserkrankungen**. Schließlich erzählt sie mir, dass sie jeden Morgen unter einer obstruktiven **Rhinitis** mit verstopfter Nase leidet.

Ihre Mutter beschreibt sie als **ernsthaftes,** eher **früh entwickeltes,** aber verschlossenes Kind. Sie selbst leidet unter Schlaflosigkeit und erzählt: „Es gibt viele Dinge im Leben, die ich nicht aussprechen kann." Ich lasse beide an einem Fläschchen mit einer alkoholischen Lösung einer 10M *Carcinosinum* riechen. Schon am nächsten Tag ist die Rhinitis von Brigitte verschwunden. Die Mutter verbringt den Tag mit Gesprächen mit ihrer besten Freundin.

• Eine Sekretärin über das Buch, das ihr Chef gerade schreibt: „Sie sollten nicht jedes kleinste Geheimnis preisgeben, sonst wissen alle Bescheid und keiner braucht Sie mehr. Das Geheimnis ist unsere Stärke!" In der Familiengeschichte gibt es eine große Zahl an Brustkrebserkankungen.

Castoreum

Der Biber und sein Schwanz
Träumt, er töte den Vater

Diese Arznei wird aus dem Drüsensekret des Bibers gewonnen, der mit seinem Schwanz arbeitet. Es bringt häufig hervorragende Ergebnisse bei **Phimose** bei einem Jungen oder bei einer Verwachsung der inneren Schamlippen bei Mädchen.

Ein charakteristisches Symptom: Der Patient gähnt fortwährend, sogar im Schlaf. Der Mund öffnet sich unvermittelt, während sich in der unteren Körperhälfte alles verschließt!

Fall aus der Praxis

Quentin leidet an Lichen sclerosus der Vorhaut, was ihn am Wasserlassen hindert. Er wurde bereits dreimal operiert, aber die Beschwerden kehren zurück. Er zeigt Verhaltensstörungen. Seine Mutter sagt: „Sie sind doch Homöopath, ich weiß, dass Sie sich für kleine Details interessieren. Also, ich habe bemerkt, dass mein Sohn im Schlaf gähnt." Ein Blick ins Repertorium bestätigt: „gähnt im Schlaf" – *Castoreum*. Das ist die Lösung. Der Junge wird von seiner körperlichen Erkrankung erlöst und von seinen psychischen Störungen.

Castoreum ist ein Mittel für den Ödipus-Komplex. Er träumt, er tötet den Vater (*Olibanum* träumt, er würde vom Vater getötet).

Causticum
Das Damoklesschwert

Es handelt sich um Menschen, die mit einem Gefühl leben, als ob ein Damoklesschwert über ihrem Kopf schwebe. Eines Tages hat es in ihrem Leben ein Drama gegeben. Vielleicht ist die Geburt schlecht verlaufen, so dass das Baby ängstlich, weinerlich wurde. Es weint, wenn die anderen weinen (aus **Mitgefühl**, denn es bricht Unheil über sie herein). Es lebt in der ständigen Besorgnis vor neuen Problemen. Das Kind will abends nicht alleine Schlafen gehen. Es fürchtet sich vor der Nacht und oft auch vor Hunden. Häufig ist eine Schwäche zu beobachten. Das Laufenlernen ist verzögert.
Es ist auch ein Mittel für Epilepsie. Häufig sind die Anfälle gefolgt von Lähmungserscheinungen.

Man findet Lähmungen als Folge eines Geburtstraumas, eines Krampfanfalls oder einer Kälteexposition (z. B. **Fazialisparese** durch Kälte). Diese Kinder reagieren empfindlich auf **trockene Kälte**. Durch kalten, trockenen Wind oder durch die Klimaanlage werden sie heiser. Die Kehle ist brennend heiß, aber sie trinken gerne eiskaltes Wasser.

Oft sind Warzen zu sehen, kleine, verstreute Warzen vom Typ **Molluscum contagiosum** oder größere um die Fingernägel herum. Diese Kinder neigen zum Stottern, artikulieren schlecht und müssen deshalb bisweilen zum Logopäden. Sie können diktatorisch sein und **ihre Schwäche nutzen, um ihre Umgebung zu beherrschen.**
Häufig kommt es zum **Einnässen**, meist abends im ersten Schlaf, oder das Kind verliert Urin beim Husten oder Laufen.

Fall aus der Praxis

Lionel wuchs mit Schwierigkeiten auf: Lähmung des Plexus brachialis, danach Schlüsselbeinbruch, eher langsame Entwicklung, schüchtern in der Schule, Angst vor Hunden, im Dunkeln, Warzen an den Zehen, wiederholt Zahnabszesse. Gute Besserung mit *Causticum*-Gaben in ansteigenden Potenzen (C9 – C30).

Cenchris contortrix
Die Urszene

Cenchris träumt, dass es eine Vergewaltigung mit ansieht. Im Kent-Repertorium steht es unter „streitsüchtig aus Eifersucht" (*Lachesis*, *Nux vomica*). Dieses Mittel ist unter Homöopathen als rechtsseitiges *Lachesis* bekannt.

Ein gutes Mittel für Kinder, die früh einen Pornofilm im Fernsehen oder im Internet gesehen haben. Sie sind später möglicherweise besessen von Pornographie.

Fall aus der Praxis

Ein 10-jähriges Kind kommt zu mir wegen charakterlicher Störungen, die das Leben in der Familie und in der Schule beeinträchtigen: extreme Eifersucht, andauernde Streitereien. Schon bei der ersten Konsultation erzählt mir die Mutter, dass der Junge mit fünf Jahren **ins Schlafzimmer gekommen war, als die Eltern gerade miteinander schliefen.** Seitdem bedenkt er sie mit allen möglichen Schimpfnamen (von wilden Tieren und prähistorischen Menschen …).

Ich hatte dem Kind ohne Erfolg bereits eine ganze Reihe homöopathischer Mittel verordnet. Wegen seiner frühzeitigen Karieserkrankung hatte er bereits eine Gabe *Kreosotum* C15 erhalten. Nach dieser Gabe träumte er, dass seine Eltern miteinander schliefen und dass er über ihrem Bett schwebte und nicht geboren werden wollte. Daraufhin dachte ich an *Anacardium* (halb Engel - halb Dämon: geboren werden oder nicht?) – ohne Ergebnis. Als ich ihn ein Jahr später sehe, stelle ich fest, dass sich sein nervlicher Zustand nicht geändert hat. Jetzt kommt mir der Gedanke an *Cenchris*: Eine Gabe C15 verändert das Bild und das Kind wird ruhig, vernünftig und fleißig in der Schule.

Cereus bonplandii

Ein Leben unter Einfluss des Bösen
Exorzismus mit homöopathischen Mitteln

Fall aus der Praxis

Seit sie eine neue Klassenkameradin hat, hat sich Céline verändert. Ihre Eltern erkennen sie nicht wieder. Sie lügt, mogelt, nimmt Drogen. Sie scheint wie unter dem Einfluss des Bösen. Es wird an Exorzismus gedacht, sie soll aus dem Bann befreit werden. Mit zwei Gaben *Cereus* C15, dann C30 ist sie einen Monat später wieder das nette Mädchen von früher.

Dieses Mittel kann auch einem Zwilling helfen, der ganz unter dem Einfluss des anderen lebt.

Der gute Plan Gottes ... Sobald es geheilt ist, möchte *Cereus* arbeiten, um wie *Arnica* etwas Sinnvolles zu tun. Während *Arnica* zu viel arbeitet, um unersetzlich zu werden, übernimmt sich *Cereus*, um den Ruhm Gottes auf sich zu lenken, der auf seine guten Taten fällt (AFADH - Association Française pour l'Approfondissement de la Doctrine Hahnemanienne).

Auf der körperlichen Ebene: Kopfschmerzen ausgehend vom Hinterhaupt, die durch die Augen dringen, Gefühl eines Gewichts auf dem Herzen, Hypertrophie des Herzens, Gelenkschmerzen und Juckreiz auf der Haut.

Chamomilla vulgaris
Der Sturm

„Diese Schmerzen sind zu stark, das habe ich nicht verdient." Egal, ob es sich um **Wehen, durchbrechende Zähne** oder eine **Ohrenentzündung** handelt – *Chamomilla* kann nicht still halten, regt sich auf und brüllt **zornentbrannt**. Es verträgt auch keine Gewitter und **fürchtet Wind**. Häufig ist eine Wange rot, die andere blass. Das Fieber ist zwischen 21 Uhr und Mitternacht am höchsten mit profusem, saurem Kopfschweiß. Der Zustand bessert sich durch Wiegen in den Armen oder im Auto. So fahren abends die Väter ihre übelgelaunten, zahnenden Babys mit dem Auto durch die Stadt.

Chelidonium
Die große Erleuchtung
Kind, das Opfer von Gewalt wurde

Noch ein großes Lebermittel, mit einem bekannten charakteristischen Symptom: andauernder Schmerz unter dem rechten Schulterblatt, egal ob in Verbindung mit einer infektiösen oder cholestatischen Gelbsucht (durch Gallensteine). Die Schmerzen sind schlimmer von 4 bis 9 Uhr morgens. Die Zunge ist gelb mit bleibenden Zahneindrücken. Der Zustand des Kranken bessert sich durch heißes Trinken oder Essen. Durchfall und Verstopfung wechseln sich ab.

Der zweite Wirkungsbereich des Mittels liegt im Bereich der Lunge, wo es positiv auf Asthma durch Wetterwechsel wirkt. Es ist ein **Beben der Nasenflügel** zu bemerken, das die Atmung begleitet und eine Besserung des Zustands, wenn sich der Kranke **hinlegt** (ein ungewöhnliches Symptom bei Asthma, da die Kranken meist lieber sitzen). Manchmal kommt es zu einer Lungenentzündung des rechten Oberlappens (*Calcium carbonicum*) mit trockenem Husten, der sich nachmittags um 16 Uhr verschlechtert.

Der dritte Wirkungsbereich des Mittels wurde von E. Valero erarbeitet: bedeutende Sehstörungen mit lichtstarren Pupillen, Lähmung des

Sehnervs oder der Augenmuskeln, Strabismus, Katarakt, Lichtscheu, Neuralgie, wenn der Patient angestrengt nach oben starrt.

Auf der geistigen Ebene ist eine Tendenz zur Depression zu verzeichnen. Der Patient denkt bedrückt an die Gegenwart und die Zukunft.

Wie E. Valero erklärt, ist die Leber seit der Antike symbolisch mit dem Sehvermögen verbunden. Sie ist der Sitz eines anderen Verständnisses der Ereignisse, einer anderen Weisheit im Hinblick auf zu treffende Entscheidungen. *Chelidonium* **weigert sich, klar zu sehen,** die Wahrheit, das Licht wahrzunehmen, es weigert sich schließlich, nach oben zu sehen.

Nach Vithoulkas sind *Chelidonium*-Menschen energisch, realistisch, praktisch und **anti-intellektuell.** Sie meiden Spekulationen und abstrakte Ideen, sie versuchen niemals, Situationen zu verstehen, denn das halten sie für Zeitverschwendung. Sie bleiben also auf der Ebene der Materie und finden nur schwer zu höheren Einsichten spiritueller Art.

Annick Souzenelle betont, dass die **Passage der Leberpforte Schwierigkeiten bereitet.** *Chelidonium* erscheint auch im Kapitel der metaphysischen Ängste. Bemerkenswert ist in diesem Zusammenhang eine kahle Stelle am Hinterkopf, die der Tonsur ähnelt, die in einigen religiösen Orden Pflicht ist.

Dieses Mittel trifft man also bei Menschen an, denen alles „an die Galle geht". Sie fühlen sich für den Tod anderer verantwortlich und fühlen sich beim leisesten Geräusch ertappt. Es gibt Dinge, die sie nicht sehen wollten, Wege, die sie nicht einschlagen wollten, und daraus folgen ihre **Gewissensbisse.**

Schließlich zeigt sich dieses Mittel hilfreich, wenn es ein **Verlangen danach gibt, Kinder zu schlagen.** Es wirkt gut bei Menschen, die selbst **als Kind geschlagen** wurden. Anstatt sich nach innen zu wenden, um die eigenen inneren Tiere zu bekämpfen, rächen sie sich an den Kindern, die sie umgeben und die nach Ansicht von Freud von Natur aus „potenziell polymorph-pervers" sind.

China

Die Anämie
Auf der Suche nach den inneren Tieren

Das große Mittel bei Erschöpfung, Anämie, intermittierendem Fieber. **Hahnemann entdeckte das Prinzip der Homöopathie durch Beobachtungen mit China.** *China*-Patienten wollen an alles gleichzeitig denken. Die Ideen überschlagen sich in ihrem Kopf. Sie neigen dazu, die Überzeugungen anderer zu verletzen ... und erschöpfen sich dabei.

Dieses Mittel ist angezeigt bei Anämie nach Blutverlust durch eine Operation oder eine Entbindung sowie schwerer hämorrhagischer Grippe oder **anhaltendem, erschöpfendem Durchfall** mit starken Blähungen.

China verleiht uns die Kraft, sich mit unserem Inneren zu beschäftigen, die einzige Möglichkeit, nicht gelöste Probleme anzugehen, die an unserer Lebensenergie zehren. Chinin wird aus der Rinde eines peruanischen Baumes gewonnen. Indem wir unter der Rinde kratzen, gelangen wir endlich weiter in Richtung der Erlösung.

Chininum arsenicosum

Tod durch Hämorrhagie

Dieses Mittel vereint die Erschöpfung und Anämie von *China* mit der Todesangst von *Arsenicum album*. Es ist ein gutes Mittel bei Ekzem und Asthma für Patienten, die **allergisch gegen Eier und Fisch** sind. Es ist auch für die Folgen einer Schwangerschaft mit schweren Blutungen hilfreich.

Chloralum

„Ausschlüpfen"

Ein interessantes Mittel bei Chlorallergie (Schwimmbad) und bei autistischen Kindern, um das überschüssige Chlor aus dem Gehirn zu eliminieren. Dieses Mittel verhilft ihnen häufig zu einer besseren Kommunikation, aus ihrer Blase hervorzukommen. Während unseres Lebens im Mutterleib enthält unser Gehirn tatsächlich viel Chlor, das normalerweise bei der Geburt ausgeschieden wird. Beim autistischen Kind ist dieses System gestört.

Chocolate
Die Stetigkeit des Gärtners

Dieses Mittel wurde von Jeremy Sherr studiert. Es entspricht vor allem Patienten, die ihr Leben in der Natur verbringen möchten, mit der sie eine tiefe Kommunikation pflegen.

Es kann sich um ein Kind handeln, das Gärtner werden möchte und stundenlang seine Pflanzen zuschneidet und pflegt und das Schokolade nicht verträgt, von der es Kopfschmerzen bekommt.

Cicuta virosa
Die Welt ist verrückt, die Menschen sind verrückt

Dieses Mittel passt für Patienten, die eines Tages, z. B. bei einer schwierigen Geburt, einen Schlag auf den Kopf bekommen haben. Häufig leiden sie unter einem zitronengelben, krustigen Ekzem, das mit wenig Juckreiz einhergeht. Es finden sich auch **Fieberkrämpfe** und neurologische Erkrankungen in der Folge eines mit äußerlichen Mitteln, beispielsweise einer Salbe unterdrückten Ausschlags. Es sind Patienten, die sich zurückziehen und sich an den Rand der Gesellschaft stellen, um einer Welt zu entfliehen, die ihrer Ansicht nach immer verrückter wird.

Fall aus der Praxis
Brigitte bringt mir ihr Baby mit einem gelben, krustigen Ausschlag. Sie selbst hat eine deformierte Nase. „Das kommt von einem Huftritt, den ich mit 20 abbekommen habe. **Die Welt ist verrückt,** ich habe mich entschlossen, vollkommen autark auf einem Bauernhof auf dem Land zu leben. Wir haben eine eigene Quelle, unseren Generator, unser Gemüse und unseren Käse …" Mit *Cicuta virosa* C15 ist das Baby schnell wieder gesund.

Cimicifuga (Actaea racemosa)
Du sollst unter Schmerzen gebären

Dieser biblische Satz ist Teil unseres jüdisch-christlichen Erbes. Noch dazu war es Jahrtausende lang für die Frauen eine Würfelpartie mit dem Tod, ein lebendes Kind zur Welt zu bringen. Passt das Kind durch den Geburtskanal? Wird die Mutter etwa bei der Entbindung von einer Sturzblutung dahingerafft?

Meine intensiven Erfahrungen im afrikanischen Busch haben mich die Realität dieser furchtbaren Bedrohungen der Mütter hautnah spüren lassen. Aufgrund der Fortschritte in Medizin und Geburtshilfe und dank Ultraschall, Monitoring und Kaiserschnitt hat sich die Lage sehr verbessert, **aber diese aus Urzeiten stammende Angst spiegelt sich noch oft in dem Blick einer Frau, die bald entbinden soll,** vor allem wenn es sich um eine Erstgebärende handelt. In diesem Fall wirkt *Cimicifuga* C12, C15 oder auch C30 wahre Wunder. Es bringt Selbstvertrauen, Ausgeglichenheit und Gelassenheit zurück, und die Geburt verläuft schnell und reibungslos.

Schließlich ist es noch ein Mittel für die Schlaflosigkeit **während der Schwangerschaft und für die Angst, ein behindertes Kind zu bekommen** (wenn die Mutter beispielsweise durch das Ergebnis einer Ultraschalluntersuchung traumatisiert ist, die Zweifel nicht ausräumen konnte, ob eine Anomalie besteht).

Bei Kindern ist es ein gutes Mittel für Ruhelosigkeit während des Zahnens (eine Wiederholung der Geburt).

Fall aus der Praxis
Die 23-jährige Florence steht kurz vor der Entbindung ihres ersten Kindes. Eines nachmittags ruft sie ihren Mann an, damit er sie in die Klinik bringt, da sie ein paar Wehen spürt. Aber nach der Untersuchung schickt sie die Hebamme wieder nach Hause. „Die Wehen haben kaum begonnen, der Muttermund ist nicht geweitet. Kommen Sie heute Abend oder morgen Früh wieder, Kindchen."

Wieder zuhause nimmt Florence eine Gabe *Cimicifuga* C12. Nach drei Stunden sind die Wehen kräftig, das Baby scheint weit unten zu liegen. Sie ruft erneut ihren Mann, der sie sofort in die Klinik bringt. Dort angekommen ist der Muttermund voll geöffnet und das Baby kommt in den darauf folgenden fünf Minuten zur Welt! Also ein guter Rat: **Dieses Mittel sollte man erst in der Klinik nehmen und dann dort bleiben.**

Cina

Der Wurm war in der Frucht
Folgen eine Lumbalpunktion oder Periduralanästhesie

In und auf unserem Körper leben zahlreiche Mikroben und verschiedene Parasiten, **mit denen wir in bester Harmonie zusammenleben.** Wenn dieses Gleichgewicht gestört wird und sich Darmparasiten vermehren, sind häufig die Voraussetzungen für die Verabreichung von *Cina* gegeben. Das Kind ist **übellaunig,** widerspenstig, **ruhelos,** will nicht angefasst oder gestreichelt werden, will dies und jenes, um es gleich wieder fortzuwerfen. Zu diesem reizbaren Temperament gesellen sich ein wechselnder Appetit, **Zähneknirschen** und ein **unwiderstehlicher Juckreiz des Anus.** Das Gesicht ist **blass** mit **Ringen unter den Augen.** Manchmal kommt es zu Krämpfen mit oder ohne Fieber. Wenn Fieber auftritt, ist es hoch, die Zunge bleibt sauber und das Gesicht ist kalt, während die Hände warm sind. Verschlechterung nachts und im Sommer in der Sonne. *Cina* ist auch ein Mittel bei krampfartigem, **nervösem Husten** oder Husten während des Zahnens. Daneben handelt es sich um ein Mittel für negative Folgen einer Lumbalpunktion oder Periduralanästhesie, wie der folgende Fall zeigt:

Fall aus der Praxis

Elisa, acht Jahre, leidet allen angebotenen Therapien zum Trotz an hartnäckigem Asthma. Ich bitte die Mutter, mit ihr während eines Anfalls zu kommen. Als sie kommt, sehe ich das Mädchen hustend

> und stöhnend, zusammengekrümmt auf dem Stuhl. Ein Hinweis auf
> Cina. „Wie ist die Geburt verlaufen?" - „Bei der Periduralanästhesie
> erlitt ich einen Schock. Man hat die Kleine mit der Zange geholt und
> ich wurde in die Reanimation verlegt. Als ich klein war, erhielt ich
> wegen einer viralen Meningitis eine Lumbalpunktion."
> Nach einigen Gaben *Cina* war das Asthma verschwunden.

Eine Freundin, die ihre Doktorarbeit in Psychiatrie über die Reaktion
auf Injektionen schrieb, stellte fest, dass Lumbalpunktionen bisweilen
wie eine anale Vergewaltigung erlebt werden.

Cobaltum
Verliert im letzten Moment die Nerven

Dies ist das Mittel derjenigen, die bis zur letzten Stufe klettern und
dann, ganz nah am Ziel, einbrechen.
Müdigkeit, ständig wechselnde Launen, Rücken- und Steißbein-
schmerzen schlechter im Sitzen, Schwäche der Knie, Schmerzen der
Handgelenke, laszive Träume.

Coca
Den Gipfel erreichen

Coca ist das Mittel für die Anpassung an große Höhe. Die Indios in
Peru kauen beim Steigen die Blätter des Kokastrauchs. Ein Baby sollte
vor dem Alter von einem Jahr nicht über 1000 m, vor zwei Jahren nicht
über 2000 m gebracht werden. Falls ein Aufenthalt in der Höhe unver-
meidbar ist, gibt man einige Tage lang *Coca* C9, um die Akklimatisie-
rung zu erleichtern.

In hohen Potenzen ist es ein Konstitutionsmittel für Menschen, die sich
in Gesellschaft unwohl fühlen und die Gut und Böse nicht mehr unterscheiden können.

Ein wirksames Mittel auch bei Menschen, die Kokain genommen haben –
häufig um Höchstleistungen zu bringen - vor allem in der Kunst.
Zu verzeichnen sind noch eine irrationale Eifersucht, Schlaflosigkeit
und zahlreiche **Kariesläsionen.**

Coccus cacti
Austreiben eines Fremdkörpers

Mittel für keuchhustenartigen Husten mit Auswurf von reichlich
Schleim.

Es ist auch bekannt dafür, dass es **Flugasche** aus dem Auge eliminiert.

Es ist das Mittel für Kinder, die es nicht ertragen, wenn ein neues Mit-
glied zur Familie stößt, wie beispielsweise ein Stiefvater.

Cocculus
Den Ablauf des Lebens kontrollieren

Cocculus ist das Mittel der **Krankenschwestern,** die über Kranke
wachen, und der Menschen, die **Sterbende begleiten.** Es ist auch ein
gutes Mittel bei Reisekrankheit auf kurvigen Straßen (*Petroleum* bei
Benzingeruch, *Tabacum,* wenn in der Umgebung geraucht wird, *Nux
vomica,* wenn der Patient ruhelos ist und erbricht).

Tatsächlich will *Cocculus* die **Geheimnisse des Lebens** kennen und seinen Ablauf kontrollieren, daher auch ein gewisser mildtätiger Voyeu-
rismus, der diese Menschen Berufe wie Krankenpfleger, Arzt oder
Psychoanalytiker ergreifen lässt.

Fälle aus der Praxis
• Ein dreijähriges Kind kommt ein weiteres Mal wegen einer
fiebrigen Bronchitis. Es ist einer meiner Fehlschläge. Seit seiner
Geburt bekommt dieses Kind mehrmals im Monat einen Rückfall,
ohne dass die verschiedenen verordneten homöopathischen Mittel etwas gegen diese Rückfälle hätten ausrichten können.

Ich weiß, dass der Vater viel raucht und ich laste das schlechte Ergebnis diesem Passivrauchen an.

Am diesem Tag beginnt das Fieber am Morgen, denn der Junge ist ärgerlich, weil er in den Kindergarten gehen soll. „Meist geht er samstags nicht, denn da ich nicht arbeite, behalte ich ihn bei mir. Aber heute war im Kindergarten Tag der offenen Tür. Er hatte beschlossen nicht hinzugehen und er hasst es, wenn man ihm widerspricht. Ich vergleiche die Kent-Repertorien **„Fieber aus Wut"** und **„Durstlosigkeit bei Fieber"** und ich sehe, das *Cocculus* aus einer kleinen Reihe von Arzneien herausragt. Dann erfahre ich, dass sein Vater Krankenpfleger in der Psychiatrie ist und seine Zeit damit verbringt, den Kranken zuzuhören. Könnte es *Cocculus* sein? Ich schlage meinen Bœricke unter *Cocculus* auf und entdecke folgende Symptome: Dyspnoe durch Verengung der Luftröhre, so als ob sie durch Rauch gereizt würde! *Cocculus* räumt innerhalb von weniger als 24 Stunden mit Fieber und Bronchitis auf. Auch nach mehreren Monaten hat der Junge keinen Rückfall erlitten. Ich rate dem Vater zu demselben Mittel. ***Cocculus* will das Geheimnis der Lebensabläufe erfahren und hofft, dies zu erreichen, indem es die letzten Worte Sterbender hört.**

• Eine Krankenschwester bittet mich um Rat wegen Ischiasbeschwerden. Die wenigen genannten Symptome weisen auf eine Reihe von Mitteln hin, darunter *Cocculus*! „Wie verhalten Sie sich, wenn Sie bei Ihrer Arbeit mit dem Tod konfrontiert werden?" Ihr Blick wird intensiv: „Wenn jemand in der Abteilung stirbt, muss ich ihm die Hand bis zum Schluss halten. Es ist stärker als ich. In der Zwischenzeit kümmern sich meine Kollegen um meine Aufgaben ..."

Coffea
Die Freud, das Neue

Coffea passt für schlanke, nervöse Babys mit Schlafstörungen, vor allem während der Zahnung (3 Globuli C9 beim Zubettgehen). Es ist ein gutes Mittel bei Zahnschmerzen, das man auch präventiv vor einem Zahnarztbesuch nehmen kann. Bei älteren Kindern ist es bewährt in Fällen von Erregung oder Schlaflosigkeit durch Aufregung (Abfahrt in den Urlaub, Geburtstag usw.) und grundsätzlich durch intensive Freude.

Es ist auch ein sehr hilfreiches Mittel für Kinder, die keine Neuerungen ertragen, beispielsweise in der Ernährung. Sie weigern sich strikt, jegliche unbekannten Speisen zu versuchen.

Fall aus der Praxis

Yan ist 10 Monate alt, als ihn seine Eltern zum ersten Mal in den Ferien auf eine Berghütte in mittlerer Höhenlage mitnehmen. Abends kann der Junge nach einem Tag, der aufregender war als üblich nicht einschlafen. Er möchte spielen, er sieht hellwach aus und es wird immer später. Mit ein paar Globuli *Coffea* C9 beruhigt er sich und fällt in einen erfrischenden Schlaf.

Colocynthis
Verdrängte Wut

Colocynthis ist ein Mittel für krampfartige Schmerzen, die nach verdrängter Wut mit einem Gefühl der Entrüstung auftreten. Es ist vor allem aber auch ein Mittel für die Übergangzeit, wenn die Luft noch kalt ist, die Sonne aber bereits wärmt. Dann kommt es zu **fürchterlichen Bauchschmerzen, die das Kind zwingen, sich zu krümmen,** mit Durchfall, der bei jeder flüssigen oder festen Nahrungsaufnahme einsetzt. Wärme und Druck bessern die Bauchschmerzen.

Fall aus der Praxis

Der 2 Monate alte Thomas wird wegen beeindruckender Koliken zu mir gebracht. Der Junge windet sich vor Schmerzen, krümmt sich und schreit andauernd. Die junge Mutter ist erschöpft. Während der Schwangerschaft hatte sie viel Ärger in der Arbeit, denn sie musste die Vorwürfe ihres Vorgesetzten über sich ergehen lassen, der ihr ihre Schwangerschaft vorwarf. Mit der Verordnung von 3 Globuli *Colocynthis* C7 dreimal täglich zwei Tage lang für die stillende Mutter, legen sich die Probleme nach und nach.

Conium maculatum
Der Weg der Erkenntnis

Der Schlüssel zu diesem Mittel liegt in der **Zirkulation der Energie zwischen dem unteren und oberen Teil des Körpers.** Beim Menschen konzentriert sich die Energie zunächst hauptsächlich am unteren Ende der Wirbelsäule, im **Sakralplexus**, von wo aus sie in die Genitalien ausstrahlt, um die horizontale Reproduktion und die Zukunft der Art durch die Zeugung von Kindern zu gewährleisten. **„Seid fruchtbar und mehret euch."** Nachdem er sich vermehrt hat, muss der Mensch, will er fruchtbar sein, „in die Höhe wachsen", die Energie in den Solarplexus leiten und dann, entlang der Wirbelsäule weiter nach oben in die anderen Zentren der Energie (die hinduistischen Chakren). Hier kommt *Conium* ins Spiel. Auf dem Weg erlangt man den **Zugang zur Erkenntnis.** Um welche Erkenntnis geht es? Es handelt sich um den Aufstieg zur Spiritualität, zu Gott.

Conium ist gern abergläubisch, stürzt sich auf esoterische Bücher, versucht es mal hier, mal dort, ohne den Weg zum Heil zu finden. Und auf diesen Fehlschlag hin ergibt es sich einer zügellosen Sexualität. *Conium* ähnelt dem **Hahn**, der einerseits den Schürzenjäger, Streithansel und Rechthaber, andererseits aber auch den **Propheten** verkörpert, der unfehlbar den Sonnenaufgang ankündigt.

Erinnern wir uns, dass der Hahn das Symboltier Frankreichs ist und vergessen wir nicht den Begründer der Homöopathie, Hahne-Mann …

Conium ist ein hilfreiches Mittel für **Jugendliche, die ihre Studien aufgeben, um sich einem exzessiven Sexualleben hinzugeben,** oder die von einem Fach zum anderen wechseln, ohne etwas zu Ende zu bringen. Häufig leiden sie unter einer ausgeprägten Akne.

Conium ist **diktatorisch und gewissenhaft.** Es entwickelt wiederholt Cerumen-Pfropfen und hat eine chronisch verstopfte Nase, manchmal auch Asthma. Gelegentlich ergibt sich auch eine, bei den Füßen beginnende, in den oberen Teil des Körpers aufsteigende Lähmung (vor allem bei älteren Menschen).

Fälle aus der Praxis

• Eine ältere Dame (60) mit autoritärem und gewissenhaftem Charakter leidet unter der Charcot-Marie-Tooth-Krankheit, einer ansteigenden Lähmung der unteren Gliedmaßen, durch deren Fortschreiten sie inzwischen an den Rollstuhl gefesselt ist. Ich verordne ihr eine Gabe *Conium* C30. Nach einem Jahr kann sie zum großen Erstaunen ihres Neurologen wieder normal gehen. Am Sonntag klappert sie sogar - mit einer Bibel bewaffnet – treppauf, treppab die Nachbarhäuser ab, denn mittlerweile hat sie **zum Glauben gefunden** und sich einer Gruppe von Evangelisten angeschlossen.

• Frédéric, 18 Jahre alt, muss sein erstes Jahr an der Universität wiederholen. Obwohl er in der Oberstufe ein brillanter Schüler war, schafft er es nicht, sich an das Studentenleben zu gewöhnen, er missbraucht die neu gewonnenen Freiheiten. Er leidet unter einer chronisch verstopften Nase. Er interessiert sich für mehrere Fachgebiete. Mit jedem beschäftigt er sich einige Zeit intensiv, kann dann aber nicht bei der Stange bleiben.

• Ein alter Kollege ruft mich notfallmäßig zu sich, denn er hat „das Hörvermögen auf einer Seite verloren". Ich denke an einen Schlaganfall und stürze zu ihm, um festzustellen, dass ein Ohr vollständig durch Ohrenwachs verstopft ist. Seit einiger Zeit ist er schwach und kann nur sehr mühsam gehen.

Conium bringt ihm seine Jugend zurück. Er beginnt, Fremdsprachen zu lernen und bis ins hohe Alter in ganz Europa herumzureisen. Dieses Mittel kann der **Sprachbegabung** nachhelfen.

Ein Fall aus der Tiermedizin:
• Jeff, ein Schäferhund, leidet mit 12 Jahren unter einer Lähmung der Hinterhand. Die drei zu Rate gezogenen Tierärzte haben außer Einschläfern keine Lösungsvorschläge. Die Lähmung setzte **nach der Jagd** ein, von der er erschöpft und anscheinend frustriert zurückkam. Der Hund ist offensichtlich autoritär (man muss ihn als erstes Füttern, damit er nicht einen Streit mit den anderen Hunden vom Zaun bricht). Bei der Untersuchung zeigt sich eine **vergrößerte Prostata**. Die Lähmung verschwindet 14 Tage nach einer Gabe *Conium* C9.

Copaiva
Der Vater, den man nicht sieht

Copaiva ist der größte Baum des äquatorialen Regenwalds. Man sieht nur seinen Stamm. Um auch den oberen Teil zu sehen zu bekommen, müsste man mit dem Hubschrauber über den Wald fliegen.

Dieses Mittel entspricht dem **Vater, den man nie sieht,** beispielsweise weil ein Kind bei einem One-Night-Stand gezeugt oder von einer Mutter zur Welt gebracht wurde, die sich ein Kind machen ließ, um es dann alleine, ohne Vater zu erziehen.

Urtikaria (*Urtica urens, Apis, Pulsatilla*), chronischer Schnupfen, Bronchialkatarrh, der Urin riecht nach Veilchen.

Fall aus der Praxis

Ein Vater erzählt mir, sein Vater sei unbekannt, seine Mutter dafür umso mehr. *Copaiva* heilt die Asthmaerkrankung bei seinem Sohn.

Croton tiglium

Zurückgedrängt unter Druck
Verkapselte Wut

Dieses Mittel ist bekannt für **Ekzeme, vor allem an den Genitalien,** die mit Asthma abwechseln können, für Schmerzen der Brust bei stillenden Frauen, die in den Rücken ausstrahlen und vor allem für **Sommerdiarrhö** mit **plötzlichen, brutalen und explosiven Entleerungen. Die Essenz der Arznei ähnelt diesem charakteristischen Durchfall.** *Croton-tiglium*-Menschen häufen Kummer an und explodieren plötzlich. Wenn sie dekompensieren, sind diese Kinder **ruhelos und gewalttätig.**

Dieses Mittel ist auch bei Zystennieren hilfreich, wo es die Bildung der Zysten, die die Nierenfunktion gefährden, indem sie das Nierengewebe zusammenquetschen, aufhält und zu deren Rückbildung beiträgt. Es handelt sich um einen höflichen Menschen, der niemals Wut zeigt, sondern sie einkapselt. Diese Menschen neigen auch zu Bluthochdruck in Gegenwart eines Arztes (Weißkittelhypertonie)

Fall aus der Praxis

Christoph wurde „zu schnell geboren", sagt die Hebamme, die nicht einmal Zeit hatte, sich Handschuhe anzuziehen. Später leidet er **abwechselnd unter Ekzemen und Asthma.** Mit 7 Jahren kommt er zu mir wegen eines explosiven Durchfalls im Sommer ...

Cresolum
Sexueller Missbrauch im Kleinkindalter

Ein hervorragendes Mittel bei Folgen von Vergewaltigung oder sexuellem Missbrauch im Kleinkindalter (*Kreosotum*: Vergewaltigung nach der Pubertät).
Kann auch in bestimmten Fällen von Zystennieren hilfreich sein.

Cuprum metallicum
Ich bin nicht auf der Höhe

Ein weiteres Mittel bei Krämpfen und Spasmen. Dieses Mittel wäre bei bestimmten Fällen von schwerer Epilepsie bei Säuglingen, wie dem West-Syndrom, eine wertvolle Hilfe. Ich habe bereits erlebt, wie eine Gabe *Cuprum* C15 eine epileptische Enzephalopathie auf den Schlag stoppte, wo die Schulmedizin kein befriedigendes Ergebnis brachte. Es ist auch ein gutes Mittel für Babys mit **Tracheomalazie:** Der Kehlkopfknorpel ist zu weich und das Kind atmet andauernd so, als ob es eine schwere Kehlkopfentzündung hätte.

Bei **Drei-Monats-Koliken** wirkt *Cuprum* Wunder, wenn gleichzeitig das folgende Symptom vorliegt: Es ist ein Gluckergeräusch zu hören, wenn das Kind sein Fläschchen trinkt. *Cuprum* ist auch ein hilfreiches Mittel bei Asthma mit Erstickungsanfall um drei Uhr morgens, wenn sich der Husten durch Wassertrinken lindern lässt. Auch bei Keuchhusten bringt es Hilfe. Schließlich ist es ein Mittel für Kinder, die infolge eines plötzlichen Zugs am Arm (Kind an der Hand) unter einer schmerzhaften Luxation des Arms leiden, wie *Plumbum* (**schmerzhafte Pronation**).

Die Essenz von *Cuprum* spiegelt die Tatsache, dass sich die Person nicht auf der Höhe fühlt; **sie wird in eine Situation gebracht, die über ihre Kräfte geht**, wie etwa ein leitender Angestellter, der Stufe um Stufe erklimmt, bis er an einen Posten gelangt, für den er nicht das nötige Format hat.

Fall aus der Praxis

Juliette, 11, kommt in die fünfte Klasse. In einer der ersten Pausen wird sie von einem der Großen geschubst. Seitdem hat sie Angst, in die Schule zu gehen, arbeitet nicht mehr und baut ab. Mit 2 Monaten hatte sie eine vom Kehlkopf ausgehende Atemnot. Ihre Mutter hatte ihr mehrmals eine Atemspende geben müssen, denn sie drohte zu ersticken. Jetzt fühlt sie sich nicht in der Lage, die fünfte Klasse fortzusetzen. Sie möchte zurück in die Grundschule, wo sie das Jahr zuvor war. Nachts klagt sie über Krämpfe in den Waden.

Nach je einer Gabe *Cuprum* C15 und dann C30 im Abstand von 14 Tagen, geht die Gewöhnung an die neue Klasse reibungslos vonstatten.

Curare

Die Verweigerung der Selbstständigkeit

Curare passt für Kinder, die nichts selbst erledigen wollen, obwohl sie schon groß genug sind. Immer muss Mutti die Schuhe binden, den Po sauber wischen usw.

Es sind **Allergien gegen Curare-Derivate** zu beobachten, die man für die Narkose verwendet. **Curare ist ein Gift, das paralysiert und einen hindert, zu handeln.**

Fall aus der Praxis

Mathieu hat Asthma. Während der Schwangerschaft musste seine Mutter operiert werden. Die Operation verlief nicht sehr gut, denn sie entwickelte eine Allergie gegen die für die Narkose verwendeten Curare-Derivate. Dieser Vorfall brachte mich auf die Idee dieses Mittels, das schließlich das Kind heilte.

Cyclamen
Verborgener Kummer

Es ist der Kummer, den man nicht zeigt. Den *Cyclamen*-Patienten erkennt der Homöopath, weil er ihm nicht in die Augen sieht. Das linke Auge ist einwärts (zur Nase hin) gedreht, das führt zu einem leichten Strabismus. Was verbirgt uns *Cyclamen*?

Beim Baby ist ebenfalls der **Strabismus** zu erkennen und eine **Brustentzündung** mit Milchsekretion. Bei den Größeren ist eine Tendenz zur Depression zu verzeichnen. *Cyclamen* **möchte nicht mehr außer Haus gehen.** Diese Menschen haben auch eine Allergie gegen Katzen, die sie aber über alles lieben. Speichel und Haare von der Katze enthalten starke Allergene, die eine Rhinitis oder Asthma verursachen können. Die Erwachsenen fallen durch ihre **Neigung zu schwarzem Humor** auf, mit dem sie traurige Ereignisse zynisch ins Lächerliche ziehen.

In Wirklichkeit hat sich *Cyclamen* ein makelloses irdisches Leben gewünscht. Aber es gibt immer irgendwo einen Fehler, der alles verdirbt. **Also übertreibt *Cyclamen* noch, in dem es das Bild besonders schwarz malt.**

Fälle aus der Praxis

• Bruno, 1 Jahr, leidet unter konvergentem Strabismus. Zwei Tage vor seiner Geburt kam die Schwester seiner Mutter bei einem Autounfall ums Leben.

• Maeva kommt mit einem Monat zur Routineuntersuchung zu mir. Sie hat eine Mastitis mit Milchsekretion und leidet unter intermittierendem Strabismus. Ich stelle fest, dass auch der Vater schielt. Ich plädiere für eine Gabe *Cyclamen* für beide. Der Vater möchte mehr zu dem Mittel wissen. Ich erkläre ihm, dass es in manchen Fällen einem unausgesprochenen Kummer entspricht. Da werden seine Augen feucht und er erzählt mir, dass er von seinen Eltern verlassen wurde und im Heim aufgewachsen ist.

• Gérard, 17, hat Depressionen. Er will nicht mehr von Zuhause weg und weigert sich, in die Schule zu gehen. Ich sehe, dass das linke Auge leicht nach innen schielt. Sein Vater, der mit ihm gekommen ist, weist denselben Strabismus auf. Ich frage nach der Familiengeschichte. Wie geht es dem Großvater väterlicherseits? Die Augen des Vaters füllen sich mit Tränen. Er starb vor 17 Jahren an einem Gehirntumor. Vater und Sohn erhalten je eine Gabe *Cyclamen* C15, dann C30. Beim nächsten Besuch geht es beiden besser. Zum Dank bringt mir der Vater ein Comic-Album mit … voller schwarzem Humor!

• Claudine ist 10 Jahre alt und leidet abwechselnd unter Asthma und Ekzem an den Füßen. Das Ekzem tauchte zuerst im Alter von 16 Monaten am Nuckeldaumen auf, wanderte dann zu den Händen und befällt jetzt die Füße mit stark beeinträchtigenden, nässenden Schüben. Das einzige Mittel, das zu wirken scheint, ist *Sulfur*, aber danach treten unweigerlich Asthmaanfälle auf, die abends gegen 20 Uhr einsetzen und mit *Belladonna* nachlassen. Allergietests zeigen eine starke Reaktion auf Katzenhaare, aber das Kind will sich partout nicht von seiner Katze trennen.
Im Juni 1990 verschlimmert sich der Zustand. Jetzt treten andauernd Asthmaanfälle auf. In der Sprechstunde bin ich nach einer Stunde eines unergiebigen Gesprächs mit wortkargen und ausweichenden Antworten auf meine Fragen leicht entnervt und frage das Mädchen geradeheraus: „Sag mal, willst du denn eigentlich überhaupt gesund werden?" Und zu meiner und der Eltern großer Überraschung sagte sie: „Nein, ich will nicht gesund werden."
Da fällt mir auf Anhieb *Cyclamen* ein, denn denselben Satz hörte Dr. Fayeton von einem Kranken, den er mit diesem Mittel heilen konnte. Jetzt passt alles zusammen: Das Mädchen ist dünn, isst wenig. Sie ist zurückhaltend (*Natrium muriaticum* war erfolglos versucht worden) und jedes Mal, wenn sie krank ist, malt sie alles schwarz, so als ob sie daran gefallen finden würde, und gibt die große Schuldige. Ihre traditionelle religiöse Erziehung tut ein Übriges, um sie in ihren Schuldgefühlen zu bestätigen.

Was ist ihr verborgener Kummer? Wahrscheinlich der Bruch der fusionellen Beziehung zur Mutter mit 16 Monaten, als diese die kleine Schwester bekam. Die Katze ersetzt - wenn auch unzureichend - die Mutter im Bett. Ich verordne *Cyclamen* C15. Im darauf folgenden Jahr verschwinden Ekzem und Asthma. Appetit und Unternehmungslust kehren zurück. Der Winter bringt nur ein paar Schnupfenepisoden, obwohl sie dem Rat des Allergologen zum Trotz noch immer die Katze in ihrem Bett schlafen lässt ...

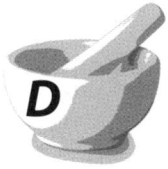

Digitalis
Der Fehlschlag
Belastungsasthma (Aconitum ferox)

Der *Digitalis*-Patient ist **besonders verwundbar durch Fehlschläge.** Er blickt voller Furcht in die Zukunft. Auf körperlicher Ebene zeigen sich Probleme vor allem am Herzen: **langsamer Puls,** Herzklopfen so „als ob das Herz stehen bleiben würde". Das Herz ist dilatiert, hypertrophiert (*Laurocerasus*).

Digitalis ist introvertiert, nur halbherzig bei der Sache. Wie *Sepia* verursacht der Geruch von Speisen Ekel. Es kommt auch zu Hornhautablösung (*Apis, Aurum, Gelsemium, Phosphorus*), einer vergrößerten, schmerzhaften Leber sowie zu chronischer Bronchitis.

Die Furcht vor Versagen, davor, den Plan nicht einhalten zu können, führt zu Belastungsasthma. Digitalis heißt Finger (frz. „doigt"), was man meint, schaffen zu müssen, „muss" (frz. „doit") erreicht werden.

Fall aus der Praxis
Martin wird von seinem Vater intensivst trainiert, um ein Tennis-Crack zu werden, genau wie sein Großvater. Aber er kommt wegen Belastungsasthma in die Sprechstunde, das seine Leistung infrage stellt.

Dioscorea villosa
Schämt sich für seine Herkunft

Dioscorea ist ein Mittel für Bauchkrämpfe. Anstatt sich wie *Colocynthis* zusammenzukrümmen, beugt sich das Kind rückwärts und bildet ein Hohlkreuz.

Erwachsene machen Fehler beim Schreiben. Sie verwechseln rechts und links, haben Angst vor dem Autofahren, weil sie fürchten, das Lenkrad in die falsche Richtung zu drehen.

Blähungen bei der Verdauung, Angina pectoris, Hämorrhoiden, stark riechender Schweiß an Schamhügel und Sakrum.

Häufig handelt es sich um Menschen, die versuchen, ihre bescheidene Herkunft, für die sie sich schämen, zu verbergen.

Fall aus der Praxis

Juliette, deren Eltern Landwirte sind, schämt sich in der Schule mit ihrem Pausenbrot, das aus einem Stück Brot und Speck besteht, weil ihre Kameraden von ihren Eltern Brot und Schokolade mitbekommen.

Später wird sie Lehrerin, weigert sich aber, den Führerschein zu machen, denn sie verwechselt rechts und links und fürchtet, das Lenkrad in die falsche Richtung zu drehen …

Sie bekommt ein Baby, das mit fürchterlichen Bauchschmerzen zu kämpfen hat, die durch Rückwärtsbeugen besser werden. Bei ihm wirkt dieses Mittel wahre Wunder. (Koliken, die sich durch Vorwärtsbeugen bessern: *Colocynthis*).

Diphterotoxinum
Diphtherie

Ein nützliches Mittel, um Fälle ins Laufen zu bringen, wenn es in der Vorgeschichte rezidivierende Anginen oder Kehlkopfentzündungen, Diphtherie oder eine schwere Reaktion auf die Diphtherie-Impfung gegeben hat (eine oder zwei Gaben C15 und C30). Bei Kindern mit rezidivierenden Kehlkopfentzündungen verzichtet man besser auf die DTP-Impfung zugunsten einer Tetanus-Polio-Impfung (ohne Diphtherie).

Drosera
Die fleischfressende Pflanze

Nach Hahnemann das Hauptmittel bei Keuchhusten. Er empfiehlt die Einnahme einer Gabe C30 gleich zu Beginn der Erkrankung, die später nicht wiederholt wird. Reizhusten mit Heiserkeit, Asthmaanfall und Husten während der Zahnung verlangen nach diesem Mittel, wenn die Verschlechterung nach Mitternacht beim Warmwerden im Liegen eintritt.

Es passt oft für Menschen, die **überempfindlich auf die Boshaftigkeit der anderen** reagieren in einer Welt, in der gilt: „Fressen oder gefressen werden".

Fall aus der Praxis

Cindy hat bei der Geburt die BCG-Impfung bekommen. Da der Vater Soldat ist, bricht die Familie bald nach Dschibuti auf. Vor der Abfahrt erhält die nun 2-jährige Cindy erneut eine BCG-Impfung, da die erste nicht angeschlagen hat. Mit vier Jahren muss sie wegen **Lungentuberkulose** nach Hause gebracht werden. Es besteht eine ausgeprägte hiliäre Lymphknotenschwellung, in der Nähe des rechten Hauptbronchus und das Kind erhält eine Dreifach-Antibiotikabehandlung. Trotzdem hält die Lymphknotenschwellung an. Nach vier Monaten kommen die Eltern zu mir.

Ich erinnere mich daran, was Boericke über *Drosera* schreibt: „*Drosera* kann die Widerstandskraft gegen Tuberkel brechen und sollte daher auch in der Lage sein, dieselbe zu stärken." Also verordne ich eine Gabe *Drosera* C15.

Der Husten verschwindet, der Allgemeinzustand bessert sich und zur allgemeinen Überraschung zeigt die Röntgenaufnahme nach zwei Wochen, dass sich die bis dahin unveränderte Lymphknoten-schwellung zur Hälfte zurückgebildet hat. Ich lasse *Drosera* C30 folgen, und im Monat darauf ist die Lymphadenopathie vollständig verschwunden.

Später bekam Cindy einen kleinen Bruder, der von mir betreut wurde. Als ich ihn im Alter von vier Monaten gegen Keuchhusten impfen will, sagen mir die Eltern, dass sie diese Impfung lieber vermeiden möchten, denn ihre ältere Tochter - also Cindy - hätte sie damals gar nicht gut vertragen. Die Keuchhusten-Impfung hatte also das Terrain für diese Lungentuberkulose bereitet!

Dulcamara
Feuchte Kälte
Feuer der Liebe

Der Mensch wächst im warmen, feuchten Milieu des Mutterleibs heran. Später aber wartet oft **kalter Regen** auf ihn. *Dulcamara*, das Bittersüß, ist das Mittel bei Beschwerden durch feuchte Kälte, z. B. im Herbst, wenn ein kühler Abend auf einen noch warmen Tag folgt. Hier handelt es sich um die Feuchtigkeit an Land (Regen, Nebel, Sumpf), nicht um die Feuchtigkeit an der See, für die *Rhus toxicodendron* oder *Natrium sulfuricum* „zuständig" sind. Die Beschwerden können von einer Verstopfung der Nase, über Schnupfen mit heiserem Krampfhusten bis hin zu Asthma reichen. Oder es tritt ein Durchfall auf, mit Bauchkoliken in der Nabelgegend, rheumatischen Schmerzen oder Blasenentzündung. Bei Ohrenentzündungen gibt es ein charakteristisches Symptom: **zu den Ohrenschmerzen gesellt sich Übelkeit.**

Bei allen akuten Krankheitserscheinungen, die an einem Regentag beginnen, tut man gut daran, zunächst ein paar Globuli *Dulcamara* (C7 bis C15) zu geben, die den Kranken häufig wieder auf die Beine bringen.

Den Geist des Mittels Dulcamara habe ich dank der Oper von Gaetano Donizetti, „Der Liebestrank", verstanden. Ein Mann erklärt darin einer Schönen seine Liebe, die ihn jedoch zurückweist. Da erscheint der Quacksalber Dr. Dulcamara (!) Dieser hält einen Liebestrank (in Wirklichkeit Bordeaux-Wein) feil. Da stirbt der Onkel des jungen Mannes, der reichste Mann der Gegend. Alle außer ihm wissen, dass er der alleinige Erbe ist. So kommen alle Mädchen, um ihn zu verführen, sogar seine Erwählte, die er jedoch zurückweist. Dr. Dulcamara bietet nun auch ihr seinen Liebestrank an. Sie weist ihn jedoch zurück mit den Worten: „Ich brauche keinen Liebestrank, ein einziger Blick wird genügen.

Die Materiae medicae unterstreichen bei *Dulcamara*, dass der Blick solcher Patienten **Funken sprühe**. Es handelt sich um das Feuer der Liebe.

Ein letztes kleines Symptom: Der *Dulcamara*-Patient zeigt häufig Krusten auf der Kopfhaut und trägt einen Hut (um den Kopf vor einer kalten Dusche zu schützen!).

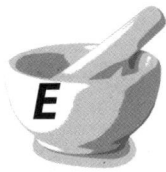

Elaps corallium

Traum von Verstorbenen (Calcium silicicum)

Ein Mittel für rechtsseitige Lähmung; Furcht vor Regen (*Naja*); stellt Fragen, versteht aber die Antwort nicht; Kältegefühl; schwärzliches Ohrenschmalz; typhusartiges Fieber.

Ethylicum

Alkoholismus

Ein gutes Mittel für **ruhelose, nervöse** Kinder oder Erwachsene, die auch **lügen**, wenn es in der Familie eine Vorgeschichte von Alkoholismus gibt (C15 bis C30).

Ein Mittel, an das man auch bei Epilepsie und Eingeweidewürmern denken sollte, sowie bei Babys, die sich nicht abstillen lassen, den Sauger oder das Fläschchen nicht aufgeben wollen.

Eupatorium perfoliatum

Grippe
Dem Vater unterworfen

Unser großes Mittel bei Grippe, wenn sie von **starken Knochen- und Muskelschmerzen** begleitet wird, zu denen sich im Bereich der Verdauung ein profuses, galliges **Erbrechen** nach großem Durst, eine gelbe Zunge, Schmerzen im Bereich der Leber, Schnupfen mit Niesen (Heiserkeit und Husten) gesellen.

Es handelt sich zudem um ein Mittel für Wachstumsschmerzen bei Kindern.

Eupatorium hat Augenschmerzen - ein Charakteristikum. Das Thema dieses Mittels ist die **Unterwerfung gegenüber dem Vater**. Im Leben muss man aber immer den äußeren Vater zurückweisen und nur dem inneren Meister gehorchen.

Der Vater, das ist die Autorität, die manchmal wahnsinnig wird, wie 1917, als der General jeden Morgen 50 000 junge Männer vor die Gewehre des Feindes trieb. Ein Teil der Überlebenden starb an der spanischen Grippe.

Euphrasia
Akute Bindehautentzündung

Im Gegenteil zu *Allium cepa* ist *Euphrasia* das Mittel für Schnupfen mit mildem Nasensekret, dafür aber einer starken Bindehautentzündung. Der Zustand des Kranken bessert sich in frischer Luft und verschlechtert sich abends. Die Wangen sind rot und heiß. Der Husten macht sich nur am Tag bemerkbar. Häufig benötigt man diese Arznei zu **Beginn einer Masernerkrankung** oder bei **Heuschnupfen** mit Bindehautentzündung.

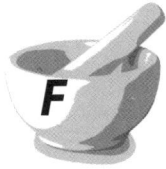

Ferrum metallicum

Der Wille

Der eiserne Kanzler, die eiserne Lady ... die Thematik von Eisen ist zugleich auch die des Wollens. Um handeln zu können, braucht man Eisen, denn es transportiert den Sauerstoff in den roten Blutkörperchen. Sauerstoff ist unerlässlich für die Verbrennungsvorgänge, die die für Aktivitäten erforderliche Energie erzeugen.

Wir haben es hier mit dicken, blassen Babys zu tun, die eine erhöhte Temperatur (37,5 - 38 °C) nicht loswerden und unter **Eisenmangelanämie** leiden.

Das *Ferrum-metallicum*-Kind ist **autoritär**, energisch, mal **rot im Gesicht** und dann **plötzlich blass und erschöpft**. Es neigt zu Übergewicht und Nasenbluten. Sein Appetit ist wechselhaft und es weigert sich, Stücke zu essen; alles muss gemixt werden (*Lycopodium, Mercurius, Staphisagria*) und es **verträgt keine Eier**. Zudem sind Analprolaps, Juckreiz am Anus und Urinabgang sogar untertags zu verzeichnen. Ein trockener, krampfhafter Husten, vor allem untertags, Asthma und chronische Bronchitiden können ebenfalls zum Bild gehören.

Fall aus der Praxis

Nicolas kommt wegen einer chronischen Bronchitis im Winter. Es ist eine Neigung zum Übergewicht zu erkennen, und beim Gespräch kommen eine familiäre Vorgeschichte von Anämie und eine Abneigung gegen Eier zum Vorschein. Die Heilung tritt nach einigen Gaben *Ferrum metallicum* in ansteigenden Potenzen ein (C9 – C30).

Ferrum phosphoricum

Virale Bronchitis
Versöhnung

Ferrum phosphoricum ist ein hervorragendes Mittel bei viraler Bronchitis, die Kinder gerne im Winter bekommen, wenn ein kalter, trockener Wind (z. B. der Mistral) bläst. Ein trockener und ein wenig pfeifender Husten, ein blasses und abwechselnd kongestioniertes Gesicht, Nasenbluten und nur leicht erhöhte Temperatur (37,5 - 38 °C) sind die wichtigsten Symptome. Das Kind erbricht bisweilen unverdaute Nahrung. Es kann eine kongestive Ohrenentzündung auftreten, die sehr schmerzhaft sein kann und nur von subfebrilen Temperaturen begleitet ist.

Ferrum phosphoricum träumt, dass sich eine heftige Auseinandersetzung in ein freundliches Gespräch verwandelt. In dieser Zusammensetzung steht das Eisen für die Waffe, aber der „Krieg" wird überstrahlt vom Phosphor, dem Symbol für Licht und Liebe. Liebe triumphiert über den Krieg.

Fall aus der Praxis

Draußen bläst der Mistral, Maxime kommt weinend ins Wartezimmer und hält sich das Ohr. Dazwischen schüttelt ihn ein **etwas heiserer Husten.** Seine Temperatur beträgt 37,5 °C. *Ferrum phosphoricum* C9 beruhigt ihn innerhalb weniger Minuten und er schläft in den Armen seiner Mutter, als er aufgerufen wird. Bei der Auskultation sind kleinblasige, pfeifende Rasselgeräusche über beiden Lungenflügeln zu hören. **Das Trommelfell ist stark hämorrhagisch** und von Gefäßen durchzogen.

Ferrum picricum

Chronisch mit Warzen übersäte Hände. Autoritärer Charakter.

Fluoricum acidum
Liebe ohne Verantwortung

Ein Konstitutionsmittel für warme, extrovertierte, fröhliche und **kreative** Kinder, mit einem aktiven Gedächtnis, die man auch mit einem mageren *Sulfur* verwechseln könnte. Aber bei *Fluoricum acidum* gibt es immer einen kleinen Anteil **Disharmonie im Gewebe:** Die Zahnung ist langsam, unregelmäßig. Ein Besuch beim Kieferorthopäden ist fällig. Frühe **Karies. Die Nägel wachsen zu schnell** und müssen andauernd geschnitten werden. Häufig sind rund herum Warzen anzutreffen (*Causticum, Dulcamara*).

Bei den Größeren ist ein frühes sexuelles Verlangen mit häufigen Erektionen und **leidenschaftlicher Verliebtheit** in die Freundinnen zu verzeichnen. Es besteht eine Neigung zur **Skoliose.** In der Schule fehlt es dem Kind an Reife, es ist schusselig. Die Aufgaben sind voller **Rechtschreibfehler.** In fortgeschrittenem Alter erscheinen eine Neigung zu Krampfadern und eine frühzeitige **Kahlköpfigkeit. Als Erwachsene sind sie ausschweifend.** Sie ertragen es nicht, dass enge Verbindungen ihre Freiheit in Liebesbeziehungen beeinträchtigen und übernehmen ihren Teil der Verantwortung in der Beziehung zu einem geliebten Menschen nicht.

Formica rufa
Die Waldameise
Stark in Mathe, formatiert

Es handelt sich um ein Mittel für **Gelenke**, Rheuma, Gicht, bestimmte chronische Nephritiden, eine Neigung zu Polypenbildung (z. B. in der Nase, siehe *Teucrium marum*). Die Haut ist rot mit Urtikaria und einer profusen Schweißbildung, die nicht bessert. Psychische Haltung „formatierter" Menschen, die in der Gemeinschaft arbeiten. Es ist wichtig, in der Gruppe zu sein. Dies ist häufig in der heutigen Medizin der Fall, die die Mathematik bevorzugt, die Arbeit in Gruppen und von Experten etablierte Protokolle - auf Kosten einer individualisierten, intuitiven Medizin.

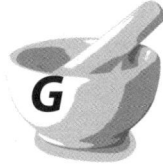

Gallicum acidum

Hyperaktives Kind, auf das man permanent ein Auge haben muss, weil es nur Unsinn im Sinn hat.

Gelsemium

Gelähmt durch Lampenfieber

Beim Herannahen eines beunruhigenden Ereignisses (z. B. Flug, Vortrag, Prüfung usw.) reagieren manche, wie *Argentum nitricum*, mit Unruhe, andere haben einen Kloß im Hals, wie *Ignatia*. **Gelsemium sitzt wie gelähmt vor dem leeren Blatt.** Das ist das schwarze Loch. Es kann sich an nichts mehr erinnern. *Gelsemium* verhaspelt sich vor seinem Publikum, weiß nicht mehr, was es sagen soll. Dazu kommt noch ein drängender Durchfall.

Es ist ein gutes Mittel **bei adynamischem Fieber mit Durstlosigkeit**, starkem Zittern, Muskel- und Kopfschmerzen, größter Erschöpfung. Ein solches Fieber tritt bei bestimmten **Grippeepidemien** auf oder bei einer lakunären Angina mit Schmerzen, die in die Ohren ausstrahlen (*Phytolacca*). Der Puls ist zu langsam, vor allem bei älteren Menschen, beschleunigt sich aber sehr bei emotionaler Erregung.

Als Mittel bei Lähmung war *Gelsemium* hilfreich bei **Polioerkrankungen.** Es wirkt hervorragend bei Schreibkrampf und hilft dem erschreckten Baby, das sich aus Angst zu fallen (*Borax*) an seinem Bettchen festklammert, wenn man es hochnehmen möchte. An dieses Mittel kann man auch denken, wenn Krämpfe des Muttermundes bei Gebärenden die Entbindung verhindern.

Bei diesem Mittel beobachtet man auch häufig Probleme der Kniescheibe (z. B. eine Luxation).

Allgemeine Verschlechterung bei sommerlicher Hitze, bei fallendem Barometer und bei feuchter Kälte.

Fälle aus der Praxis

• Marcel soll um 17.30 Uhr mit seinem Deutschlehrer auf eine Sprachreise nach Frankfurt fahren. Am Morgen gegen 10 Uhr tritt ein hohes Fieber ohne Durst und mit Schläfrigkeit auf. Bei der Untersuchung zeigen sich schwere Lider, eine ausgeprägte lakunäre Angina und Zittern. „Meinen Sie, dass er fahren kann? Wir bräuchten eine rasche und wirkungsvolle Behandlung." Ich verordne 3 Globuli *Gelsemium* C9 alle halbe Stunde, mit Verlängerung der Intervalle bei Einsetzen der Besserung. Diese lässt auch nicht lange auf sich warten. Um 17 Uhr ist das Kind gesund und bereit für die Abreise mit den Kameraden.

• Robert, 38, ist Büroangestellter. Obwohl er sehr intelligent ist, lehnt er die ihm angebotenen Beförderungen ab. „Es belastet mich, wenn ich eine zu große Verantwortung übernehmen muss." Er kaut Nägel und zittert ein wenig. Mit 2 Jahren hatte er Kinderlähmung, die nur sehr dezente muskuläre Beeinträchtigungen hinterlassen hat … *Gelsemium* C15, dann C30 helfen ihm, den ihm zugedachten Platz einzunehmen.

• Barbara bekommt Zwillinge. Ich komme um 20 Uhr in die Klinik und finde sie in einem sehr ängstlichen Zustand. Der Muttermund öffnet sich nicht, sie zittert und steht andauernd auf, um Wasser zu lassen. Die Hebamme rechnet nicht vor Mitternacht mit der Entbindung. Ich verabschiede mich und lasse ihr eine Gabe *Gelsemium* C15 da. Eine halbe Stunde später ruft mich der werdende Vater an und sagt mir, dass der Muttermund fast ganz geöffnet ist. Die junge Frau bringt um 21 Uhr zwei gesunde Kinder zur Welt.

Genista tinctoria
Einmalige Liebe

Man kann nur einmal lieben

Gingko biloba
Der Überlebende

Der Baum, der Zeit und Katastrophen (Hiroshima) besiegte: alleine nach einer Katastrophe.

Glonoinum
Die Explosion

Nitroglycerin ist ein sehr wirkungsvolles homöopathisches Mittel (C5-C7) bei **heftigen, kongestiven Beschwerden:** Kopfschmerzen, Hitzewallungen, Pulsieren im ganzen Körper. Folgen von übermäßiger Hitze oder Kälte, **Sonnenstich.** Auf geistiger Ebene fällt eine übergroße Reizbarkeit durch jeden leisesten Widerspruch auf.

Gnaphalium polycephalum
Usurpation der Ältestenrolle

Ein gutes Mittel bei Ischiasbeschwerden und Cruralis-Neuralgie. Menschen, denen ihr Ältestenrecht entzogen wurde.
Schmerzen mit **Taubheitsgefühl** des betroffenen Bereichs.

Fall aus der Praxis
Marguerite ist das älteste von vier Geschwistern und geht ganz in ihrer Rolle als große Schwester auf. Dann sterben ihr Onkel und ihre Tante bei einem Verkehrsunfall. Deren Tochter, die zwei Jahre ältere Cousine, wird von der Familie adoptiert. Von einem Tag auf den anderen übernimmt nun diese Cousine als älteste die Führung der Geschwister.

Auch mit 50 Jahren leidet Marguerite noch unter diesem Trauma und kommt wegen einer Cruralis-Neuralgie zu mir, die sich auf die Verordnung von *Gnaphalium* C7 hin rasch bessert.

Graphites
Er hätte ein Diamant werden können

Die Zusammensetzung von Graphites gleicht der des Diamanten, aber die Lebensumstände haben bewirkt, dass es schwarz und brüchig wurde. Wird es sich, wie das hässliche Entlein, verwandeln und sich in die Luft erheben können?

Graphites ist ein Konstitutionsmittel für eher dickliche, fröstelnde Kinder mit einer Neigung zu Hautbeschwerden und Verstopfung. Es sind freche, schelmische Kinder, die lachen, wenn sie ermahnt werden, die faul und **unentschlossen** sind. Sie können aber auch schüchtern sein und manchmal empfindlich für Musik, die sie zum Weinen bringt.

Bei Babys zeigt sich oft eine Leiner-Krankheit, mit ausgeprägter Windeldermatitis und dickem Milchschorf auf dem behaarten Kopf. Diese Erkrankung ist schulmedizinisch schwer zu behandeln. Mit einigen Globuli *Graphites* C9 morgens und abends verschwindet sie jedoch innerhalb einiger Tage.

Außerdem fällt das Bäuerchen schwer (*Argentum nitricum, Conium, Nux vomica*) und es kann zu Durchfall kommen.

In der Folge entwickelt der *Graphites*-Patient häufig ein nässendes Ekzem (mit der Bildung einer honigartigen Flüssigkeit z. B. hinter den Ohren oder den Knien. Wunden neigen zum Eitern (Impetigo) und zur Keloidbildung. In diesem Fall wirkt *Graphites*-Salbe Wunder. Weiters finden sich **Risse** an den Mundwinkeln, den Brustwarzen, am Anus und zwischen den Zehen.

Asthma wechselt mit Hautproblemen. Die Erstickungsanfälle überraschen den Patienten mitten im Schlaf und drängen ihn etwas zu essen. **Diese Kinder mögen keine Süßigkeiten und kein Fleisch.** Bei der klinischen Untersuchung fällt ein charakteristisches Zeichen auf: Die Nägel sind dick, deformiert und brüchig. Bei einem solchen allergischen Terrain ist es vernünftig, auf die Keuchhusten- und BCG-Impfung zu verzichten.

Was die Augen angeht, ist *Graphites* ein hervorragendes Mittel bei Herpes der Hornhaut (*Hepar sulfuris, Ignatia*), eine Erkrankung, gegen die die Schulmedizin wenig wirksam ist.

Fall aus der Praxis

Ein Leistungssportler bittet mich um Rat wegen rezidivierender Nasennebenhöhlenentzündungen und eines Ekzes mit Fissuren, das sich allen Behandlungsversuchen widersetzt. Bei der Repertorisierung komme ich auf Graphit. Der Patient will wissen, was Graphit ist. Anstatt ihm die chemische Formel zu geben, erkläre ich ihm ohne Umschweife die zentrale Thematik des Mittels, so wie sie oben dargestellt ist. Er sinkt auf seinem Stuhl zusammen. „Ich werde ihnen etwas erzählen, das ich bisher noch keinem meiner Ärzte anvertraut habe. Vor einigen Jahren nahm ich Heroin. Das hat meine Karriere als Sportler ruiniert. Deshalb bin ich nur noch Trainer.“

Er ist also ein Trainer, der Jugendliche auswählt und trainiert, die vielleicht später einmal Meister werden.

Und nach dem Bild der Bleistiftmine aus Graphit ist er derjenige, der die gerade Linie zeichnet, die in diese Höhen führt …

Grindelia

Husten und Schlafapnoe bei alten Menschen, die beim Einschlafen keine Luft mehr bekommen (*Opium, Carbo vegetabilis*) und aus dem Schlaf aufschrecken.

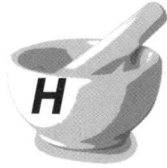

Hamamelis virginica
„Der mir geschuldete Respekt"

Mittel für offene, schmerzende Wunden, beispielsweise nach einem chirurgischen Eingriff (ersetzt Morphium).
Es ist auch ein Mittel bei Hämorrhoiden und Metrorrhagien.
Die *Hamamelis*-Persönlichkeit besteht auf Respekt.

Hecla lava
Die Exostose (gutartiger Knochentumor)

Ein kleines, bemerkenswertes Mittel bei Exostose, gut- oder bösartigen Knochentumoren (Osteosarkom), Zahnabszess, Fazialisneuralgie nach Zahnextraktion oder durch einen kariösen Zahn.

Helleborus (Die Nieswurz)
Hoffnung in tiefster Nacht

Dieses Mittel wirkt **am Tiefpunkt der schwärzesten Depression**, wenn keine Hoffnung mehr besteht und sich der Kranke abgestumpft, von der Welt abgewandt, in endloser rhythmischer Bewegung wiegt. Dies kann z. B. bei Kindern der Fall sein, die an **Hospitalismus** leiden. Das aufgrund irgendeiner körperlichen oder sozialen Behinderung in einer Einrichtung abgegebene Baby verkümmert in einer sterilen, mechanisierten Welt, einer **affektiven Wüste**. Es bleibt auf seinem Bett liegen und rollt den Kopf von einer Seite zur anderen.

Diese rhythmischen Bewegungen sind wahrscheinlich eine Reminiszenz an die im Mutterleib erlebten Rhythmen (Herzschlag, Atmung usw.). Dazu gesellen sich Zähneknirschen, ein fauliger Atem, ungewöhnlich starker Speichelfluss und Schreianfälle (Cri encéphalique). Und wie eine Rose, die mitten im Winter blüht, kann Helleborus am Weihnachtstag, wenn ringsum alles tot erscheint, das dramatische Bild wenden und uns zeigen, dass es auf Erden immer noch Hoffnung gibt. Rasch findet *Helleborus* dann seine Dynamik und fühlt sich **zu großen Dingen fähig**.

Hepar sulfuris
Der Feuerteufel

Das große Mittel der **akuten Eiterung**, sei es bei einer Ohrenentzündung, einem Abszess, einer Bindehaut- oder Mandelentzündung. Das Kind erträgt weder Schmerzen - die es gewalttätig machen - noch Kälte (Watte in den Ohren). Es lässt sich nicht untersuchen. *Hepar* ist auch ein großes Mittel bei **akuter Kehlkopfentzündung,** die bei kaltem, trockenem Wetter (Mistral) auftritt, wenn *Aconitum* den Fall nicht abschließt. In C15 lindert es sehr rasch auch schwerste Atemschwierigkeiten.

Ein wichtiges geistiges Symptom fällt auf: *Hepar sulfuris* **will alles anzünden**. Nur diese Arznei hat dieses Symptom. Wenn man weiß, dass sich der Zustand von Pyromanen bei Mistral verschlechtert, versteht man, warum es im Süden Frankreichs so oft brennt. Ein paar Gaben *Hepar sulfuris* in hohen Potenzen (C15 – C30) können diese fatale Neigung rasch beheben.

Fälle aus der Praxis
• Die siebenjährige Isabelle wohnt glücklicherweise ganz in meiner Nähe. Aber um drei Uhr morgens erscheint den Eltern, die mich aufgeregt anrufen, jede Minute so lang wie ein Jahrhundert. Zwei Wochen nach einer BCG-Auffrischung bekam das Mädchen eine Rhinopharyngitis mit starker Eiterung. Dann plötzlich, diese Nacht, das Drama. Sie bekommt eine Kehlkopfentzündung und es kommt zum Erstickungsanfall. Draußen pfeift der Mistral.

Bei meiner Ankunft sitzt sie. Sie atmet kaum und es ist ein heiseres Geräusch zu hören. Die Füße sind lila verfärbt und die Beine kalt bis zum Knie. Die Gedanken überstürzen sich in meinem Kopf. Es ist zu spät, um die Feuerwehr zu holen. Das Mädchen ist transportunfähig, man müsste eine Tracheotomie machen, aber ich habe keine entsprechenden Instrumente dabei und der Gedanke, die Luftröhre mit einem Küchenmesser zu eröffnen, ist nicht sehr verlockend! Ich schiebe ihr als erstes 3 Globuli *Hepar sulfuris* in den Mund und bereite eine Ampulle Kortison vor. Fast augenblicklich scheint das Mädchen besser zu atmen. Ohne sie zu bewegen, schieben wir ihr einige Minuten lang *Hepar-sulfuris*-Globuli in den Mund. Nach etwa einer viertel Stunde wird die Atmung wieder normal, das Kind beruhigt sich und schläft ein. Das Schlimmste konnte gerade noch verhindert werden.

• Der 12-jährige Roger hat vergangene Woche die Garage seiner Eltern angezündet. Er spielt andauernd mit Zündhölzern, China-Böllern und allem, was brennt … es musste ja so weit kommen! Zu mir kommt er wegen rezidivierender Bronchitiden, die mit *Hepar sulfuris* rasch verschwinden.

Hura brasiliensis
Der Tod des Kindes

Dieses von Benoît Mure im 19. Jahrhundert in seiner brasilianischen Materia medica beschriebene Mittel entspricht gut dem fürchterlichen Schmerz beim **Tod eines Kindes.** Diese Pflanze erzeugt eine latexartige Substanz und hat die Besonderheit, dass sie ihre Samen weit ausschleudert. Die Samen sind ihre Kinder.

Hura brasiliensis pflegt symbiotische, „elastische" Liebesbeziehungen. Je weiter sich das Kind entfernt, umso mehr versucht *Hura*, es wieder zurückzuholen. **Das Drama ist, wenn der Gummi reißt, wenn das Kind stirbt.**

Auf körperlicher Ebene sind häufig die elastischen Fasern der Gelenke betroffen, wie etwa bei einer **rheumatoiden Arthritis**, Latexallergie (in diesem Fall lässt das Blut den Latex koagulieren: positiver Latextest). Diese Arznei hat sich zudem als wirksam gegen die **Lepra** gezeigt, eine Krankheit, die zum Ausschluss aus der Gruppe führt, und auf die manche als Mittel verfallen, um sich einer fusionellen familiären Liebe zu entziehen.

Fälle aus der Praxis

• Georges, 50, bekommt eine rheumatische Arthritis. Seine Finger schwellen an, er kann keinen Stift mehr halten. Der Latextest ist positiv, ebenso wie die Rheumafaktoren. Die Blutsenkungsgeschwindigkeit ist beschleunigt.

Nachdem er feststellt, dass die schulmedizinischen Behandlungsformen unangenehm sind und kaum Besserung bringen, ruft er mich nach einem Monat an. Ich wusste, dass vor 15 Jahren sein Sohn an Leukämie gestorben war. Ich empfehle ihm also *Hura brasiliensis* C12 - C15 - C18 - C24 und C30 nacheinander im Abstand von einer Woche.

Zwei Monate später ist er klinisch geheilt und seine Blutwerte sind negativ.

• Eine Mutter kommt mit ihrem großen, zwölfjährigen Sohn zur Untersuchung:

„Er ist allergisch gegen Latex, das ist ein Problem wegen der Präservative! (Tatsächlich gibt es welche aus Silikon.)

- „Gibt es in Ihrer Familie nicht jemanden, der ein Kind verloren hat?"

Die Mutter wird blass:

- "In Wirklichkeit ist das mein zweites Kind. Sein älterer Bruder starb mit 18 Monaten an einer Meningitis."

• Ein siebenmonatiges Mädchen leidet seit dem Alter von drei Monaten an einem enormen Ekzem, das es vor allem im Gesicht und an der Kopfhaut in eine einzige nässende Kruste verwandelt. Sie hatte auch schon mehrmals Bronchiolitis.

Verschiedene Homöopathen haben bereits erfolglos verordnet: *Silicea, Arsenicum album, Psorinum, Staphisagria, Capsicum, Graphites, Sulfur iodatum, Calcium carbonicum.*

Übrigens ist es wichtig, nach den vorausgegangenen Behandlungen zu fragen. In diesem Fall hatten nur *Capsicum* und *Psorinum* eine leichte Besserung gebracht.

Die erste Bronchiolitis trat mit einem Monat beim Abstillen auf. Man hatte mehrere Fläschchennahrungen versucht. Als ich das Mädchen sehe, erhält sie eine antiallergische Nahrung.

Die Untersuchung ergibt ein Gewicht von 7300 g bei einer Größe von 68 cm, die Extremitäten sind eher kalt.

Ich habe den Eindruck, dass man diesen Fall nicht anhand klinischer Zeichen lösen kann, sondern indem man die Geschichte der Familie und der Schwangerschaft untersucht. So erfahre ich, dass die Großmutter mütterlicherseits ebenfalls unter Ekzem leidet.

„Was war der größte Schock in ihrem Leben?"

„Sie verlor ein Baby im Alter von zwei Jahren, sie spricht andauernd davon."

Väterlicherseits gibt es keinen nachhaltigen Hinweis auf eine Allergie.

Es handelte sich um die dritte Schwangerschaft, aber vor dem ersten Kind gab es einen Abbruch. Tatsächlich handelt es sich also um das vierte Kind der Mutter.

Nach meiner Erfahrung schlägt meist beim ersten Kind das Terrain des Vaters durch, beim zweiten Kind das der Mutter, beim dritten wieder das des Vaters und so weiter. Das scheint hier so zu sein.

Während der Schwangerschaft hatte die Mutter Angst vor der Entbindung, denn die zweite Geburt war nicht sehr gut verlaufen (das lässt an *Actaea racemosa* denken). Zudem hatte sie aufgrund ihres Alters (39) eine Amniozentese machen lassen müssen, die sie als großen Stress erlebt hat, denn man hatte ihr gesagt, es gebe ein kleines Risiko, das Kind zu verlieren.

Ich notiere diese Hypothese, die sich mit der familiären Vorgeschichte deckt. Zudem findet sich eine „historische" Belastung, hier der Tod des Kindes in der familiären Vorgeschichte auf derselben Seite, auf der die Pathologie auftritt.

Und vor kurzem kommt es zu einer „Neuauflage" des Stresses durch die Amniozentese: „Sie könnten Ihr Kind verlieren, die Nadel könnte das Ei durchstechen, so wie Sie Ihr erstes Kind beim Schwangerschaftsabbruch verloren haben".

Meine Wahl fällt also auf *Hura brasiliensis*, das brasilianische Milchgewächs.

Dieses Mittel passt für Menschen, die eine fusionelle Liebe leben, wie bei einem Gummi, der das geliebte Wesen umso mehr zurückzieht als dieses sich entfernt. Reißt er, bedeutet das ein Drama, von dem man sich nicht erholt.

In den beiden ersten Lebensjahren, dem oralen Stadium befinden sich Mutter und Kind in eben diesem fusionellen Zustand. So verordne ich dem Mädchen eine Gabe *Hura brasiliensis* pro Woche (C15 - C18 - C24 - C30).

Nach einem Monat sehe ich das Mädchen, das sich sehr verändert hat. Der Leidensweg der Eltern ist beendet! Die Haut ist perfekt, die Haare wachsen besser und die Zähne brechen durch.

Hydrastis
Verschnupft und verstopft

Hydrastis ist ein gutes Mittel für anhaltenden Schnupfen mit dicken, gelben Absonderungen, vor allem im hinteren Rachen, Stirnhöhlenentzündung, vermindertes Hörvermögen durch Verlegung der eustachschen Röhren. Charakteristisch sind die bleibenden Zahneindrücke auf der Zunge und die Verstopfung (C7). Zudem wird das Mittel bei einem in der Jugend oder während der Schwangerschaft auftretenden Kropf verwendet.

Hydrastis-Patienten können Menschen nicht ausstehen, die nicht wie sie denken. Auseinandersetzung mit der Mutter, „verflucht die Mutter".

Hyoscyamus
Der eifersüchtige Exhibitionist

Neben *Lachesis* das große Mittel bei Eifersucht. **Albernes Lachen,** sexuelle Erregung, Gesprächigkeit und Schamlosigkeit sind die Hauptsymptome. Das Kind wandert splitternackt durchs Haus, spielt mit den Genitalien, schlüpft nachts ins Bett der Eltern und läuft untertags weg.

Dieses Bild lässt sich häufig um das dritte Lebensjahr beobachten, wenn die Geburt eines Geschwisters ansteht. Bisweilen wird das Kind gewalttätig (macht alles kaputt), ausfällig, unaufmerksam in der Schule. Zuhause **weigert es sich, zu essen und seine Medikamente einzunehmen.** Es hat aber nicht denselben diktatorischen Charakter wie *Lachesis*. Des Weiteren findet man bei *Hyoscyamus* eine Neigung, untertags und nachts **einzunässen** (als mehr oder weniger absichtliche Ausrutscher, um auf sich aufmerksam zu machen). Manchmal geht sogar das große Geschäft in die Hose. Ein **trockener krampfhafter Husten** tritt nachts, vor allem während des Zahnens auf. Schließlich kann es z. B. bei Fieber zu Krämpfen kommen.

(Das Mittel kann bestellt werden bei der Salvator-Apotheke in Österreich: www.remedia.at)

Fälle aus der Praxis

• Die vierjährige Emilie leidet unter einer schweren Epilepsie, die im Alter von 3 Jahren begann. Die Anfälle treten trotz aller von einem Professor der Neurologie verordneten Medikamente häufig auf. Manchmal ist eine hormonelle Behandlung nötig, um gegen das auftretende Hirnödem anzugehen (Synacthene®). Die verschiedenen, zusätzlich verabreichten homöopathischen Mittel bringen keinerlei Hilfe.

Mit 6 Jahren ist ihr EEG immer noch stark gestört, trotz der Einnahme dreier klassischer Antiepileptika häufen sich die Anfälle immer mehr. Die Mutter bemerkt, dass das Mädchen in Zeiten gehäufter Krisen **seinem Bruder gegenüber sehr aggressiv** wird. So verordne ich eine Gabe *Hyoscyamus* C15.

Nach dieser Einnahme lassen die Anfälle nach und das EEG normalisiert sich. So führen wir die Behandlung mit ansteigenden Potenzen fort, während gleichzeitig die klassischen Antiepileptika ausgeschlichen werden. Heute ist das Mädchen 14. Sie nimmt seit fünf Jahren keinerlei Medikamente mehr und führt ein normales Leben mit guten schulischen Ergebnissen.

• Yann ist zweieinhalb Jahre alt. Seit einem Monat wacht er regelmäßig in der Nacht auf und kommt zu seinen Eltern ins Bett, die er mit seiner Zappeligkeit am Schlafen hindert. Untertags zieht er sich dauernd aus und spielt mit seinem Pimmel. Die Mutter erwartet in einigen Monaten seinen kleinen Bruder. Eine Gabe *Hyoscyamus* C15 bringt der gesamten Familie die Nachtruhe zurück.

Hypericum

Das Arnica der Nerven

Typischerweise ist *Hypericum* das Mittel für Quetschungen und Wunden des Nervensystems, vor allem an den Enden der Extremitäten (**Fingerverletzungen durch Quetschungen**, Risse oder Fleischwunden mit Substanzverlust) oder der **Wirbelsäule**, z. B. bei einem Sturz auf das Steißbein. Dann kommen hohe Potenzen (z. B. C15) zum Einsatz. Es ist auch bei Operationsfolgen angezeigt, wenn die Wunde schmerzhaft ist, und bei Schock am Kopf, z. B. bei Folgen einer **Zangengeburt**.

Weniger bekannt ist die Arznei für Asthma mit krampfartigen Anfällen bei Nebel oder vor Gewitter (Besserung durch Schweiß und ergiebigen Auswurf), für schmerzhafte Hämorrhoiden und schließlich bei **Ekzem** mit starkem Juckreiz im Gesicht und an den Händen.

Häufig handelt es sich um ein **Kind mit einer schwierigen Geburt, mit starkem Zug an Kopf und Wirbelsäule**. Früher war dieses Mittel bekannt für die **Prävention von Tetanus**.

Fälle aus der Praxis

• Der sechswöchige Jonathan wird wegen Beschwerden gebracht, die unter das Bild von Drei-Monats-Koliken fallen. Bei diesem großen Kind, Geburtsgewicht 4200 g, verlief die Entbindung langwierig und es wurde die Zange gebraucht. Seit seiner Geburt ist der Junge sehr nervös und schreit andauernd vor, während und nach dem Stillen. Trotzdem ist die Gewichtszunahme zufriedenstellend. Er bekam bereits einige Gaben *Arnica* ohne Erfolg. Eine Gabe *Hypericum* C15 bringt rasch Ruhe und Gelassenheit zurück.

• Hervé hat sich gerade zwei Finger in der Autotür eingeklemmt. Er brüllt wie am Spieß. Ein Fingernagel ist praktisch ausgerissen. Das ist nicht sehr schlimm, er wird abfallen und der neue wird nachwachsen. Drei Globuli *Hypericum* C15 bringen rasche

Erleichterung. Übrigens sind es häufig *Silicea*-Kinder, die sich andauernd ihre Finger in den Türen einklemmen.

• Roger bekommt ein Zahnimplantat. Sein Zahnarzt: „Ich verordne Ihnen wirkungsvolle Schmerzmittel, denn ich muss im Knochen bohren, und wenn die Wirkung der Betäubung nachlässt, wird das sehr schmerzhaft sein." Nach der Operation geht Roger nach Hause, nimmt *Hypericum* C15 und legt sich hin. Als er wieder aufwacht, hat er keinerlei Schmerzen und braucht keine Schmerzmittel.

Hyssopus officinalis
Folgen von Ehebruch

„Reibe dich mit Ysop ab, und du wirst gereinigt sein", empfiehlt ein Prophet dem ehebrüchigen König David.
Hilfreich bei saurem Magenreflux.

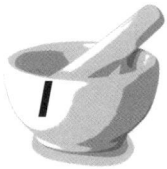

Tabernanthe Iboga
Seinen Körper verlassen

Diese afrikanische Liane wird bei Initiationsritualen (Biwiti) verwendet, bei denen der Betroffene seinen Körper verlässt, eine mystische Erfahrung macht und mit seinen Ahnen kommuniziert, die ihm helfen, seinen Weg und seinen Namen zu finden.

In homöopathischer Dosierung kann dieses Mittel bei präpsychotischen Borderline-Fällen helfen, in denen der Kranke das Gefühl hat, seinen Körper zu verlassen. Es hilft ihm, sich intensiver zu inkarnieren und solidere Kontakte mit seiner Umgebung herzustellen.

(Das Mittel kann bestellt werden bei der Salvator-Apotheke in Österreich: www.remedia.at)

Ignatia
Das Tal der Tränen

In unserer Welt gibt es Erfahrungen, die schwer zu schlucken sind, d.h., sie bleiben einem im Halse stecken, wie ein **Kloß**, der die Atmung blockiert, manchmal bis zur Bewusstlosigkeit! Eigentlich sollte man dann Rotz und Wasser heulen, brüllen, sich am Boden wälzen ... Aber unsere Erziehung, die guten Sitten, eine ganze Reihe von Gründen halten uns zurück, und das beklemmt uns. Später sind wir wie besessen von dieser Erinnerung, die uns ohne Unterlass belastet und uns die Gegenwart vergällt. Der Schlaf flieht uns. Die Stimmung gerät aus dem Gleichgewicht, unkontrollierbare Lachanfälle wechseln ab mit mitleiderregender Weinerlichkeit. Dies kann bei einem Trauerfall, einem Unfall, im Zusammenhang mit dem Stress einer Trennung, bei einer Prüfung, einem Examen der Fall sein. Der Patient fühlt sich in gewisser Weise verlassen, ungeliebt. Auf eine Gabe *Ignatia* C15 folgt die Linderung. Im Grunde genommen ist das Leben gar nicht so traurig!

Fälle aus der Praxis

• Laurie leidet, seit sie 14 ist, an nervösen Störungen, mit hartnä-ckiger Schlaflosigkeit, zahlreichen Tics im Gesicht, wechselnden Schmerzen in der Brust, im Bauch und am Kopf. Außerdem fiel sie schon mehrmals aus geringfügigen emotionalen Anlässen in Ohnmacht. Die jetzt 17-jährige Jugendliche sitzt mir gegenüber, seufzt andauernd, schluckt und zwinkert mit den Augen. Alle medizinischen Untersuchungen (auch ein Scan) sind negativ. Vor drei Jahren ist ihr Vater ausgezogen und lebt mit einer anderen Frau zusammen! Darüber wird aber nicht gesprochen!
Mit ein paar Gaben *Ignatia* C15, dann C30 und einigen Physiothe-rapiebehandlungen verschwinden alle Symptome rasch.

• Marion, 7 Jahre alt, schläft nicht mehr, seit ihr Hund vor dem Haus überfahren wurde. Die Unfallszene war fürchterlich gewe-sen. *Ignatia* C15, dann C30 bringen der gesamten Familie den Schlaf zurück.

• Eines Abends im Februar komme ich spät nachhause und hoffe auf eine verdiente Ruhe. Doch meine Tochter Pauline fiebert, stöhnt und hält sich das linke Ohr. Mit dem Otoskop komme ich dem Übel schnell auf die Spur: Akute Ohrenentzündung vor der Eiterungsphase, rotes, vorgewölbtes Trommelfell. Meine Müdig-keit und meine Routine lassen mich zunächst erfolglos *Arseni-cum album* verabreichen (Pauline ist ruhelos, wir sind an der Küste), aber der Zeitpunkt des Beginns stimmt nicht mit dem Mittel überein. Das Mädchen stöhnt auf meinem Schoß, und um sie etwas abzulenken, erzähle ich ihr einen Witz. Sofort weicht das Klagen einem herzhaften Lachen ... dann fängt es wieder an. Ich erzähle noch einen Witz - dasselbe Resultat. Dieses Abwech-seln von Lachen und Weinen ist ein brauchbares geistiges Symp-tom – und typisch für *Ignatia*.

Als ich feststelle, dass *Ignatia* das Mittel ist, analysiere ich die Situation. *Ignatia* enthält Strychnin, einen Neuromediator und Hemmer des glyzinergen Systems, der einen Teil der zerebralen Tätigkeit steuert. Dieses System hat sich verselbständigt, da ein **Liebeskummer vorliegt**. Für mich vermittelt *Ignatia* eigentlich „**verlasse mich nicht**". Meine ganze neuere Forschung führt mich dazu, im Einzelmittel, das aus dem Studium der vom Kranken gezeigten Beschwerden hervorgeht, das Wort zu ermitteln, das er in seinem Unterbewusstsein nicht aussprechen konnte. Dieses „klemmt" dann sozusagen in seinem Unterbewusstsein fest und findet keinen anderen Weg, als sich körperlich durch eine Krankheit zu manifestieren. Ideal ist es dann für den Arzt, zu verstehen, was ihm die Krankheit sagt, und dann mit dem Patienten darüber zu sprechen.

Nun aber zurück zu Pauline. Was war ihr Kummer? Mir fiel ein, dass kurze Zeit zuvor unser alter Hund gestorben war. Jeff war ein afrikanischer Hund, den sie immer schon gekannt hatte. Und ich hatte bemerkt, dass sie in ihrem Zimmer ein Foto ihres alten Hundes aufbewahrte, das auf ein Blatt Papier aufgeklebt war, auf dem stand: „Jeff war sehr alt, jetzt ist er gestorben." Ich hatte mir gedacht: „Das ist sehr gut, sie erledigt ihre Trauerarbeit". Aber am Vortrag ihrer Erkrankung kam Pauline nach einem Fest zu Ehren ihrer besten Freundin, die definitiv nach Afrika umzog, weil ihr Vater dorthin versetzt worden war, weinend aus dem Kindergarten zurück.

Das war des Guten zuviel. **Wenn sie mich wirklich lieben würden, würden sie dann ohne mich fahren?** So viel Abschied mag man nicht hören … und das betroffene Ohr ist das linke (links ist die Seite der Gefühle).

Ich drehe mich zu Pauline: „Ich weiß schon, das ist, weil deine Freundin nach Afrika gezogen ist!" Pauline hebt ihr Gesicht, das ganz rot wird. Sie hört auf zu stöhnen, so als ob ich sie auf frischer Tat bei einer Dummheit ertappt hätte. Vielleicht diejenige, sich selbst zu lieben, ohne die Freiheit des anderen zu respektieren („Ich liebe dich, deshalb wirst du mich nie verlassen"). „Was? Daran hab ich überhaupt nicht mehr gedacht!", entrüstet sie sich. Sie erhält ihre drei Globuli *Ignatia*, schläft ein und wacht am nächsten Morgen gesund und munter auf.

Ich habe ihr dann erklärt, dass man sich im Leben manchmal von geliebten Wesen trennen muss und dass dies eine notwendige Prüfung ist, um zu verstehen, **dass Liebe die Freiheit des anderen respektieren muss** ...
Einen Monat später bekam sie ein Ekzem auf der linken Körperhälfte, das mit einer Gabe *Ignatia* C30 verschwand.

Indium metallicum
Verwechselt männlich und weiblich

Das Mittel für Patienten, die, um den geheimen Wünschen der Eltern zu entsprechen, das Verhalten des anderen Geschlechts annehmen. Das Mädchen kann z. B. sehr „burschikos" werden, einen starken Haarwuchs entwickeln, zu viele männliche Hormone bilden, während der Junge weiblich wirkt.
Es stellt sich eine intellektuelle Ermüdung ein, der Patient wird verrückt beim Lernen. Dazu kommen Migräne und Rückenschmerzen.

Fall aus der Praxis
Ein erstgeborenes Mädchen aus einer Familie von Rückkehrern aus Nordafrika. Der Vater wollte eigentlich einen Jungen ...
Sie wird autoritär, draufgängerisch, trägt nur Hosen und entwickelt dazu Übergewicht und einen verstärkten Haarwuchs. Die Blutuntersuchung ergibt einen erhöhten Testosteronspiegel.
Nach wiederholten Gaben von *Indium metallicum* wird sie wieder schlank und weiblich.

Influenzinum
Die homöopathische „Grippeimpfung"

Das aus Auszügen des Grippeerregers gewonnene homöopathische Mittel beugt dieser winterlichen Erkrankung vor: Zwei bis drei Jahre lang nimmt man jeden Sonntag im November morgens und abends 5 Globuli einer C9. Ist die Grippe einmal da, muss man spezifischere Mittel einsetzen (*Arnica, Arsenicum album, Eupatorium perfoliatum, Gelsemium, Nux vomica, Oscillococcinum* oder *Rhus toxicodendron*, je nach der jährlich wechselnden Form der Epidemie). Bei einer Epidemie hilft dasselbe Mittel allen Betroffenen (Ausnahme von der Individualisierung) und kann der Umgebung sogar präventiv verabreicht werden.

Iodum

Aktion und Kontemplation

Iodum ist eines unserer großen Konstitutionsmittel mit Wirkung auf viele Organe, vor allem aber auf das Hormonsystem allgemein und insbesondere die Schilddrüse. Wenn wir die Evolution unserer Spezies betrachten, gab es eine Zeit, in der wir Fische, also kaltblütige Tiere waren, deren Temperatur vom umgebenden Wasser bestimmt wurde. Dann kamen die Fische in Form von Reptilien an Land, um sich schließlich bis zum Säugetier weiterzuentwickeln. Von da an gab es eine interne Temperaturregulierung. Wir verfügen also über eine gleichmäßige innere Temperatur von 37 °C, egal wie die äußeren Bedingungen sind. Und das verdanken wir der Wärme unserer inneren Verbrennungsvorgänge, unserem Metabolismus.

Jod und die Jod-Schilddrüsenhormone spielen bei dieser Temperaturregulierung eine große Rolle. Wenn dieses System aus dem Lot gerät, entspricht das klinische Bild häufig *Iodum*. Der Metabolismus macht sich selbstständig, der Kranke verbrennt mehr als er trotz eines gewaltigen Appetits zu sich nimmt. Es kommt zu **Abmagerung** und **großer Angst** (vor allem in Ruhe), und es zeigen sich Impulse zu **Bewegung, Laufen** und **Gewalttätigkeit**. Dies kann z. B. bei einem Jugendlichen der Fall sein, der sich nicht in die Zukunft projizieren kann, wenn es darum geht, dass er eigentlich seine Mutter verlassen sollte, vielleicht, weil die Identifikation mit dem Vater nicht richtig erfolgt ist? Er wird melancholisch, zieht sich zurück und nimmt ein selbstmörderisches Verhalten an.

Ein warmer Mensch im wahrsten Sinn des Wortes. Er sucht die frische Luft, muss hinaus und schwitzt reichlich.

Manchmal weist das Bild einer **Lymphadenopathie** oder eines beginnenden Kropfs auf dieses Mittel hin. Im Bereich der Atemwege trifft man **heftigen** und reichlichen **Schnupfen, Niesen,** Schmerzen der Stirnhöhlen, schmerzhafte **Kehlkopfentzündungen,** Lungen- und Rippenfellentzündungen, **adenoide Wucherungen.** In einem anderen Fall kann sich das entgegengesetzte klinische Bild einer **Schilddrüsenunterfunktion** zeigen: Übergewicht, Frösteln, Verstopfung, **verzögertes Wachstum** bei Kindern. Mit Homöopathie kann man einer leichten Deregulierung des Hormonsystems beikommen. Bei einer größeren Dysfunktion ist jedoch eine Hormonsubstitution erforderlich.

Wenn man die Symbolik betrachtet, ist es interessant, festzustellen, dass der Buchstabe Jod auf Hebräisch Gott bedeutet. Um das „J" auszusprechen, lächelt man und entblößt die Zähne. Im Tierreich bedeutet das Entblößen der Zähne eine Geste der Aggressivität (es wird ein Biss angedroht). Beim Menschen dagegen ist es ein Synonym für Liebe, Sympathie oder Glück

Der *Iodum*-Patient verbraucht sich in der Aktion und lässt keinen Raum für die Kontemplation.

Eine alte Dame, die an der Schilddrüse operiert worden war, gestand mir eines Tages, dass sie ihr Leben lang Menschen bewundert habe, die sich der Kontemplation hingeben konnten, was nie ihr Fall gewesen sei.

Von der jüdisch-christlichen Mythologie aus betrachtet, lässt uns dieses Mittel an die **Geschichte von Kain** denken (der Fall, in dem Jod vorkommt). Kain der Ackerbauer verbringt seine Zeit damit, Land zu bearbeiten, und verzichtet auf Kontemplation, im Gegensatz zu seinem Bruder Abel, dem Hirten. Er fühlt sich von Gott verstoßen, wird böse und tötet seinen Bruder. Es folgen Reue und eine überstürzte Flucht …

Iodum stammt vom griechischen Wort für „violett". Denn dieses Element erzeugt beim Verbrennen violette Dämpfe. Violett, die Mischung aus Rot und Blau, verkörpert die **Mäßigung,** Rot die impulsive Kraft, Blau die Ruhe von Meer und Himmel. Violett ist das Symbol einer spirituellen Transfusion, es ist eine Farbe, die Unterwerfung und Gehorsam signalisiert. Es handelt sich um den Übergang von Yang zu Yin. **Iodum hat die Mäßigung vergessen und verbraucht sich in Exzessen.** Nicht zu vergessen ist die Rolle, die Jod beim Wachstum spielt.

Fälle aus der Praxis

• Marc ist 9 Jahre alt, lebhaft, dünn und er deckt sich andauernd ab, denn er findet immer, dass es zu heiß ist. „Er isst gut, aber er nimmt kein Gramm zu", sagen die Eltern, die mit ihm wegen eines Heuschnupfens zu mir kommen. In der Vorgeschichte gab es Harnwegsinfektionen, deretwegen im Alter von 4 Jahren eine Röntgenaufnahme der Nieren gemacht wurde. Der Junge hatte damals mit einer starken Allergie auf die Jodpräparate reagiert, die man ihm verabreicht hatte! *Iodum* C15 - C18 - C24 und C30 jeweils im Abstand von 10 Tagen bringen Besserung.

• Evelyne kommt mit 3 Jahren wegen Asthma: „Jeder Schnupfen wächst sich gleich zu einem Asthmaanfall aus", sagt die Mutter, an der mir ein Kropf auffällt.
Das erinnert mich an eine ähnliche Beobachtung von Charette, der die Arznei Iodum im Zusammenhang mit Schnupfen erwähnte, der sich grundsätzlich zu einem Asthmaanfall entwickelt. Der Kropf der Mutter ist der zweite Hinweis auf das Mittel. Schließlich stelle ich fest, dass das Mädchen trotz guten Appetits sehr mager ist. An diesem Tag bläst der Wind vom Meer über die Küste. *Iodum* C9 unterbricht den Asthmaanfall an diesem Tag, und auch bei weiteren Schnupfenepisoden tritt kein Asthma mehr auf.
Eines Tages schlage ich der Mutter eine Behandlung mit Iodum für ihre Schilddrüsenprobleme vor. Wir diskutieren über Philosophie, Gott, das Leben und den Tod … „Ich erzähle Ihnen etwas, das ich noch nie jemandem außer meiner Mutter gesagt habe", sagt sie. „Als ich 10 Jahre alt war, hat mich mein Onkel missbraucht, und während er mich vergewaltigte, kam ich zu dem Schluss, dass es Gott nicht gibt."

Ipecacuanha
„Einwandfrei" bei Spasmen

Ein großes Mittel gegen Krämpfe des Verdauungsapparats (z. B. in Verbindung mit einer Magen-Darm-Grippe) aber auch im bronchopulmonären Bereich bei einem plötzlichen Asthmaanfall. Zwei charakteristische Symptome weisen mit großer Sicherheit auf dieses Mittel: Die **Zunge ist sauber,** was bei einem klinischen Bild, das fast immer Übelkeit enthält, erstaunlich ist. Diese Tatsache verweist übrigens auf die psychische Ebene: Der Patient weiß nicht, was er will! Bei *Antimonium tartaricum* ist die Zunge stark belegt. Dann liegt häufig eine **geringfügige hämorrhagische Note** vor, wie z. B. ein leichtes Nasenbluten (*Ferrum phosphoricum*).

Ipecacuanha passt für eine ganze Reihe von Beschwerden, wie z. B. Durchfall nach dem Verzehr grüner Früchte im Sommer, Amöbenruhr mit Schmerzen um den Nabel, wenig Durst und grünlichen Stühlen, Erbrechen während der Schwangerschaft, Krampfhusten bei Bronchitis oder Asthma bei kaltem, trockenem Wind aus Norden (Mistral).

Fälle aus der Praxis

• Yan, 12 Jahre, wacht mit Bauchschmerzen und Durchfall auf, seine Zunge ist trotzdem rosa. Am Vortag hat er einen großen Topf wilder, im Gebirge gesammelter Himbeeren, also 1,5 l frische Früchte vertilgt. Mit ein paar Globuli *Ipecacuanha* C15 wird er wieder gesund.

• Renaud, 10 Jahre, bekommt einen Asthmaanfall, als der Mistral anfängt zu wehen. Bei jedem Einatmen muss er heftig husten. Im Gesicht ist eine beginnende Zyanose zu sehen: Die Lippen sind **bläulich.** Seine Stimme ist schwach und heiser. Die Heilung folgt innerhalb von zwei Stunden nach der Einnahme von drei Globuli *Ipecacuanha* C7 alle fünf Minuten. Mit Eintritt der Besserung erfolgt die Einnahme in größeren Abständen.

> • Marianne, 27 Jahre, ist im zweiten Monat schwanger. Der Beginn ihrer Schwangerschaft wird ihr durch starkes Erbrechen vergällt. Ein Psychoanalytiker würde uns erklären, dass diese Reaktion eine unterbewusste Ablehnung ihrer Schwangerschaft bedeutet. Sie weiß also nicht recht, was sie will: Mutter werden oder Mädchen bleiben! Die Zunge bleibt sauber, was auf *Ipecacuanha* verweist, das sie in einer C9 nimmt. Kommentar der Patientin: **„Das ist einwandfrei".** Der Rest der Schwangerschaft verläuft problemlos.

Iris versicolor
Die Kritik

Kleines Mittel, das für seine Wirksamkeit (C5 - C7) in Fällen von Migräne mit verschwommenem Sehen bekannt ist (*Natrium muriaticum, Sepia*).
Bauchspeicheldrüse und Schilddrüse sind häufig betroffen.
Brennen im Verdauungstrakt, Erbrechen, Psoriasis, vor allem am Ellbogen, Herpes, Ekzem, das vor allem nachts juckt.

Das Mittel passt für einen Intellektuellen, der sich als Hüter der Reinheit versteht, aber andauernd die Anderen kritisiert und daher Schwierigkeiten hat, etwas zu schaffen.

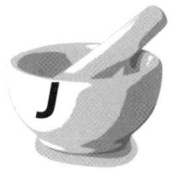

Justicia
Vom Schnupfen zur Bronchitis

Justicia ist ein kleines Mittel, das bei Schnupfen wirkt, der sich auf die Bronchien ausweitet, wenn man zwischen *Allium cepa* und *Euphrasia* zögert.
Asthma schlechter im warmen, geschlossenen Zimmer.

Der Name der Pflanze verweist auf eine Empfindung von Ungerechtigkeit (*Calcium phosphoricum*).

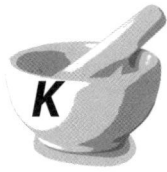

Kalium bichromicum
Der Sündenbock

Wir leben in einer **Welt aus Beton**. Und *Kalium bichromicum* ist ein wichtiger Bestandteil von Zement, das erklärt vielleicht, warum dieses Mittel häufig bei unseren Zeitgenossen angezeigt ist. Übrigens wird jeder etwas empfindliche Mensch, der sich mit Maurerarbeiten beschäftigt, schnell mit einigen Schlüsselsymptomen von *Kalium bichromicum* konfrontiert: dicker, zäher Schnupfen, Stirnkopfschmerzen (beginnende Sinusitis), Magenschmerzen, die bis zum Magengeschwür reichen können, und vor allem eine intensive Müdigkeit.

Der *Kalium-bichromicum*-Kranke fröstelt, hat **Verlangen nach Bier**, rheumatische Schmerzen in den Extremitäten, **lokalisierte Schmerzen an kleinen Stellen**, leidet unter Ischiasbeschwerden links und Nephritis mit Magenstörungen.
Es handelt sich um Kranke mit schweren lokalen Symptomen (z. B. einer großen Ulzeration an einer Rachenmandel oder am Magen) mit wenigen Allgemeinsymptomen (kein Fieber), so als ob der Körper an einem bestimmten Punkt das gesamte Krankheitspotenzial kristallisieren würde.

Dr. Fayeton weist darauf hin, dass alles so abläuft, als ob es sich um einen „Sündenbock" handle, der die Pathologie für den Rest des Körpers abwickelt.
Wir leben in einer Beton-Gesellschaft, in der immer wenn etwas falsch läuft, jeder außerhalb von sich selbst einen Sündenbock sucht, der für alle Übel verantwortlich ist, anstatt den Balken im eigenen Auge zu sehen.

Dieses Mittel thematisiert die Mauer, die Grenze, die wir zwischen uns und den Anderen errichten, damit niemand zu uns eindringen kann. Dieses Mittel kann beispielsweise bei Bettnässen eines großen Bruders helfen, der sein Zimmer mit dem jüngeren teilt, der ihm die Luft zum Atmen nimmt.

Fälle aus der Praxis

• Die zweijährige Elodie leidet seit mehreren Wochen an einem Schnupfen ohne Fieber. Aus der Nase kommt eine dicke Absonderung mit elastischen Pfropfen, die sich andauernd wieder formen. Es ist Winter und die Familie ist kürzlich in ein neues Haus eingezogen.

• Patrice, 37 Jahre, leidet seit drei Monaten an Ischiasbeschwerden. Zahlreiche schulmedizinische Behandlungsversuche zeigten keinen Erfolg. Und es wurden mehrere Untersuchungen ohne greifbare Ergebnisse durchgeführt. Vor drei Monaten hat er sich sehr angestrengt, als er eine Betonplatte um sein Haus anlegte. Heilung bringt eine Gabe *Kalium bichromicum* C15.

Kalium bromatum

Thema des schlechten Rufs

Ein interessantes Mittel für **Schlaflosigkeit durch Kummer** oder durch einen Trauerfall (*Ignatia, Natrium muriaticum*). Manchmal kommt es zu ängstlichem Aufschrecken aus dem Schlaf (*Stramonium*), Zähneknirschen während des Schlafs, Schlafwandeln. Im Bereich der Haut kann eine schwere Akne auftreten mit Pickeln im Gesicht, auf der Brust und den Schultern. Dies kann bei Jugendlichen oder Erwachsenen der Fall sein, bei denen das Sexualleben einen übermäßig großen Stellenwert einnimmt und die Tics haben mit **Ruhelosigkeit der Hände, die sich andauernd bewegen**. Ebenfalls zu bemerken sind ein Stottern und ein anhaltender Schluckauf.

Diese Menschen meinen, den gesamten Zorn Gottes auf sich gezogen zu haben, und sehen in jedermann einen Verschwörer, der bereit ist, ihren Ruf zu ruinieren.

Es ist ein Mittel für die **Kinder, die nicht arbeiten wollen** und ein faules Leben als Dieb oder Betrüger durchaus in Betracht ziehen.

Kalium carbonicum
Leiden in Verbindung mit Abhängigkeit

Kalium-carbonicum-Patienten sind so kitzelig, dass man sie nicht untersuchen kann (*Antimonium crudum, Phosphorus*). Neben dem Verlangen nach Zucker, den *Kalium carbonicum* pur isst, ist eine **Schwellung der Oberlider** zu beobachten. Es ist ein gutes Mittel gegen Husten und Asthma gegen **3 Uhr morgens**. Das Kind muss sich im Bett aufsetzen und klagt über **stechende Schmerzen** in Brust und Hals. Bei diesem Mittel sind häufig stechende, rheumatische Schmerzen zu verzeichnen. Es ist auch das Mittel der „**Wehenschmerzen im unteren Rücken**". Es gibt ein kardiologisches Schlüsselsymptom: Gefühl als sei das Herz an einem Faden aufgehängt.

Auf geistiger Ebene fällt ein **Verlangen nach Gesellschaft auf, aber der Betroffene geht mit seiner Umgebung dann verachtenswürdig um.** Es handelt sich also um eine sehr ambivalente Beziehung nach außen. In gewisser Weise zeigen sich gleichzeitig Verlangen und Zurückweisung.

Um dieses Mittel zu verstehen, muss man sich die Rolle von *Kalium* vergegenwärtigen, das eine wesentliche Aufgabe im Zellhaushalt erfüllt. Unsere Zellen enthalten viel Kalium, der extrazelluläre Raum dagegen viel Natrium. Die Natrium-Kalium-Pumpe der Zellmembran konzentriert kontinuierlich das Kalium in der Zelle und befördert das Natrium nach außen, ein für das Leben unverzichtbarer Vorgang, für den eine große Menge Zucker (Glukose) als Treibstoff nötig ist.

Bei der Geburt wird durch die Durchtrennung der Nabelschnur die Zufuhr von Glukose über die Blutbahn verhindert. Die Natrium-Kalium-Pumpe funktioniert weniger gut. Der Kaliumspiegel in der Zelle fällt ab und es entsteht eine Angst vor dem Zelltod. Das Baby schreit, die Mutter gibt ihm die Brust oder das Fläschchen und alles wird gut. Aber das *Kalium-carbonicum*-Baby ist **böse auf seine Umgebung,** weil es plötzlich so abhängig ist, und die Ambivalenz der Beziehung, die sich daraus ergibt, führt dazu, dass es sobald es satt ist, die Gesellschaft zurückweist.

Fall aus der Praxis

Delphine ist 12 Jahre alt und leidet trotz homöopathischer und allopathischer Behandlung an schwerem Asthma mit jede Nacht wiederkehrenden Anfällen. Ich sehe sie in einer Nacht gegen 3 Uhr morgens. Sie ist sehr bedrückt und fragt nach einem Arzt, der sie aber kaum untersuchen kann, denn das Mädchen windet sich wie wild wegen des kalten Stethoskops. Die Oberlider sind angeschwollen wie kleine Säcke. „Wie fühlt es sich an?" - „Es sticht", sagt sie und zeigt auf ihre aufgeblähte Brust. *Kalium carbonicum* C7, C9 dann C15 zeigen eine spektakuläre Wirkung und bringen das Asthma zwei Jahre lang zum Verschwinden. Mit der Pubertät kommt jedoch die Krankheit wieder zum Vorschein und lässt sich mit diesem Mittel nicht mehr bewältigen.

Gleichzeitig treten Symptome auf, die auf *Staphisagria* hinweisen, das dieses Asthma definitiv zum Verschwinden bringt (seit 10 Jahren keine einzige Krise mehr).

Kalium iodatum

Die fixe Idee

Hier handelt es sich um ein Mittel, das viele Symptome umfassen kann, wie profusen, wässrigen Schnupfen mit Schmerzen der Stirnhöhlen, **Husten durch eine Kompression des Kehlkopfs** (Angiom, Kropf) oder der Luftröhre (z. B. durch eine vergrößerte Thymusdrüse), Asthma, das sich durch Bewegung und frische Luft bessert, Neigung zu Purpura, vor allem an den Beinen und Analfissuren bei Babys.

Es handelt sich häufig um Menschen mit fixen Ideen, von denen sie sich nicht abbringen lassen.

Kalium iodatum „erkennt die eigenen Kinder nicht". Die Thymusdrüse ist das Organ, in dem die Lymphozyten die Zellen des Körpers zu erkennen lernen. Bei Autoimmunerkrankungen, in deren Zusammenhang Probleme im Bereich der Thymusdrüse auftreten können, funktioniert dieser Vorgang nicht.

Fall aus der Praxis
Fabrice, 5 Monate, verbringt die meiste Zeit wegen Erstickungsanfällen in der Notaufnahme. Er kam mit einem **enormen Larynxangiom** zur Welt. *Kalium iodatum* C7 hat eine bemerkenswerte Wirkung auf seine späteren Anfälle, für die keine Einweisung mehr erforderlich ist.

Kalium muriaticum
Mutter der Pflicht

Schweres Leben voller Verpflichtungen.
Katarrh der Eustachschen Röhre.

Kalium phosphoricum

Mittel übermüdeter Studenten; Weigerung im Team zu arbeiten, sich von den Freunden helfen zu lassen.

Kalium sulfuricum
Organisiert Freude

Reizbares *Pulsatilla* mit Horror vor Veränderungen. Kind, dem immer heiß ist, gelbes, dickes Nasensekret.
Will dazu beitragen, dass die Menschen glücklich sind.

Kreosotum
Von innen zerfressen

Noch ein Mittel voller Symbolik: *Kreosotum* ist ein Destillat aus Buchenholzteer, das man in Mähren für die Konservierung von Fleisch verwendete.

Kreosotum-Kinder haben Zahnungsprobleme. Die Zähne brechen schon kariös hervor, und der Vorgang wird von einer **heftigen Windeldermatitis** begleitet. Die Zähne, mit denen sie beißen und aggressiv sein sollen, um autonom zu werden, sind von Anfang an schon von innen beschädigt. Bei *Kreosotum* **richtet sich die Aggression nach innen**, was ein gutes Terrain für die Entwicklung von schweren Krankheiten wie Krebs abgibt. (Es ist beispielsweise ein gutes Mittel bei Vaginalkarzinom).

Auch bei den Folgen von Vergewaltigung ist *Kreosotum* ein interessantes Mittel.

Fall aus der Praxis
Tim, 6 Monate, kommt wegen Zahnungsbeschwerden. Er hat eine ausgedehnte Windeldermatitis, das Zahnen bereitet ihm große Schmerzen, er leidet unter Schlaflosigkeit und Husten und ist launisch (er will alles Mögliche und wirft es weg, sobald er es bekommen hat. Drei Globuli *Kreosotum* C7 zwei Tage lang dreimal täglich bringen rasch Heilung.

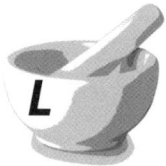

Lac caninum
Ich bin nichts wert

Dieses Gefühl fasst den Geisteszustand des Lac-caninum-Kranken zusammen, der tatsächlich den Eindruck hat, ein „Hundeleben" zu führen. *Lac caninum* ist die Milch der Hündin. Diese Milch stammt aus dem abdominalen Teil des Körpers, während die menschliche Milch im Bereich der Brust, über dem Zwerchfell, gebildet wird. *Lac caninum* ist ein Mensch, der sich im Freudschen Sinn „kastriert" fühlt. **Er träumt von Schlangen,** vor denen er eine Phobie hat. Abends sieht er deshalb oft unter dem Bett nach, bevor er schlafen geht (die Schlange symbolisiert das männliche Geschlecht und weist auf das Problem der Kastration hin). Das Kind bringt in der Schule nichts zustande, denn es kann seine Aufmerksamkeit nicht länger als einige Minuten auf dasselbe Thema konzentrieren (*Lachesis*). Manchmal geht es vor Wut in die Luft und gilt deshalb als **schwierig**.

Auf der körperlichen Ebene **wechseln die Beschwerden von *Lac caninum* zwischen der rechten und linken Körperhälfte** (nach dem Bild der Bewegungen einer Schlange): Migräne, Schnupfen, Angina oder Ischiasbeschwerden tauchen einmal rechts und am nächsten Tag links auf.

Zudem ist dies ein wichtiges Mittel, um die Milchproduktion bei Frauen anzuregen, die ihr Kind nicht stillen können. Nach dem Abstillen dagegen hilft es, die Milch zum Versiegen zu bringen.

Fälle aus der Praxis

• Der neunjährige Joseph, bringt in der Schule nichts zustande. Er schafft es nicht, sich länger als fünf Minuten zu konzentrieren.

- „Welche Meinung hat er von sich selbst?"

- „Bei Wettbewerben startet er von vorne herein immer schon als Verlierer."

- „Hat er mit Ihnen je über Schlangen gesprochen?"

- „Schlangen! Das ist lustig, dass Sie von Schlangen sprechen, mein Mann interessiert sich leidenschaftlich für Schlangen, wir fahren jedes Wochenende aufs Land, um welche zu fangen!"

Dieser Junge leidet unter einer massiven Kastrationsangst mit einem Vater, der Schlangen fängt und sie dann in Alkohol taucht, um sie in Gläsern aufzubewahren. Zwei Gaben *Lac caninum* C15, dann C30, verwandeln ihn in einen guten Schüler, der sein Schuljahr gut abschließt und befreit ihn daneben von einem Katarrh der Eustachschen Röhre und einem ekzemartigen Ausschlag der rechten Körperhälfte.

• Eine Mutter kommt mit ihrem kerngesunden Kind zu einem Checkup vor dem Schulanfang, sie dagegen erscheint mir sehr müde.

- „Und wie geht es Ihnen?"

- „Nicht besonders, ich leide unter verschiedenen hormonellen Störungen, die ich nicht loswerde."

- „Möchten Sie, dass ich Ihnen ein homöopathisches Mittel gebe?"

- „Vergeuden Sie nicht Ihre Zeit mit mir, **ich bin es nicht wert**, und Sie haben noch viele Kinder im Wartezimmer."

- „Ich vergeude meine Zeit nicht. Nehmen Sie eine Gabe *Lac caninum* C30, das bringt Sie wieder ins Gleichgewicht."

So kann es sein, dass man sehr schnell zu einer homöopathischen Verordnung kommt, wenn man die Ohren aufsperrt, um zu hören, was der Patient sagt.

Lac defloratum

Entrahmte Milch. Hartnäckige Verstopfung seit dem Wechsel zu künstlicher Säuglingsnahrung; Darmverschluss (*Causticum, Gelsemium, Lachesis, Opium, Plumbum*).

Lac felinum

Unabhängiges Kind; Verhaltensweisen einer Katze.
Schlüsselsymptom: isst Papier.

Lac maternum

Störung der frühen fusionellen Beziehung zwischen Mutter und Kind

Ein passendes Mittel für Kinder, die in der frühen Mutter-Kind-Beziehung eine schwere Störung erlebt haben: verzögertes intrauterines Wachstum, schwieriges Abstillen, unerwünschte Kinder (*Phosphoricum acidum, Petroleum*), **Kind, bei dem es schwer fällt, nach der Geburt einen Namen zu finden.**

Aufmerksamkeitsstörungen, (präpsychotische) Borderlinestörung (siehe *Iboga*).

Lachesis

Zu weit links

Wir leben auf dieser Welt in einer Rechts-Links-Dualität, die sich auch an unserem eigenen Körper zeigt. Im Großen und Ganzen entspricht die rechte Seite der Kraft, der Geschicklichkeit, dem mathematischen Geist: dem Geist der Geometrie von Pascal. Die linke Seite entspricht dem Bereich der Gefühle, der Assoziationen, der künstlerischen Seite, dem Geist der Feinheit nach Pascal.

Diese Dualität findet sich überall wieder. Aus unserer kulturellen Tradition heraus drängen wir unsere männlichen Kinder zur rechten Seite, mit der negativen Konsequenz, dass sie zu „Machos" werden. Die Mädchen dagegen werden häufig immer noch auf der linken Seite eingeschlossen. Diese Links-Rechts-Kluft zeigt sich in vielen Bereichen. Auch die Medizin ist davon nicht verschont: Die rechte Seite entspricht der vernunftbetonten (kartesischen) Geisteshaltung, der Allopathie, die linke Seite verkörpert das künstlerische Abdriften der „sanften" Medizin. Natürlich befindet sich die Wahrheit in der Mitte, im Gleichgewicht zwischen den beiden Seiten. Die Jungen müssen ihre Gefühle entdecken, und die Mädchen dürfen nicht fürchten, manchmal die Macht zu ergreifen.

Welcher Seite soll man sich also zuwenden? Manchmal muss man eben nach links und manchmal nach rechts. Ein echter Arzt muss diese beiden Seiten kennen. Die Extreme dagegen sind ungesund, wie die extreme Rechte Hitlers oder die extreme Linke Stalins ... Hahnemann, der Begründer der Homöopathie, hat sich mit Haut und Haaren der „linken" Seite verschrieben, und dadurch vertiefte sich der Graben zwischen ihm und seinen allopathischen Kollegen. Leider kannte er *Lachesis* noch nicht, um wieder zu seiner Mitte zu finden (erst später entdeckte Hering dieses Mittel). Daher diese sterile Kluft zwischen den beiden Hälften der Medizin.

Lachesis-Menschen sind **diktatorisch** und extrem **geschwätzig.** Sie reden die Menschen in ihrer Umgebung buchstäblich schwindelig. Sie fürchten Wärme und vor allem **enge Kleidung.** Auf psychischer Ebene ist für sie **Eifersucht** eine typische Empfindung. *Lachesis* ist auch das **zentrale Mittel des Ödipus-Komplexes**, wenn das Kind akzeptieren muss, dass der Vater in die duale Mutter-Kind-Beziehung eindringt. Sich mit dem Vater identifizieren, eifersüchtig auf ihn sein, ihn töten wollen und ihn schließlich akzeptieren und lieben - das ist das Vorspiel zur **Sozialisierung des Kindes.** So kann man den Vater auch als **„Botschafter der Gesellschaft"** bezeichnen. Nach der Überwindung des Ödipuskomplexes kann das Kind den anderen als seinen Nächsten erkennen und akzeptieren.

Körperliche Beschwerden machen sich zunächst auf der linken Körperhälfte breit, später dann auf der rechten. Rezidivierende linkssei-

Lachesis

tige Otitiden, Lungenentzündung links, Ekzem auf der linken Seite usw. **Verschlechterung aller Symptome beim Erwachen.**

Lachesis ist eines unserer Mittel bei **Läuseanfälligkeit.** Es gibt Kinder, die diese ungeliebten Quälgeister einfach nicht loswerden. Mit der Homöopathie kann man durch die Arbeit auf konstitutioneller Ebene helfen, der Plage Herr zu werden.

Interessant ist, dass man unter den Mitteln für Kopfläuse bei Kindern drei findet, die auch das Symptom „Eifersucht bei Kindern" haben (*Apis, Arsenicum album, Lachesis*).

Das habe ich verstanden, als ich eines Tages eine Mutter besuchte, die eben ihr zweites Kind bekommen hatte. Als ich gerade gehen will, bittet sie mich um ein Mittel für ihre ältere, fünfjährige Tochter, die andauernd Kopfläuse habe. Ich frage, ob sie eifersüchtig sei. „Ja, allerdings, **wie eine Laus!"** Als die Mutter zur Entbindung im Krankenhaus war, schlief das Mädchen im Bett des Vaters! Der **Vater muss symbolisch getötet** werden, das ist das Thema des Ödipuskomplexes („les poux": die Läuse – l'époux: der Ehemann). Und gerade in dieser Zeit, der ödipalen Phase, also im Kindergartenalter, wüten diese kleinen Parasiten am meisten.

Fälle aus der Praxis

• Clémence, 8 Jahre, hat einen Termin wegen einer alle drei Wochen rezidivierenden Angina. Acht Tage vor dem Termin bringen die Eltern das Mädchen als Notfall mit einem ziemlich dramatischen klinischen Bild. Seit drei Tagen leidet sie unter einer starken Angina und der Allgemeinzustand verschlechtert sich trotz zweier nacheinander verabreichter Antibiotika. Ich frage nach und stelle fest, dass das Mädchen alle drei Wochen Antibiotika bekommt, so dass wohl dieses Mal die Keime gegen die verabreichten Mittel resistent geworden sind. An diesem Abend hat sie 40 °C Fieber und erscheint sehr niedergeschlagen. Bei der Untersuchung finde ich eine enorm vergrößerte linke Mandel voller grauer Membranen. Das Gaumensegel zeigt eine hämorrhagische Purpura.

Am Fiebergipfel jedes Tages plappert das Mädchen in einer unverständlichen Sprache **mit ungeheurer Geschwindigkeit**. Diese Art von Angina tritt seit dem sechsten Lebensjahr auf. Damals erwartete die Mutter den kleinen Bruder. Ich tippe auf *Lachesis*. Vorsichtshalber bitte ich aber die Eltern, am selben Abend noch einen Rachenabstrich und eine Blutprobe machen zu lassen. Später, am gleichen Abend, ruft mich der Laborarzt an, um mir zu raten, dieses Kind nicht ohne Antibiotikum zu lassen. Er habe noch nie einen so üblen Rachen gesehen. Ich danke ihm und erkläre ihm, dass sie bereits seit drei Tagen erfolglos Antibiotika erhält. „Ich bearbeite die Probe noch heute Nacht, und morgen früh haben Sie Ihren Keim", erbietet sich der Arzt. Am nächsten Morgen ruft mich die Mutter an, um mir mitzuteilen, dass das Mädchen nach einer Nacht mit *Lachesis* C7 kein Fieber mehr habe. Eine halbe Stunde später ruft mich der Laborarzt ganz aufgeregt an, um mir mitzuteilen, dass es im Rachenabstrich nur so vor Anaerobiern wimmelte, die sich als resistent gegen sämtlichen getesteten Antibiotika erwiesen hätten.

Nach dieser Heilung bekommt Clémence keinen Rückfall mehr …
Anscheinend war ihr der kleine Bruder im Halse stecken geblieben!

• Der achtjährige Antoine kommt mit einer Ohrenzündung auf der linken Seite von seinem Vater zurück, wo er das Wochenende verbracht hat (seine Eltern sind geschieden). „Es ist immer dasselbe", gesteht die Mutter. „Jedes Mal, wenn er zu seinem Vater fährt, kommt er krank zurück." Auf Nachfrage bestätigt sie, dass es sich immer um die linke Seite handle. Seit einiger Zeit lebt der Vater mit einer neuen Frau, die einen Sohn im selben Alter hat … und der dauernd bei seinem Papa sein darf!"

Die Beobachtungen, die ein Homöopath alltäglich mit *Lachesis* macht, bestätigen Kents Aussage: „*Lachesis* **scheint für das ganze Menschengeschlecht zu passen, denn das Wesen des Menschen ent-**

spricht dispositionsgemäß und charakterlich der Schlangennatur, Schlangengift ruft nur das hervor, was schon im Menschen ist." Wir haben festgestellt, dass dieses Gift in Wirklichkeit dem Ungleichgewicht entspricht, das der Ödipuskomplex erzeugt. Seine Wirkung ist deutlich, vor allem zwischen sechs und acht Jahren und um die Fünfzig (schwatzhafte, eifersüchtige Frauen in der Menopause, die dem Alkohol zugewandt sind, sind in unseren Arzneimittellehren wohl bekannt).

Lathyrus
Spastische Lähmung

Ein gutes Mittel bei **spastischer Lähmung**, z. B. bei der infantilen Zerebralparese (Little-Krankheit), bei dem der Patient auf den Zehenspitzen läuft.

Unwillkürlicher Harnabgang, andauernde Schläfrigkeit und Gähnen.

Latrodectus mactans
Herzschmerz

Dieses Mittel wird aus dem Gift einer amerikanischen Spinne gewonnen. Es wirkt vor allem bei **Angina pectoris**.

Der Herzschmerz strahlt vor allem in den linken Arm aus, die Haut ist kalt wie Marmor, es kommt zu tetanischen Kontraktionen, Krämpfen.

Wie bei allen Spinnengiften geht es darum, sich aus fusionellen Beziehungen zu befreien, die „Herzschmerz" verursacht haben.

Laurocerasus
Freude bei der Aktivität

Hier treffen wir wieder auf einen aktiven, arbeitsamen Menschen, der es nicht verkraftet, wenn er in den Ruhestand versetzt wird, denn die **Arbeit ist sein ganzes Leben**. Das schöne Gleichgewicht ist auf einmal gestört, nichts erscheint mehr angenehm, alles wird zur Last. *Lauro-*

cerasus ist nicht mehr **mit dem Herzen bei der Sache** (*Digitalis*). Das **Herz ist ihm schwer** (Kardiomyopathie).

Auf der körperlichen Ebene ist eine Zyanose zu verzeichnen (Mittel bei Zyanose bei der Geburt), **Mitralklappengeräusch** bei der Auskultation. An dieses Mittel sollte man denken, wenn man eine **mangelnde Reaktion auf gut gewählte Mittel bei Herz- und Brustbeschwerden** feststellt.

Ein kleines Symptom: Beim Schlucken von Flüssigkeiten hört der Kranke in der Speiseröhre und im Darm ein Geräusch wie in einer Rohrleitung (*Cuprum*).

Ledum palustre
Stich

Mittel zur Vorbeugung vor Insektenstichen, bei Spinnenbissen und Stichwunden. Die verletzten Körperteile sind kalt.
Tetanus; beginnender Rheumatismus in den Füßen.
Besser durch Kälte.

Lilium tigrinum (die Lilie)
Alles wörtlich genommen

Die Blume des Ruhmes und der Fruchtbarkeit, das Symbol der mystischen Hingabe zur Gnade Gottes, ist häufig bei ledigen Frauen mit Gebärmutter- und Eiserstockbeschwerden angezeigt. Sie sorgen sich um ihr Seelenheil, Trost verschlechtert ihren Zustand, und sie leiden häufig unter einer tiefen Depression mit Furcht, Weinen und der **Angst, an einer unheilbaren organischen Erkrankung zu leiden** (Boericke). Außerdem neigen Sie zum **Fluchen** und denken an obszöne Dinge. Es handelt sich um Frauen, die es immer eilig haben, immer beschäftigt sein wollen. **Vor dem Hintergrund einer metaphysischen Angst ergreift die Patientin die Flucht in die Arbeit bis zur Überlastung**, ein wenig wie *Arsenicum album* - das aber noch perfektionistischer, gewissenhafter und geiziger ist und wie *Iodum*, das ruhelos ist und dem die Beschaulichkeit fehlt.

Lobelia inflata (indischer Tabak)

Auf der körperlichen Ebene verzeichnen wir eine **Hornhautverkrümmung** (*Medorrhinum*, *Tuberculinum*), Blähungen, Herzschmerzen, so als ob das Herz in einen Schraubstock gezwängt wäre (*Cactus*), ein Pulsieren im ganzen Körper mit Erstickungsanfällen vor allem im warmen, überfüllten Zimmer, **Angina pectoris mit Schmerzen im rechten Arm**, Gebärmutterprolaps, Anteversion, Fibrom, einen sauren, braunen Scheidenfluss, Eierstockschmerzen, die bis in den Schenkel ziehen, schlechten Schlaf mit erschreckenden Träumen, Träumen von Arbeit und manchmal erotischen Träumen.

Als Salbe (*Lilium tigrinum* TM 2 %) ist dieses Mittel sehr effizient, um Dehnungsstreifen, z. B. während der Pubertät und bei Schwangeren, zu lindern oder zum Verschwinden zu bringen.

Lobelia inflata (indischer Tabak)

Ein weiteres Mittel für eine umgekehrte Peristaltik (*Asa foetida*)

Dies ist das zweite Mittel, an das man bei gastroösophagealem Reflux denken sollte. Es erhält den Vorzug, wenn es im familiären Umfeld Tabakabhängigkeit gibt.

Das Kind hat Weinanfälle, Übelkeit und Erbrechen und Schweißausbrüche im Gesicht. Zu diesem Bild gesellt sich bisweilen noch Asthma. Den Krisen geht ein Prickeln am ganzen Körper voraus; der Patient hat den Eindruck, sein Herz würde stehen bleiben.

Nachmittags geht es schlechter.

Fall aus der Praxis

Bruno ist jetzt sieben Jahre. Seit seinen ersten Lebensmonaten hat er Asthma. Während der Schwangerschaft hatte seine Mutter das Rauchen reduzieren, aber nicht ganz damit aufhören können.

Als Baby hatte sich bei dem Jungen bei Untersuchungen ein GERD (gastroösophagealer Reflux) gezeigt, der jahrelang mit allopathischen Mitteln und Empfehlungen zur Schlafhaltung behandelt wurde.

Vor diesem Hintergrund verordne ich vier Gaben *Lobelia inflata* (C15 - C18 - C24 und C30).
Das Asthma verschwindet daraufhin und alle allopathischen Mittel können eingestellt werden, was bis jetzt, zwei Jahre später, anhält.

Luesinum
Die Syphilis

Dieses Mittel wird aus dem für die Syphilis verantwortlichen Bakterium gewonnen. Nach Hahnemann ist diese Krankheit der Ursprung des dritten Miasmas, das seinerseits chronische Krankheiten hervorruft (neben der Psora, die aus der Krätze hervorgeht und der Sykose, der die Gonokokken-Erkrankung zugrunde liegt). Dieses dritte Miasma, das wir mit dem Ödipuskomplex verbinden, bildet die Grundlage für eine neurotische Geisteshaltung, in der sich der Impuls, aus Eifersucht zu töten, zeigt. Beim syphilitischen Miasma bildet sich eine **Tendenz zur Zerstörung**, um danach auf einer neuen Grundlage aufbauen zu können. Tatsächlich lässt der Neuaufbau jedoch meist zu wünschen übrig.

Luesinum ist ein interessantes Mittel für Menschen, die sich auf unharmonische Weise entwickeln (Skoliose, Zahnfehlbildung, Skelettverformung). Häufig trifft man in der familiären Vorgeschichte auf Alkoholismus und Geschlechtskrankheiten. Das Gedächtnis ist schlecht und die Moral lässt zu wünschen übrig. Auffällig ist die **Manie, sich ständig die Hände waschen** zu müssen. Auf der körperlichen Ebene sind Hornhautentzündung, **fehlgebildete und kariöse Zähne**, eine **vermehrte Speichelbildung** (*Barium carbonicum, Mercurius*) und ein Verlangen nach alkoholischen Getränken (*Ethylicum*) anzutreffen, chronisches **Asthma im Sommer** sowie eine Verschlechterung nachts und am Meer.

Lycopodium
Zu weit rechts

Es ist praktisch das Gegenteil von Lachesis. Eine Hypertrophie der rechten Seite zieht den Menschen hin zur Macht, verleiht ihm eine Macho-Mentalität.

Es heißt, Bärlapp sei früher ein Riese gewesen, der größte Baum im Wald. Heute ist es eine lächerlich winzige Pflanze.

Lycopodium möchte die verlorene **Macht, Kraft** und **Würde** wiederfinden, aber **es fehlt ihm das Selbstvertrauen.** In der Schule ist er Klassenbester, aber er ist nicht nur **intelligent,** sondern auch **dickköpfig** und es fehlt ihm an Aufgeschlossenheit, vor allem für die linksseitige Welt, diejenige der Gefühle. Nach der Krippensymbolik, über die wir bereits bei *Apis* sprachen, muss sich das Kind, um eines Tages „ich bin" sagen zu können, von seiner Mutter trennen, von seinem Vater, vom Esel (Wissen erwerben) und vom Rind (die Scheuklappen abnehmen). Der letztgenannte Punkt gestaltet sich bei *Lycopodium* schwierig.

In der Gesellschaft sind *Lycopodium*-Menschen häufig **engstirnige und autoritäre, aber wenig mutige Möchtegern-Chefs** mit Leberbeschwerden (die Leber ist das zentrale Organ der rechten Seite) oder anderen gesundheitlichen Problemen, die vor allem die **rechte Körperseite** betreffen. In ihrem Buch über die Symbolik des menschlichen Körpers erklärt Annick de Souzenelle auf bemerkenswerte Weise die Rolle der „**Leberpforte"** (le foie – die Leber) bzw. der Pforte zum Glauben (la foi – der Glaube). Um Zugang zur Ebene über dem Zwerchfell zu erhalten und um sich so über die materielle Welt zu erheben und sein Sichtfeld zu erweitern, muss der Mensch die Pforte der Leber bzw. des Glaubens passieren (die enge Pforte des Evangeliums, die Pfortader, die zur Leber führt) und dafür sorgen, dass ihm nichts mehr „an die

Leber" geht. Um wachsen zu können, muss man zuversichtlich sein (glauben), und hier scheitert *Lycopodium*. Ihm läuft zu oft eine Laus über die Leber, er leidet an Magenschmerzen, Blähungen, Verstopfung und Hämorrhoiden (es bleibt im oralen und analen Stadium stecken und findet keinen Zugang zum ödipalen Stadium und damit zum „Anderen").

Lycopodium-Kinder mögen **Judo** und **Karate**. In der Schule leiden sie häufig unter **Legasthenie**, verwechseln Laute und verdrehen Silben. Sie leiden unter Asthma oder einer rechtsseitigen Lungenentzündung, mit dem charakteristischen Beben der Nasenflügel. Die Zeit der Verschlechterung liegt meist am **Ende des Nachmittags, zwischen 17 und 19 Uhr.** Was Magen und Verdauung angeht, liebt *Lycopodium* Meeresfrüchte, vor allem Austern, bis zu dem Tag, an dem es eine Magenverstimmung davon bekommt und darauf eine absolute Aversion gegen Meeresfrüchte entwickelt. Zwiebeln werden schlecht verdaut (*Thuja*).

Das *Lycopodium*-Baby hat häufig roten Sand (Harnsäure) im Urin und eine Nabel- oder rechtsseitige Leistenhernie. Es muss viel spucken, vor allem am späten Nachmittag, dem Zeitpunkt, an dem es auch heftige Wutausbrüche bekommt.

Fall aus der Praxis

Alexis, 6 Jahre, hat schon eine lange Geschichte einer chronisch verstopften Nase hinter sich – und das trotz einer Polypenoperation mit
6 Monaten. Er leidet unter rezidivierenden rechtsseitigen Ohrenentzündungen und unter **Ketose** (*Sepia, Phosphorus*). In meiner Praxis sieht er mich **mit auf der Brust gekreuzten Armen** autoritär an
und fordert „Pipi" in dem Moment, als er zur Untersuchung auf den
Tisch kommen soll. Sofort stehen die Eltern unterwürfig auf, um ihn
zur Toilette zu begleiten. „Du kannst danach gehen", sage ich. Da versucht er es mit einem Wutausbruch, aber ich bitte die Eltern, sich zu
setzen, schaue dem Buben in die Augen und erkläre ihm mit sanfter
Bestimmtheit, dass der Doktor nicht zufrieden ist, wenn er weint. Er
wird sofort ruhig und der Rest der Untersuchung verläuft problemlos unter den Augen der versteinerten Eltern. Mit *Lycopodium* hat er
in der Folge keinerlei gesundheitliche Probleme mehr.

Lycopus virginicus (Wolfsfuß)
Unterschiedlichkeit der unteren Extremitäten

Dieses kleine Mittel hat mir bei Kindern oder Jugendlichen mit
ungleich langen Beinen schon große Dienste erwiesen.
Dabei handelt es sich häufig um abergläubische Jugendliche, die sich
von okkulten Dingen angezogen fühlen.

Dieses Mittel ist auch für seine Wirkung im kardiovaskulären Bereich
bekannt: Es senkt den Blutdruck und reguliert ein übererregbares
Herz, wie beispielsweise bei einer toxischen Struma.

Lyssinum (Hydrophobinum)
Kontrolle über alles

Diese Menschen sind allgegenwärtig und ziehen, mehr noch als *Lachesis*, ihre ganze Umgebung unter ihre Fuchtel. Sie labern allen in ihrer

zügellosen Geschwätzigkeit die Ohren voll und manipulieren sie mit allen Mitteln. Sie gieren nach Tratsch, um in die Geheimnisse der Leute einzudringen, sie zu kompromittieren und sie schließlich fertigzumachen.

Die Angst vor Wasser rührt daher, dass man es kaum kontrollieren kann und es aus der Hand fließt, die es fassen will. *Lyssinum* ist verrückt nach Schokolade (*Argentum nitricum, Carcinosinum, Lycopodium, Phosphorus, Sepia, Thuja*).

Fall aus der Praxis

Jeder von uns hat vermutlich einen *Hydrophobinum*-Menschen in seiner Umgebung, wie die Mutter, die mit ihrer zahlreichen Kinderschar jedes Mal regelrecht meine Praxis heimsuchte. Alle hatten psychologische Probleme: verspäteter Spracherwerb, Angst vor Wasser (Meer, Schwimmbad). Meine Sekretärin versuchte, das Schlimmste zu verhindern, indem sie der Frau grundsätzlich den letzten Termin des Tages gab, und ich musste jedes Mal am Ende der Konsultation unter einem nimmer enden wollenden Redeschwall autoritär meine Praxistür abschließen. Aber sie verfolgte mich bis auf den Parkplatz und redete ununterbrochen weiter, bis ich den Motor startete. So verliefen alle Konsultationen, bis sich einmal die Gelegenheit bot, ihr unter einem Vorwand drei Globuli *Lyssinum* 10M in den Mund zu schieben.

Seitdem ist sie vernünftiger geworden und ihren Kindern geht es besser. Kürzlich ließ sie sie sogar zuhause, um mit ihrem Mann zu verreisen.

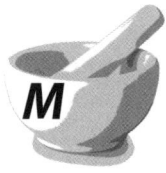

Magnesium carbonicum

Das adoptierte Kind

Magnesium carbonicum ist ein hypersensibles, sehr nervöses und **ruheloses** Kind, ein Hansdampf in allen Gassen, was den Eltern das Leben unmöglich macht. Es mag kein Gemüse, liebt aber Brot und Fleisch und es neigt zu grünem, schaumigem und saurem Durchfall. Der ganze Körper riecht sauer. Beschwerden treten alle drei Wochen auf. Der Zustand des Kindes verschlechtert sich durch das Zahnen, das langsam und schwierig vor sich geht. **J.T. Kent hat erkannt, dass dieses Mittel von ihren Eltern verlassenen Kindern hilft, denen es schwer fällt, sich an eine Einrichtung oder an Adoptiveltern anzupassen.**

Fall aus der Praxis

Julien ist 5 Jahre alt und wurde aus dem Ausland adoptiert. Seine Eltern hatten sich ein Kind sehr gewünscht, konnten aber selbst keines bekommen.

Nach einem komplizierten Verfahren schaffen sie es schließlich, diesen damals sechsmonatigen Jungen zu adoptieren. Offensichtlich lassen sie ihm alles durchgehen, denn sie sind vollkommen vernarrt in ihn. Die Mutter ist pausenlos dem Kleinen auf den Fersen, der im Zimmer herumläuft, nach allem greift, es befingert und kaputt macht. Mit *Magnesium carbonicum* verschwinden die alle drei Wochen auftretenden Rhinopharyngitiden, Anginen und Otitiden ebenso wie seine Ruhelosigkeit.

Magnesium muriaticum
Gewaltfreiheit

„Der Herr ist mein Hirte! Mir wird nichts mangeln ..." Dieses Schäfer-bild des Evangeliums liegt ganz im Geist von *Magnesium muriaticum* (ebenso wie die **Hippie-Atmosphäre** der 60er-Jahre). Es ist ein Mittel, das gut für sensible, pazifistische, liebende Menschen passt, die sich für ein **kollektives und untertäniges Leben** entscheiden. Im Hinter-grund steht ein Glaubensproblem.

Das klinische Bild ist durch **typische, schafsdungartige Stühle** gekenn-zeichnet, das Kind verdaut Milch schlecht, und es geht ihm schlechter am Meer und durch Baden im Meer. **Mit der Zahnung beginnen Ver-stopfungsprobleme**, was erstaunlich ist, denn in der Regel ist der Stuhl der Babys zu diesem Zeitpunkt eher locker. In diesem Zusammenhang ist es interessant, sich mit der Symbolik des Zahns zu befassen. Mit dem Durchbrechen der Zähne kann das Baby seine Autonomie gegen-über der Brust der Mutter entwickeln, nun kann es feste Nahrung zu sich nehmen, dem Leben die Zähne zeigen ... Aber diese neue Aggres-sivität trägt auch in gewisser Weise den Tod in sich. Mit der Erweite-rung des Nahrungsspektrums ernährt sich das Baby nun von Getreide, aber auch von Tieren. *Magnesium muriaticum* verstopft sich dann, um nicht in diesen Teufelskreis der Gewalt eintreten zu müssen. Indem es sich zurückhält, muss es sich weniger ernähren ...

Magnesium muriaticum ist ein gutes Mittel für Kinder, die mit einem familiären Konflikt zu kämpfen haben (z. B. wenn sich die Eltern streiten oder trennen und die Kinder Epilepsie oder Asthma entwi-ckeln). Der *Magnesium-muriaticum*-Patient weist die Mutter zurück (Verschlechterung durch das Meer) und den Vater (Verschlechterung durch die Sonne).
Es sucht den wahren Freund, den Schäfer, der es ins Paradies führt. Sein Glaube ist aber nicht sehr stark, es hält in unserer Welt voller Gewalt nicht durch.

Fälle aus der Praxis

• Man bringt ein neunmonatiges Mädchen zu mir, das **in Indien** von einem Aussteigerpärchen, das auf der Suche nach der Wahrheit unterwegs war, gezeugt wurde. Ihr Vorname bedeutet in Hindi „**Licht des Morgens**". Sie ist verstopft, seit sie - übrigens erfolglos - versucht, ihre Zähnchen durchzuschieben. Der Stuhl sieht aus wie kleine, mehr oder weniger aneinander haftende Schafsdungkügelchen. Mit einer Gabe *Magnesium muriaticum* C15 lächelt sie wieder, die Verstopfung hört auf und die Zähne brechen problemlos durch.

• Renaud, 8 Jahre, hat Asthmaanfälle, deretwegen er häufig ins Krankenhaus muss. Sie treten vor allem in der ersten Hälfte der Nacht und bei Westwind (Wind vom Meer) auf. Die Eltern wollen sich scheiden lassen und streiten sich andauernd in seiner Gegenwart. Renaud mag besonders Artischocken. Mit *Magnesium muriaticum* wird er wieder gesund.

• Valérie ist das Ergebnis einer unehelichen Liebe. Die Schwangerschaft verlief in einem Klima permanenter Konflikte, die zur Scheidung führten. Am elften Lebenstag bekommt das Kind einen profusen Durchfall. Die **Milch wird praktisch unverdaut mit dem Stuhl ausgeschieden**. Die Heilung erfolgt innerhalb einer Nacht mit einer Gabe *Magnesium muriaticum* C15.

• Quentin, 18 Monate, bekommt seine Eckzähne. Jede Nacht wacht er gegen fünf Uhr auf, mit einem generalisierten Ekzem, das sich vom Baden im Meer und durch Hitze verschlechtert, und er ist verstopft mit schafsdungförmigen Stühlen.

Magnesium phosphoricum
Der neuralgische Schmerz

Dieses Mittel kann Krämpfe lösen, ähnlich wie *Colocynthis*. Die krampfartigen Schmerzen werden durch Wärme gebessert.

Der Kranke klagt ununterbrochen und schläft nicht mehr (Bauchschmerzen, Zahnschmerzen, Menstruationsschmerzen).

Malandrinum
Pferdemauke

Es handelt sich um ein effizientes Mittel für Folgen von Impfungen, vor allem der Pockenimpfung.
Dieses Mittel **schützt vor Pocken**, zudem trägt es zur Eliminierung der Krebsreste nach einer chemotherapeutischen oder chirurgischen Krebsbehandlung bei.

Solche Kinder leiden unter Ketose, zu hohen Uratwerten und spielen andauernd mit ihren Genitalien.

Die Haut ist trocken, schuppig, mit Rissen an Händen und Füßen durch kaltes Wetter oder Waschen (Boericke).

Symbolisch gesehen stellt das Pferd den Vater dar. Bei diesem Mittel muss man sich also die Frage stellen, ob es einen Konflikt mit dem Vater gibt.

Mancinella
Die Faust-Thematik

Mancinella schließt einen Pakt mit dem Teufel. Es bekommt Reichtum, muss ihm aber gehorchen.

Das Mittel für jugendliche Gothic-Anhänger, zu allem bereit, um zu erreichen, was sie sich wünschen.

Übersteigerte Sexualität; Piercing; Pemphigus (blasenbildende Dermatose)

Medorrhinum

Und dann?

Medorrhinum ist bei Hahnemann ein großes Mittel für die „sykotische" Konstitution, die einem Verbleiben im analen freudschen Stadium entspricht. Diese Menschen haben ein Problem mit der Zeit.

Sie sehen sich andauernd in der Zukunft. „Und dann?" Diese andauernd wiederkehrende Frage, vergällt ihnen die Gegenwart. Die *Medhorrhinum*-Mutter hält ihren Terminplan stets auf dem neuesten Stand. Man weiß, dass in acht Tagen ein Abendessen mit diesen und jenen Personen stattfindet, dass sie in einem Monat an einen bestimmten Ort muss, dass sie in zwei Monaten die Weihnachtsgeschenke planen muss usw. Daneben sehen *Medorrhinum*-Patienten die Zukunft voraus, beschränken sich dabei aber auf Katastrophen und negative Elemente. Sie denken beispielsweise an eine Person, und der Betreffende ruft an, um mitzuteilen, dass er krank ist.

In der Familiengeschichte finden sich **Krebs** und **chronisches Rheuma.** Das *Medorrhinum*-Baby schläft auf dem Bauch mit dem Po in der Luft. Außerdem tritt häufig eine Windeldermatitis auf. Auch als erwachsener schläft *Medorrhinum* noch auf dem Bauch. Kinder reagieren **empfindlich auf Feuchtigkeit** (z. B. Asthma bei Nebel). Ihre Beine sind unruhig im Sitzen (*Zincum*).

Es kommt zu chronischen Bindehautentzündungen mit verklebten Lidern am Morgen und **Hornhautverkrümmung** (*Lilium tigrinum*, *Tuberculinum*).

Die **Besserung am Meer** ist ein gutes Symptom. Um den Hals treten zahlreiche kleine Mollusca pendula auf, an den Knien Warzen. Das **Knie** ist übrigens ein wichtiger Bereich für *Medorrhinum*, das häufig Probleme an dieser Stelle hat. Mädchen leiden häufig an übel riechendem Ausfluss (Fischgeruch). Ein charakteristisches Zeichen ist der Kariesbefall zwischen den oberen beiden Schneidezähnen.

Wie ist *Medorrhinum* zu verstehen? Im analen Stadium, das auf das orale Stadium folgt, versucht man die Ein- und Ausgänge zu kontrollieren. Geld steht für den Stuhl, den man abgibt oder zurückhält (übrigens hat *Medorrhinum* einen höllischen analen Juckreiz, der sich nur durch Rückwärtsbeugen lindern lässt.) *„Zeit ist Geld."* *Medorrhinum* versucht, die Zeit zu kontrollieren. Sein Geist sieht sich permanent in der Zukunft, daher auch die Hellsichtigkeit, die es zu einem Mittel für Menschen mit medialen Fähigkeiten macht (*Phosphorus*). Fehlende Kontrolle und Anarchie sind dagegen verantwortlich für Hauttumoren und Krebs. Angesichts dieser Instabilität der vorbeigleitenden Zeit versucht *Medorrhinum*, die Kontrolle für das Kommende zu übernehmen, lässt dafür aber die Gegenwart entgleiten.

Medorrhinum ist häufig ein Komplementärmittel zu *Sulfur*.

Medusa (die Qualle)
Wenn man vom Meer Pickel bekommt

Der Kontakt mit Quallen kann Anlass zu umfangreichen allergischen Reaktionen geben: Nesselsucht, ödematöse Schwellungen, Verbrennungen und in der Folge ein hartnäckiges Ekzem.

Am besten bringt man sofort einen heißen Körper auf die Stelle (z. B. einen von der Sonne aufgeheizten Stein oder das brennende Ende einer Zigarette) bis zur Grenze der Verbrennung, denn alle Gifte sind thermolabil und werden bei 60 °C zerstört. Danach helfen 4-mal täglich 3 Globuli *Medusa* C15 über zwei bis drei Tage.

Nach einem solchen Vorfall im Meer sollte man sich Gedanken zu seiner Beziehung zur Mutter (mère) machen. Irgendwie bekommt man Pickel von ihr!

Melilotus
Die Hölle, das sind die anderen (Sartre)

Lotus wächst in ungesunden Sümpfen.
Melilotus hat das Gefühl, das einzige, reine Geschöpf inmitten einer korrumpierten Menschheit zu sein. Alle sehen es an, es möchte fliehen, sich verstecken, fürchtet laut zu sprechen …

Migräne, Gefühl des Erstickens, Verstopfung (wie könnte ein reines Wesen etwas Unreines hervorbringen?), Menstruationsbeschwerden, Schmerzen in den Knien sind z. B. die wichtigsten Zeichen für dieses Mittel in der Jugend.

Es ist wichtig zu wissen, dass wir alle aus Reinem und Unreinem bestehen. Unsere Aufgabe ist es dann, das Reine emporzuheben und das Unreine zum Verschwinden zu bringen. Die anderen sind wie wir. Gemeinsam können sie das Paradies schaffen, wie Schwester Emmanuelle sagen würde, oder die Hölle, wie Sartre meint, für den *Melilotus* vielleicht das richtige Mittel gewesen wäre.

Lotus inmitten der anderen: Rein inmitten des Unreinen (wenn man, wie Sartre, die anderen als die Hölle betrachtet) oder rein in Gott, wenn die anderen Gott sind (wie Schwester Emmanuelle bei den Armen).

Fälle aus der Praxis

• „Guten Tag, Ich wollte mit meiner 15-jährigen Tochter kommen, aber sie wollte nicht. Sie sagt, ich bin blöd, Sie wären blöd und alle anderen sind blöd. Dabei wäre es so wichtig, dass sie kommt, denn sie hat ein Ekzem am ganzen Körper…"

„Geben Sie ihr *Melilotus*, eine Gabe C15, dann nach 14 Tagen eine Gabe C30, in einem Monat sprechen wir uns dann wieder."

Einen Monat später ist auch das Mädchen da. Friedlich und freundlich. Das Ekzem ist verschwunden.

• „Herr Doktor, ich komme zu Ihnen, denn bis jetzt waren meine Behandler alle Trottel, die keine Ahnung haben." Niemand findet Gnade in den Augen des 45-jährigen Patienten, der unter chronischen Nierenbeschwerden leidet. Nach einer Gabe *Melilotus* C15 ruft er mich an, um mir zu sagen, dass er sich besser fühlt.

Mercurius solubilis
Die Gaunerei

In der Antike ist Merkur der Götterbote. Er ist der Überbringer der himmlischen Botschaft mit dem Auftrag, diese unter den Menschen zu verbreiten. Aber er ist **der Versuchung ausgesetzt, diese Nachrichten zu seinem eigenen Vorteil zu nutzen** ... so wird er zum Gott der Händler und Diebe!

In unserer modernen Gesellschaft kann man sich das „*Mercurius*-Vergehen" als das **Insiderdelikt** im Bereich der Börse vorstellen. Tatsächlich passt dieses Mittel aber für viele Menschen. Wer kann schon behaupten, dass er niemals der Versuchung ausgesetzt war, mit einem cleveren Coup schnelles Geld zu machen?

Mercurius findet man unter den früh entwickelten, überdurchschnittlich begabten Kindern, die eine oder gar zwei Klassen überspringen, oder unter den jugendlichen Bandenchefs an der Grenze zur Illegalität. Man tut gut daran, den Umgang von *Mercurius*-Kindern im Auge zu behalten. Sie sind ruhelos, quirlig, spielen gerne Streiche, sind draufgängerisch und diktatorisch. Sie können auch egozentrisch, teilnahmslos gegenüber geliebten Menschen sein oder gar einen Impuls zu töten verspüren.

Auf der körperlichen Ebene trifft man die bekannte *Mercurius*-Angina an, mit stinkendem Atem, reichlichem Speichelfluss, weißen Membranen, belegter Zunge mit bleibenden Zahneindrücken, Schweißausbrüchen und Fieber mit Zittern. Die Haut sieht ungesund aus (Furunkel und Eiterungen ...).

Mercurius liebt Brot mit Butter.

Fall aus der Praxis

Der neunjährige Roger hat in meiner Praxis an allem die Finger, während seine offensichtlich entnervten Eltern mir erklären, dass er häufig Angina, Ohrenentzündungen und Furunkel habe. Bei der Geburt war ein Schädelhämatom aufgetreten (*Calcium carbonicum, Fluoricum acidum, Mercurius, Silicea*). Er liebt Butter, die er mit dem kleinen Löffel verspeist, und er hat in der Schule Probleme mit der Disziplin. Unter anderem fällt mir bei der Untersuchung sein stinkender Atem auf. Er bekommt *Mercurius* C15, dann C30 ... Drei Monate später macht mich die Sekretärin darauf aufmerksam, dass seine Zappeligkeit aufgehört hat. Heute ist er brav wie ein Lämmchen ... und hat keinerlei gesundheitliche Probleme mehr.

Andere Mercurius-Mittel

Mercurius corrosivus: Durchfall mit klebrigen, schleimigen und blutigen Stühlen, Nephritis, Mundfäule, Aphten und Fieber (*Rhus toxicodendron*).

Mercurius arsenicosus: Mittel für Asthma und Ekzem bei schlaflosen Kindern, die ihre Finger an allem haben.

Mercurius iodatus ruber: Angina, vor allem links (*Lachesis*)

Mercurius iodatus flavus: Angina, vor allem rechts (*Lycopodium*)

Mercurius sulfuratus ruber (Cinnabaris): ein hervorragendes Mittel bei Infektionen der Vorhaut (C7)

Mercurius sulfuricus: ein gutes Mittel bei Heuschnupfen; interessant ist das Niesen bei jedem kleinsten Sonnenstrahl (*Agaricus*)

Mezereum

Fixpunkte

Mezereum ist ein wirksames Mittel, wenn Hautausschläge äußerlich durch Salben unterdrückt wurden oder bei Ausschlag nach einer Impfung.

Es hilft auch bei Gürtelrose und **Impetigo** mit goldgelber honigartiger Eiterung und Krusten.

Daneben ist es ein **unfehlbares Mittel bei beidseitiger Kieferhöhlenentzündung** mit chronischem Husten, Fieberausbruch am späten Nachmittag und Druckschmerzen der beiden Kieferhöhlen (zwei Gaben C15 im Abstand von 48 Stunden können Fälle heilen, die einer vierzehntägigen Antibiotikatherapie widerstehen!) Auf dieser Ebene liegt der Schlüssel zu diesem Mittel. Die Kieferhöhlen sind Hohlräume des Gesichtsschädels, in denen sich anatomische Gebilde befinden, die sensibel auf den umgebenden Magnetismus reagieren und die - wie bei den Zugvögeln - die **räumliche Orientierung** ermöglichen.

Nach einem Umzug, einer Reise ins Ausland oder einem Aufenthalt im Ferienlager o. Ä. verstopfen bei einem *Mezereum*-Menschen die Nebenhöhlen und er „verliert die Orientierung". Das Kind erreicht den Gipfel der Fieberkurve am Nachmittag, es hustet und klagt über Bauchschmerzen. Die Röntgenaufnahme zeigt eine Verschattung beider Kieferhöhlen (falls nur die rechte Seite betroffen ist, kommen *Lycopodium*, *Sulfur* oder *Aurum* infrage, für die linke Seite ist das Mittel *Lachesis*).

Nasennebenhöhlenentzündungen sind Infektionen, die tief im Gesichtsschädel sitzen. Ihnen ist schulmedizinisch trotz Antibiotika - die in den Nebenhöhlen wenig ausrichten - und Entzündungshemmern schwer beizukommen. Mit dem richtig gewählten homöopathischen Mittel hingegen erreicht man oft auf unkomplizierte Weise die Heilung.

Nachdem hier von den Kieferhöhlen die Rede ist, sei zum Thema Nebenhöhlen noch angemerkt, dass bei Stirnhöhlenentzündungen, mit den typischen Schmerzen über den Augen *Arsenicum album*, *Kalium bichromicum* oder *Silicea* bei fröstelnden Patienten sowie *Sanguinaria* und *Thuja* bei warmen Patienten infrage kommen.

Fall aus der Praxis

• Ein zehnjähriger Junge wird mit Bauchschmerzen ins Krankenhaus eingeliefert, es wird aber nichts Operables gefunden. Auf dem Rückweg bringen die Eltern das Kind zu mir in die Sprechstunde. Ich sehe ein **schnarchendes** Kind mit **Zahnbelägen.** „Wurde eine Röntgenaufnahme der Nebenhöhlen gemacht?" „Nein." Ich schicke den Buben zum Röntgen und er kommt zurück mit der Diagnose beidseitige Kieferhöhlenentzündung. Mit zwei Gaben *Mezereum* C15 ist diese schnell behoben.

Der Vater war in die Region versetzt worden, so dass die Familie vom Norden an die Côte d'Azur gezogen war. Der Junge hatte also seine Schule und seine Freunde verloren.

Ein Fall aus der Tiermedizin:
• Rex, ein siebenjähriger Schäferhund leidet seit einem Umzug unter einem wandernden Ekzem mit unwiderstehlichem Juckreiz, der sich durch Wärme verschlechtert. *Mezereum* C9 bringt die Heilung.

Millefolium

Hellrote Blutungen

Ein gutes Mittel bei Nasenbluten (*Ferrum phosphoricum*) und schmerzhaften Krampfadern während der Schwangerschaft.
Zu diesem Thema noch ein Tipp eines indischen Homöopathen, wie man Nasenbluten sicher stoppt:
Sagen Sie dem Patienten, er solle ein kleines Stück Papier unter die Zunge legen. Ich weiß nicht, durch welchen Reflexmechanismus dies geschieht, aber jedenfalls hört die Blutung in fast allen Fällen sofort auf.

Moschus
Die Verleumdung

Hahnemann sagt, dass der Gebrauch von Moschus als Parfum Menschen nervlich schwächt. Dieses von E. Valero intensiv studierte Mittel ist das einzige, bei dem in der Arzneimittelprüfung Träume von Verleumdung auftraten, in denen der Proband durch Lügen und unwahre Schreiben versuchte, dem Ruf eines anderen zu schaden. Und so wird er seinerseits überempfindlich für die **Meinung, die andere von ihm haben.**

Nach Kent passt dieses Mittel für kleine Mädchen, die seit ihrer Kindheit ermutigt wurden, mit Listen und Tricks ihre Launen durchzusetzen. Es sind sehr unterschiedliche Symptome zu verzeichnen, wie vorgetäuschte Blindheit oder Taubheit, Ohnmachtsanfälle, nervöse und hysterische Ausbrüche, unkontrollierbare Lachanfälle, krampfartiger, nervöser Schluckauf, sexuelle Erregung, Atembeschwerden mit Brustbeklemmungen und Glottiskrampf sowie nervöses Asthma bei Kindern.

Muriaticum acidum
Der Tod der Mutter

Das *Muriaticum-acidum*-Kind weist häufig durch ein typisches Symptom auf sein Leiden hin: Es bekommt Hämorrhoiden (*Muriaticum acidum* ist das einzige Mittel mit dem Symptom „Hämorrhoiden bei Kindern"). Manchmal kommt es auch zu Nasenbluten. Das Leiden sitzt sehr tief im Verborgenen.

Muriaticum acidum ist auch ein großes Mittel bei schwerem gastroösophagealem Reflux mit Gefahr des plötzlichen Todes, sowie bei schwerem Asthma.

Fälle aus der Praxis

• Ein siebenjähriges Kind kommt wegen rezidivierender Bronchitiden zu mir. Bei der Durchsicht des Gesundheitshefts finde ich mehrmals den Eintrag „blutende Hämorrhoiden". Kent erwähnt in seinem Repertorium für das Symptom „Hämorrhoiden bei Kindern" ein einziges Mittel: *Muriaticum acidum*. Ich sehe mir die noch junge Mutter an, deren Gesicht aber erschöpft, faltig und vorzeitig gealtert aussieht. Ich frage sie: „Und wie geht's Ihnen?" Sie meint: „Ich bin sehr müde, seit Jahren schlafe ich schlecht, denn ich wache jede Nacht mit demselben Albtraum auf und kann dann nicht mehr einschlafen."

Ich packe die Gelegenheit beim Schopf - vor allem nach den Arbeiten unserer belgischen Kollegen, die gezeigt haben, dass Träume „Ursymptome" und daher sehr wertvoll sind. „Und welcher Traum ist das?" - **„Ich träume jede Nacht, dass meine Mutter stirbt."** Ich erfahre, dass ihre Mutter in Marokko an Tuberkulose starb, als sie etwa acht Jahre alt war.

Aus Neugier öffne ich Hahnemanns Materia medica und stoße dort auf Symptom Nr. 545: „Träumt, seine Mutter sei gestorben (den vierten Tag)." So verordne ich Mutter und Kind *Muriaticum acidum* in ansteigenden Potenzen (C15 – C30). Jetzt, nach zwei Jahren ist noch immer alles in Ordnung; es ist keine Bronchitis mehr aufgetreten und die Mutter sieht etwas heiterer aus.

• Vor kurzem kam eine Familie mit einem Baby zur Zweijahres-Untersuchung. Es ist alles in Ordnung und die Routineuntersuchung verläuft hervorragend. Es ist keinerlei Verordnung notwendig. Als sie sich anschicken zu gehen, erhebt sich der Vater vom Stuhl und bittet mich um ein Mittel für einen heftigen Hämorrhoidenanfall, der trotz der schulmedizinischen Behandlung seit drei Wochen anhält. Ich sehe mir sein Gesicht an und sehe dieselbe

Erschöpfung und Furcht, die mir bei der Mutter aus dem vorherigen Fall aufgefallen waren. „Wie geht es Ihrer Mutter?", frage ich. Der Mann wird blass und setzt sich wieder hin. Bedrückt erzählt er mir, dass seine Mutter in der Folge eines foudroyanten Krebsleidens im Sterben liege, die Symptome seien vor drei Wochen aufgetreten!

• Célestine, 2900 g, wird zweimal ohnmächtig, als sie bei der Rückkehr von der Entbindungsstation von der Mutter gewickelt wird, und muss erneut ins Krankenhaus. Die Diagnose lautet massiver gastroösophagealer Reflux mit Magenplikatur. Es liegt eine Indikation für einen Eingriff vor, der aber erst durchgeführt werden kann, wenn das Kind 5 kg wiegt. Bis dahin lebt sie aufgehängt in einem Sack und weint ununterbrochen. Die Mutter kontaktiert mich.

„Wie ist die Schwangerschaft verlaufen?", frage ich. „Gut so weit, aber ich war sehr wegen meiner Mutter beunruhigt, die mit generalisiertem Krebs im Sterben lag." Ich empfehle ihr drei Gaben *Muriaticum acidum* in C9, C15 und C30 unmittelbar vor dem Stillen zu nehmen. Das Baby beruhigt sich schnell und ein Eingriff ist nicht mehr nötig.

Mygale
Der Veitstanz (Chorea)

Alle Spinnengifte sind nützlich für Patienten, die sich in einer fusionellen, zu engen Beziehung befinden und kämpfen, um sich daraus zu befreien.

Fall aus der Praxis
Eric wird zu mir gebracht, weil er unter plötzlichen unwillkürlichen Bewegungen leidet, die ihn bei jeder Gelegenheit befallen können. Vor kurzem zerbrach er durch heftiges Schütteln des rechten Armes die Brille seiner Klassennachbarin.

Es handelt sich um ein von seiner Mutter überbehütetes Einzelkind, welche um ihn herum einen affektiven Schutzwall aufgebaut hat, der so wirksam ist, wie ein Spinnennetz. Der Jugendliche hatte beispielsweise noch nie eine Freundin und seine Mutter bleibt das einzige Bezugssystem. Zuhause sammelt er Insekten und er ist sehr stolz auf ein großes Poster mit einer Vogelspinne, das die Wand seines Zimmers ziert ...

Mit einigen Gaben dieses Mittels in hoher Potenz (C15 - C30 - 1M - 10M) im Abstand von jeweils zwei Wochen erhält er seine Gesundheit zurück und seine Selbstständigkeit.

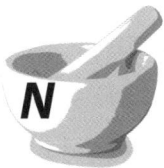

Naja tripudians
Kommunikation zwischen rechts und links

Ein weiteres Schlangengift-Mittel, das sich als nützlich erweist, wenn sich ein Schnupfen grundsätzlich zu Asthma entwickelt (*Iodum*). Dieses Mittel ist angezeigt, wenn Symptome wie Furcht, verlassen zu werden, **Furcht vor Regen**, akute und chronische Endokarditis (als Folge einer Infektionskrankheit) vorliegen.

Im Fall eines Kindes, dessen Asthma durch dieses Mittel gelindert wurde, erzählte mir die Mutter, dass während ihrer Schwangerschaft ihr Bruder vor ihren Augen ertrank.

Das Symbol der Apotheker ist eine Schlange, die ihr Gift in eine Schale spuckt. Homöopathen verwenden häufig diese Gifte und befinden sich damit in direkter symbolischer Fortführung der Pharmakopöe.

Außerdem wirkt dieses Mittel hervorragend bei neurologischen Schäden. Es fördert die Kommunikation zwischen den beiden Hemisphären (Corpus Callosum) und damit also die Synergie zwischen den beiden Seiten des Körpers.

Fall aus der Praxis

Mathias ist sieben Monate alt. Er erlitt eine schwere Schädigung bei der Geburt, seine psychomotorische Entwicklung ist stark verzögert. Man ist sich nicht sicher, ob das CT eine Corpus-Callosum-Agenesie ausweist.

Naja in ansteigenden Hochpotenzen (C15 - C30 - 1M - 10M) verhilft ihm zu deutlichen psychomotorischen Fortschritten.

Natrium carbonicum
In Harmonie mit dem Kosmos

Natrium-carbonicum-Menschen besitzen eine außergewöhnliche Sensibilität für Musik, insbesondere für Klaviermusik. Dieses Kind stottert ein wenig (*Conium, Lachesis, Nux vomica*) und **verträgt keine Milch und keine Sonne**. Die Knöchel sind empfindlich, und es kommt häufig zum Umknicken. Das Gesicht weist weiße Flecke auf und eine Schwellung der Oberlider (*Kalium carbonicum*).

Das *Natrium-carbonicum*-Baby tut sich häufig früh durch **Soor** mit Ruhelosigkeit und Windeldermatitis hervor. Um es zu beruhigen, hilft am besten *Natrium carbonicum* und ein wenig Natriumbikarbonatwasser im Mund, das Ganze begleitet von einem Klavierkonzert von Chopin.

Natrium carbonicum träumt von totaler Harmonie mit dem Kosmos. Häufig interessiert es sich für Astronomie, die ihm ein ebenso intensives Vergnügen bereitet wie eine Sonate von Mozart.

Fall aus der Praxis

„Musik verursacht eine tiefe Traurigkeit, die sich bis zum religiösen Wahn steigern kann. Dies gilt für alle *Natrium*-Mittel, vor allem aber für *Natrium carbonicum*", sagt Kent in seiner Materia medica.

Isabelle ist 27 Jahre alt, als ich sie am 8. November 1979 mit akutem Delirium in der Notaufnahme sehe. Die Klavierlehrerin hat kürzlich das Haus ihrer Eltern verlassen, wo sie sich von einer sentimentalen Enttäuschung wegen einer unglücklichen Liebesgeschichte mit einem berühmten Dirigenten erholt hatte.

Der Anfall war ausgelöst worden, als sie ihr Klavier geliefert bekam und es ausprobierte. In der Notaufnahme ist sie derart aufgeregt, dass man ihr sofort Neuroleptika injiziert. Das Delirium ist vorwiegend religiöser Art mit Kreuzigungsszenen. Ich verabreiche ihr eine Gabe *Ignatia*, dann am Abend des gleichen Tages noch *Natrium muriaticum* aufgrund des Auslösers (Folgen enttäuschter Liebe), der allgemeinen Erscheinung (Magerkeit) sowie der Häutchen um die Fingernägel.

Der Zustand der Kranken verbessert sich sehr schnell, so dass die Neuroleptika rasch reduziert und nach einer Woche bereits abgesetzt werden können. Ab 18. November bekommt Isabelle Ausgang, um ihre Kurse abhalten zu können. Am 28. November darf sie endgültig nach Hause. Am 6. Dezember geht es ihr gut, aber sie klagt über Alpträume: Sie träumt, jemand dringe in ihre Wohnung ein. Daneben besteht noch ein Ödem der Oberlider, und das bringt uns zu ihrem wahren Konstitutionsmittel: *Natrium carbonicum.*

Dieses Mittel erhält sie drei Monate lang wiederholt. Nach einem Jahr hat sich Isabelle körperlich und geistig verändert. Ein Minimum an Neuroleptika, Homöopathie und Psychotherapie haben ihr gemeinsam geholfen, diese schwierige Klippe zu überwinden.

Natrium muriaticum

Der Vater

Lasst die Sonne auf das Meer (die Mutter) wirken und es entsteht Salz (der Sohn). Der Vater ist derjenige, der den Sohn von der Mutter trennt, und er bringt ihm die Sprache (für die fusionelle Mutter-Kind-Beziehung ist Sprache nicht notwendig). Gewappnet mit der Sprache „verliert" das Kind die Mutter und kann sich nun dem „Anderen" zuwenden. **Natrium-muriaticum-Kinder haben ein Problem mit dem Vater,** entweder weil er durch seine zu starke Präsenz eine fusionelle Vater-Kind-Beziehung erzeugt hat oder im Gegenteil, physisch oder moralisch abwesend war.

Natrium muriaticum **zieht sich ganz in sich zurück.** Es lernt spät sprechen, **erzählt nicht das geringste** aus seinem Leben (z. B. von der Schule). Als Erwachsener verbirgt es sein Gesicht hinter einem dicken Bart, richtig gut geht es ihm bei einer Soloüberquerung des Atlantiks –

alleine auf dem Meer und in der Sonne! In der Sprechstunde lässt es nichts heraus. Unter „Bemerkungen" bleibt das Blatt gähnend leer, auf das man dann nur noch in Großbuchstaben *„Natrium muriaticum"* zu schreiben braucht.

Auf der körperlichen Ebene sind die Symptome meist typisch: Abmagerung des Oberkörpers (magere Arme, enger Brustraum), **Verlangen nach Salz,** Brot und Fleisch, intensiver Durst, Verstopfung, Sonnenallergie, Herpes, Schnupfen, der mit reichlich, heftigem Niesen beginnt, Asthma um 9 Uhr morgens oder gegen 21-22 Uhr, typische „Landkartenzunge", abgekaute Nägel (*Medorrhinum*), Nietnägel (kleine Häutchen um die Fingernägel, an denen es gerne knabbert), fettige Haut, Schuppen und Ekzem am Haaransatz, Urtikaria.

Natrium muriaticum geht es meist am Meer besser, es sei denn, der zu starke Salzgehalt führt zu einer Verschlechterung.

Natrium muriaticum ist zudem ein Mittel bei **Eifersucht unter Kindern** (*Arsenicum album, Nux vomica, Sepia*).

Fälle aus der Praxis

• Bertrand, 9 Jahre, ist sehr eifersüchtig auf seine dreijährige Schwester. Diese ist sehr extrovertiert, zieht alle Aufmerksamkeit auf sich und bezirzt den Vater. Seit einiger Zeit salzt er grundsätzlich das Essen nach, bleibt zurückgezogen, abwesend. Dann treten plötzlich **jeden Abend gegen 22 Uhr** heftige Asthmaanfälle auf. *Natrium muriaticum* bringt rasche Heilung.

• Eine Großmutter, ihres Zeichens Apothekerin, nutzt ihre Ferien, um mir ihren 20 Monate alten Enkel zu bringen, der über und über mit Ekzemen bedeckt ist. „Meine Tochter ist selbst Ärztin", meint sie, aber ich glaube nicht, dass die Allopathie hier etwas ausrichten kann. Der Junge ist mager und spricht nicht viel. Außerdem erfahre ich, dass er unter Verstopfung leidet und sich auf Salz stürzt. Ich denke an *Natrium muriaticum* und stelle fest, dass die Großmutter leicht nach außen schielt, sodass sie mir nie genau in die Augen sieht. **Es ist kein Zufall, dass sie es ist, die mit dem Kind zu mir kommt:** Beide haben dasselbe Terrain. Ich frage sie: „Erzählen Sie mir von Ihrem Vater!" Ihr Blick trübt sich, sie weint und gesteht, dass ihr Vater Alkoholiker gewesen sei und das Familienleben zur Hölle gemacht habe. Beiden hilft *Natrium muriaticum*, das das Ekzem des Kleinen vollkommen zum Verschwinden bringt.

Natrium phosphoricum

Die Freiheit

Auf dieses Mittel trifft man oft bei Menschen mit einem Überschuss an Milchsäure aufgrund eines übertriebenen Zuckerkonsums. Saures Spucken, saurer Geschmack im Mund, Soor sind häufige Symptome. **In den Träumen dieser Patienten kommen verschlossene Türen und Sackgassen vor,** die an eine unbewusste Suche nach der Freiheit denken lassen, die manchmal in die Sackgasse des Drogenkonsums führt.

Dieses Mittel hat auch bei Kindern mit seromuköser Otitis (*Iodum*) gute Ergebnisse erbracht und eine Trommelfell-Drainage überflüssig gemacht. Diese Kinder sind sehr sensibel, ein wenig verschlossen mit heftigen Wutanfällen, mit denen sie sich zurückziehen.

Natrium sulfuricum

Wasser

Menschen, die dieses Mittel benötigen, fühlen dank ihrer **enormen Empfindlichkeit für Feuchtigkeit** jeden Wetterwechsel.
Schnupfen, Asthma bei feuchtem Wetter, **vor allem gegen 4-5 Uhr morgens**, Meningitis nach **Schädeltrauma** mit Hirnödem, Stimmungsschwankungen mit abwechselnder Euphorie und Depression (**manisch-depressives Syndrom**) gehören zum klinischen Bild von *Natrium sulfuricum*.

Natrium sulfuricum

Um dieses Mittel zu verstehen, muss man bis zur Geburt zurückgehen. Denn da kam es zu einem Schädeltrauma mit Hirnödem, also einem Überschuss an Wasser im Gehirn (lat. humor - Feuchtigkeit). In der Folge definiert sich unsere Laune (frz. humeur), je nachdem, ob wir gerade an der Brust trinken, als fröhlich oder, wenn keine Milch mehr kommt, als depressiv - daher diese **Beziehung zwischen der Stimmung und dem Anteil an extrazellulärer Flüssigkeit.** *Natrium sulfuricum* reguliert alle diese Phänomene. So lässt sich auch seine Wirkung zum einen bei Schlägen auf den Kopf und zum anderen bei einem Übermaß an Feuchtigkeit nachvollziehen.

Weiters findet man bei diesem Mittel ein starkes Verlangen nach Fett (was bei Kindern selten ist), eine Neigung zu Warzen und Kondylomen und Stuhlgang am Morgen beim Erwachen (*Sulfur*) sowie möglicherweise eine Lungenentzündung der linken Lungenbasis. Und *Natrium sulfuricum* zeigt eine Verschlechterung am Meer.

Fall aus der Praxis

Bei Daniel verlief die Geburt ausgesprochen schwierig, denn sein Kopfumfang war für das Becken seiner Mutter beinahe zu groß. Nach einer langen und schweren Geburt durchlebte das Kind 24 Stunden lang einen epileptischen Zustand, der den Einsatz des gesamten Arsenals der modernen Reanimation erforderte. Die Untersuchungen zeigten eine **Hirnhautblutung.** Im Alter von drei Wochen wird das Kind mit einer umfangreichen antiepileptischen Medikation und einem stark gestörten EEG aus dem Krankenhaus entlassen. Ich verabreiche ihm drei Gaben *Arnica* C15 und C30, dann je eine Gabe *Natrium sulfuricum* C15, C18, C24 und C30 pro Woche. Mit 3 Monaten ist das EEG normal und die Antiepileptika werden abgesetzt. Mit 6 Monaten entwickelt sich das Kind gut und kann sitzen. Mit neun Monaten erscheinen **Warzen** auf dem Bauch, die zwei Monate lang bestehen bleiben. Jetzt ist der Junge 6 Jahre alt und entwickelt sich vollkommen normal.

Niccolum
Picobello!

Ein gutes Mittel für Menschen, die **allergisch auf Gegenstände aus Nickel** reagieren, z. B. auf eine Uhr, Jeansknöpfe usw. Es handelt sich um Menschen, die zu sehr ihrem Heim verhaftet sind, wo alles blitzblank [frz. ugs.: „nickel"] sein muss, gleichzeitig aber jegliche Kreativität begraben wird (träumt, dass er in einem Grab wohnt).

Dieses Mittel passt für sprachlich Begabte, die unter Migräne, Dyspepsie, Verstopfung und Nasenkatarrh leiden.

Ein kleines Symptom: Beim Drehen des Kopfes **knacken** die Halswirbel.

Nitricum acidum
Der Geist des Gesetzes

Nitricum acidum ist ein Mensch, der Regeln und Gesetze starr anwendet und demjenigen, der sie übertritt, keinerlei mildernde Umstände zugesteht. Bestimmt war es ein *Nitricum-acidum*-Mensch, der schrieb: *Dura lex, sed lex* (Das Gesetz ist hart, aber es ist das Gesetz)! In der Schule ist dieses Kind „zu ernst, zu vernünftig". Sein Leiden rührt von einem **Mangel an Flexibilität her.** Wenn ein schelmischer Lehrer seiner Klasse am 1. April als Strafaufgabe 1000 Zeilen zum Abschreiben aufgibt, setzt sich unser armes *Nitricum acidum* die ganze Nacht hin und füllt Blatt um Blatt! (Tatsächlich so beobachtet.)

Auf der körperlichen Ebene fallen folgende Symptom auf: chronischer Nasenkatarrh, chronische Ohrenentzündung mit Cholesteatom, einem gutartigen Tumor, der sich im Mittelohr entwickelt (*Calcium carbonicum*), häufig Heiserkeit, stinkender Fußschweiß, weiße Flecke auf den Nägeln (*Alumina, Arsenicum album, Phosphoricum acidum, Sepia, Silicea, Sulfur, Tuberculinum*), Fissuren am Anus, stark riechender Urin (wie Pferdeurin).

Diese Kinder lieben Fett und Salz (z. B. Schweineschmalz) und alles **Unverdauliche** (wie bestimmte Gesetze!). Beim Fahren im Auto bessern sich alle Symptome.

Man muss *Nitricum acidum* erklären, **dass Verzeihen möglich ist**. Der Mensch ist auf Erden nicht perfekt, daher ist menschliches Irren auch verzeihlich. Auf Irrtum beharren dagegen ist des Teufels.

Fall aus der Praxis
Mathieu, 7 Jahre, hat Asthma und ein Ekzem. In eines seiner ersten Schulhefte schrieb der Lehrer „Zu vernünftiges Kind". Seine Zunge sieht aus wie eine Landkarte (*Natrium muriaticum*), er ist verstopft mit Bluten beim Stuhlgang, hat eine Warze auf der rechten Hüfte und zeigt Verlangen nach Fettigem und Salzigem.

Nux moschata
Vogel-Strauß-Politik

Ein Mittel für Menschen, die beim kleinsten Ärger ohnmächtig werden. Sie halten sich die Augen zu, wenn es brenzlig wird - eine festgefahrene und lächerliche Situation!

Es tritt eine **starke Schläfrigkeit** auf - eine meiner Patientinnen gestand mir, dass sie sich, wenn sie Probleme hat, ins Bett legt, um sich in den Schlaf zu flüchten. Ihr Kind **versteckte seinen Kopf in den Händen**, wenn ich es untersuchen wollte …

Neben den kalten Extremitäten, den trockenen Schleimhäuten, der unregelmäßigen Regel … und einer ausgeprägten Liebe für Muskatnuss sei noch ein charakteristisches körperliches Symptom vermerkt: Die Brustnippel sind eingezogen.

Nux vomica
Überlastet

Die Brechnuss enthält Strychnin. Neuere neurophysiologische Studien zeigen, dass Strychnin ein Neuromediator ist, der in unserem Gehirn das extrapyramidale System erregt, das für unsere Motorik zuständig ist (die Glyzinie dagegen beruhigt es). Dies bestätigt genau die homöopathische Beobachtung, dass *Nux vomica* ein aufgeregter Patient ist, der in der Folge aller möglichen Exzesse (reichhaltiges Essen, Trinken, geistige Arbeit) ohne entsprechenden körperlichen Ausgleich mit den Nerven am Ende ist.

Nux vomica ist reizbar, **kommt in die Praxis, drängelt sich vor alle, um zu schimpfen, weil die letzte Behandlung noch keine Wirkung gezeigt hat.** Es ist pingelig und erträgt es nicht, wenn das kleinste Detail nicht perfekt ist. Es schreckt bei Geräuschen auf und reagiert auf alle Eindrücke (Licht, Geruch) überempfindlich. Manchmal weicht dieser Zustand der Aufgeregtheit einem kurzen Mittagsschlaf, der bessert, aber gegen den *Nux vomica* durch die regelmäßige Einnahme von Stimulanzien, wie Kaffee, Alkohol, Tabak oder diverse Medikamente, kämpft.

Das *Nux-vomica*-Baby ist durch seine Verdauungstätigkeit überfordert, die nicht ohne Probleme verläuft. Es isst zu viel, verdaut schlecht, das Bäuerchen will nicht kommen, die Milch wird wieder ausgespuckt. Es zappelt herum. Es leidet an einem Nabel- oder Leistenbruch (mit dem Risiko einer Strangulation). **Die Nase ist verstopft,** vor allem nachts, was den Schlaf stört. *Nux vomica* ist eines der besten Mittel bei nächtlicher Nasenverstopfung.
Daneben besteht **häufiger Stuhldrang,** aber sowohl Kinder als auch Erwachsene können jeweils nur kleine Mengen absetzen.

Bei den Großen zeigen sich Rückenschmerzen, wegen derer *Nux vomica* sich zum Umdrehen im Bett aufsetzen muss. Derselbe Patient leidet nach 3 Uhr morgens an Schlaflosigkeit.

Was treibt *Nux vomica* dazu, sich zu überlasten? Es ist die Angst vor Mangel - beim Erwachsenen die Angst vor Armut, beim Baby die Angst zu verhungern.

Fall aus der Praxis

Der dreijährige Rémi leidet an rezidivierenden Otitiden. Eines Tages muss er wegen **Fieberkrämpfen** ins Krankenhaus. Bei der Untersuchung findet sich ein **Leistenbruch links,** der im Alter von 2 Monaten operiert wurde, eine marmorierte Haut (leichte periphere Kreislaufschwäche), ein Nabelbruch sowie eine verstopfte Nase. Unter *Nux vomica* C15, dann C30 verschwinden die Otitiden und es macht sich ein generalisiertes Ekzem breit, das wenig juckt und seinerseits 6 Monate später verschwindet.

Weitere Mittel, die für ein **Terrain mit Fieberkrämpfen** infrage kommen sind: *Cicuta virosa, Cina, Curare, Hyoscyamus, Nux vomica, Opium, Stramonium.*

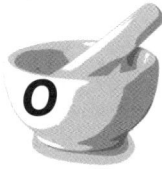

Oenante crocata
Der traurige Clown

Trauriger Clown, der aus nichtigen Gründen weint.
Mittel bei epileptischen Krampfanfällen; rote Flecken im Gesicht.

Oleander
Krustiges Ekzem

Ein hervorragendes Mittel bei beeindruckenden Ekzemen. Krusten bilden sich, die wie Schuppen vor allem den Kopf des Patienten bedecken. In einem solchen Fall sind über 10 Tage lang je 3 Globuli einer C7 morgens und abends zu nehmen.

In diesem Mittel findet sich der Wunsch, wieder zum Fisch - voller Schuppen - zu werden, also das Problem, das Meer (die Mutter - la mère) zu verlassen. Und was ist mit dem Vater?

Oleander-Kinder haben ein schwaches Gedächtnis, sind von langsamer Auffassungsgabe. Spontan erzielen sie bessere Ergebnisse, als wenn sie sich besondere Mühe geben.

Ein kleines Symptom: Sie können einem nicht in die Augen sehen.

Asthmatische Atmung beim Hinlegen, Herzklopfen, Schwäche der unteren Gliedmaßen, kalte Füße (*Sepia*), die Adern der Hände sind angeschwollen.

Oleum animale
Tierisches Fett

Dies ist ein wirksames Mittel für bestimmte Arten des Übergewichts, die mit einem Verlangen nach Fett einhergehen, das der Betroffene nicht stillen kann. Ein Detail, das auf dieses Mittel hinweist: **rotes Gesicht ohne Fieber** (*Capsicum, Ferrum, Phosphorus, Psorinum*). Unter Einwirkung dieses Mittels konnte ich bei einigen Kindern eine Gewichtsreduktion von mehreren Kilo beobachten. Dazu stellten sie fest, dass sie von einem Tag auf den anderen plötzlich einen **Widerwillen gegen Fettes** verspürten.

Oleum jecoris aselli
Lebertran

Ausfall des Vaters
„Man sollte jene nicht verlassen, die man liebt."

Complainte du phoque en Alaska
(Klage des Seehunds in Alaska) - Michel Rivard

Lebertran, die traditionelle Vitamin D-Quelle, war früher der Alptraum ganzer Generationen von Kindern. Vitamin D ist in kleinen Mengen für das Wachstum notwendig und es beugt der Rachitis vor. **In zu hohen Dosierungen blockiert es jedoch das Wachstum** (die Einwohner der Mittelmeerländer, die über eine besonders hohe Sonnenstrahlung verfügen, sind relativ kleinwüchsig).

Fall aus der Praxis

• Olivier, 12 Jahre, ist bei mir in Behandlung seit er dreieinhalb ist. Zunächst kam er wegen eines chronischen Durchfalls, der in wechselnder Stärke seit dem 6. Lebensmonat bestand. Mit *Podophyllum* und danach *Pulsatilla* kommt alles ins Lot.

Im Jahr darauf erhält er wegen einer Lungenentzündung *Phosphorus*, dann *Natrium sulfuricum*. In der Folge ergeben sich bei dem Jungen keinerlei gesundheitliche Probleme, aber Jahr um Jahr zeigt sich ein immer deutlicherer Wachstumsrückstand in Verbindung mit Ruhelosigkeit, für die eine Reihe von Mitteln (*Arsenicum album, Medorrhinum, Sulfur*) erfolglos eingesetzt werden.

Mit 11 Jahren misst er 1,28 m und wiegt 28 kg. Seine Eltern sind nicht sehr groß, trotzdem verweise ich ihn an ein Krankenhaus in Nizza, wo eine Untersuchung durchgeführt wird. Diese führt, abgesehen von einer regelmäßigen Überwachung und der Verabreichung von Vitamin D in Form von **Sterogyl 15®**-Ampullen zu keiner speziellen therapeutischen Maßnahme.

Der Junge wird immer unerträglicher, seine schulischen Leistungen lassen schwer nach. Die Lehrer ertragen ihn nicht mehr. **Es treten Schmerzen im unteren Rücken auf,** und die Ärzte der Universitätsklinik stellen die Diagnose **Spondylitis ankylosans (M. Bechterew).** Die Mutter des Kindes bemerkt, dass sich die Schmerzen nach jeder Gabe Sterogyl® zu verstärken scheinen, aber der Professor behauptet, es gebe keinen Zusammenhang zwischen der Einnahme des Medikaments und den rheumatischen Beschwerden.

Übrigens ist die Mutter mit demselben Problem gehandicapt, weswegen sie im Alter von 17 Jahren erfolglos operiert worden war. Da sie als Kind überdurchschnittlich klein gewesen war, hatten die Eltern einen Arzt konsultiert, der ihr Wachstum anregen sollte. Nach den verordneten Spritzen waren die Rückenprobleme aufgetaucht, die sich seither regelmäßig verschlechtert hatten.

Ich sehe den Jungen, der von den Kräften im Universitätskrankenhaus behandelt wird, nur noch selten - bis zu einem Tag im Mai 1990, als der Schulleiter die Eltern ruft, da der Junge durch eine besonders heftige Lumbalgie vollständig blockiert ist. Da sich meine Praxis ganz in der Nähe der Schule befindet, wird der Junge zu mir gebracht.

Bei der Untersuchung zeigt er mir einen sehr schmerzhaften Bereich am *sakroiliakalen Übergang*. Bei der Repertorisierung der Symptome „Sakroiliakale Schmerzen" und „Kleinwüchsigkeit" ergeben sich drei Mittel: *Calcium phosphoricum, Oleum jecoris aselli* und *Sulfur*.

Mein Augenmerk fällt auf den Lebertran, denn bei einem Baby, das einige Jahre zuvor bei mir in Behandlung gewesen war, hatte das Wachstum nach einer Gabe Sterogyl® abrupt aufgehört und hier ließ sich das Problem mit einer Gabe *Oleum jecoris aselli* C15 lösen. Ich frage: „Nimmt er Sterogyl®?" Da erzählt mir die Mutter von den Wirkungen bei ihrem Sohn, die sie diesem Mittel zuschreibt. Mit vier Gaben *Oleum jecoris aselli* (in aufsteigenden Potenzen C15 - C18 - C24 und C30) **verschwinden die Schmerzen des Jungen**, die ihn inzwischen täglich plagen.

Gleichzeitig legt sich die Nervosität - zur großen Genugtuung seiner Lehrer und zum Vorteil seiner schulischen Leistungen. Nach zwei Jahren geht es dem Jungen gut, er wächst wieder normal (über 6 cm pro Jahr) und bringt in der Schule gute Leistungen.

In Allens Materia medica werden bei diesem Mittel auch Durchfall und Lungenentzündung im Kleinkindalter erwähnt.

Ich empfahl das Mittel auch der Mutter, der es große Erleichterung zu bringen scheint. Im Alter von 5 bis 20 Jahren war sie vom Vater verlassen worden.

• Isis ist drei Monate alt und schreit ununterbrochen. Sie wird ins Krankenhaus eingeliefert, aber alle Untersuchungen bleiben ergebnislos. Als die Eltern mit dem Kind vorsprechen, erzählt mir der Vater, dass er an M. Bechterew leidet. In der Familie gab es einen „Ausfall" des Großvaters, der ins Gefängnis musste…

Isis erhält täglich Vitamin D. Ich empfehle, damit aufzuhören und eine Gabe *Oleum jecoris* zu verabreichen. Das Schreien verstummt sehr schnell.

• David ist ein alter Freund, den ich bei einem Essen wiedertreffe. Er bittet die Gastgeberin, ihm einen Platz im Schatten zu geben, denn er verträgt die Sonne nicht. Er erzählt mir, dass er unter M. Bechterew leidet. Seinen Vater, der die Familie verlassen hatte, als er fünf war, hat er erst mit 25 wiedergesehen. Ich frage ihn, warum er nicht mehr zu den Chorproben kommt. Da erzählt er mir, dass er bei unserem letzten Lied hatte weinen müssen. Es handelte sich um die Klage des Seehunds in Alaska, dessen Partnerin ihn verlassen hatte, um mit dem Cirque du Soleil zu ziehen (Complainte du phoque en Alaska – Michel Rivard). Seehunde ernähren sich von Dorsch (aus dem Lebertran hergestellt wird)!

Olibanum

„Stimmlos"

Olibanum ist das Mittel jener, die ihre **Stimme ganz verloren** haben. Er träumt, dass ihn der Vater tötet (wir befinden uns mitten im Ödipuskomplex, daher ein hysterisches Verhalten).
Weihrauch heißt auf französisch „encens" (gesprochen wie „en sang" – voller Blut). Nach der Bibel erhebt Abraham, um Gott zu opfern, sein Messer gegen seinen Sohn Isaac, um ihn zu töten, aber ein Engel hält seinen Arm auf. Später überwindet Christus Ödipus und verzichtet auf Gewalt. Das Blut wird ersetzt durch Wein (bei der Hochzeit zu Kanaa sieht er das Wasser und sagt „Wein").

Opium

Das Paradies

Mit diesem Mittel kommen wir erneut in den Bereich der neueren Neurophysiologie. Es ist inzwischen gut bekannt, dass unser Körper auf verschiedene Arten **Endorphine** bildet. Das sind natürliche Opiate, die u. a. zur Beruhigung von Ängsten und Schmerzen beitragen, Husten lindern und die Darmpassage erleichtern. Drogenabhängige reisen mit Morphin ins Nirwana, in dem Angst unbekannt ist und wo Glückseeligkeit herrscht. Wenn dann aber die Wirkung der Droge nachlässt und verschwindet, ist die Situation umgekehrt.

Die Hölle aus Ängsten und Schmerzen treibt den Drogenabhängigen dazu, sich erneut zuzudröhnen - koste es, was es wolle. Man kann seinen Endorphinspiegel aber auch auf natürliche Weise steigern. Mystiker in Ekstase sind dafür ein gutes Beispiel. Eher nüchtern betrachtet, steigert ein 8-km-Jogging deutlich unseren Endorphinspiegel, was uns zu Ausgeglichenheit und geistiger und gedanklicher Beweglichkeit verhilft.

Man kann also zusammenfassend sagen, dass wir auf dieser Welt die Wahl haben zwischen zwei Optionen: **erst das Vergnügen, dann das Leid,** dem Weg des Drogenabhängigen, oder **erst das Leid und dann das Vergnügen**, dem Weg des Sportlers.

In der Homöopathie ist *Opium* das Hauptmittel für **akute oder chronische Folgen von Angst**. Angst macht *Aconitum* ruhelos, aber sie lähmt *Opium*, das im Paroxysmus an einem Stillstand von Herz und Lunge stirbt (Morphine dämpfen diese beiden Vitalfunktionen).

Homöopathen schlagen daher vor, mit *Opium* dem Risiko des **plötzlichen Kindstods** zu begegnen. **Wenn die Mutter während der Schwangerschaft einen großen Schrecken erlebt hat,** bildet sie zur Abwehr vermehrt Endorphine, die durch die Plazenta hindurch in das Gehirn des Kindes dringen. Das Kind kommt schläfrig zur Welt, es saugt nicht stark genug, **schläft während des Stillens ein** und gewinnt nur langsam das Geburtsgewicht zurück. Es fallen Nabelbruch und **Verstopfung** auf. Eine Gabe *Opium* C15 reicht in aller Regel, um das Neugeborene aufzuwecken und eine Gewichtszunahme in die Wege zu leiten.

Fall aus der Praxis

Dominique, 28 Jahre, war im vierten Monat schwanger, als sie an einem Geldautomaten angegriffen wurde. Der Täter verlangte von ihr, unter der Drohung eines auf ihren Bauch gerichteten Messers, sie solle ihm ihr Geld geben. Bei der Geburt war das Neugeborene ständig schläfrig und nahm nicht zu. Mit einer Gabe *Opium* C15 kommt alles wieder in Ordnung. Bemerkenswert ist aber, dass sich die Mutter an nichts erinnern kann! Die Schwangerschaft verlief offensichtlich ohne Probleme.

Im vierten Lebensmonat wird das Baby erneut schläfrig, leidet an Verstopfung und nimmt nicht mehr zu. *Opium* C30 wirkt gut bei der Mutter ... und die Erinnerung an das unglückliche Ereignis im vierten Schwangerschaftsmonat kehrt zurück.

Ornithogalum umbellatum
Der Pförtner

„Der Stern von Bethlehem", bekannt für seine Verwendung als Bach-Blüte, ist in der Homöopathie ein Spezifikum des Pylorus, insbesondere bei **Pylorusstenose**.
Später wird er auch bei Pyloruskrebs verwendet.

Fall aus der Praxis

Bertrand, 8 Jahre, kommt wegen seines hartnäckigen Asthmas zu mir. Bei der Untersuchung, bemerke ich eine Narbe in der Gegend des Pylorus. „Als er drei Wochen alt war, wurde er wegen einer Pylorusstenose ins Krankenhaus gebracht", erzählt mir seine Mutter.

Ein Paar Gaben *Ornithogalum* C15 - C30 lösen das Problem binnen weniger Wochen.

Oscillococcinum (Anas barbariae cordis et hepatis)
Das homöopathische Antivirenmittel

Ein bei vielen bekanntes Mittel für Grippe. Es ist unbestritten sehr hilfreich, um eine Grippeerkrankung und verwandte jahreszeitlich bedingte Virenerkrankungen zu kupieren. Es ist in der Tat unser homöopathisches Antivirenmittel. Dass es aus Entenherz- und Entenleberextrakten hergestellt wird, wissen jedoch wenige. Diese Extrakte sind reich an Nukleinsäuren und enthalten phosphorhaltige Verbindungen, womit sie der Struktur der Viren ähneln. Und so ergibt sich eine Wirkung nach dem Gesetz des Ähnlichen. Daneben ist die Ente auch eines der natürlichen Reservoirs der Grippe.

Bemerkenswert ist die Tatsache, dass in der französischen Küche gerade im Winter viel Geflügelleber zubereitet wird. In diesem Sinne könnte also der Brauch der **Entenstopfleber** unbewusst einer Suche nach diesem Antivirenmittel entsprechen, das uns gegen eine Grippe schützen könnte. Leider kehrt sich bei übertriebenem Konsum die Wirkung jedoch um und man erhält eine Verschlechterung mit einer deutlichen Neigung zu Schnupfen und Erkältungen. So steigen auch die Abwesenheitszahlen während der Weihnachtszeit. Daran sind gewiss noch weitere Umstände beteiligt, aber wie der mexikanische Homöopath P. S. Ortega betont, **ermöglicht seine Freiheit dem Menschen, gegen die Gesetze der Natur zu verstoßen und auf diese Weise der Krankheit den Weg zu bereiten**.

Man kann also im Winter bei einer Erkältung oder nach Kontakt zu einem Grippekranken mit einer Gabe *Oscillococcinum* das Geschehen anhalten. *Oscillococcinum* gibt es in der C200.

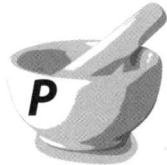

Palladium

Der reine Geist

Er ist „stolz" und **strebt nach Anerkennung**. Brillant in der Öffentlichkeit, aber erschöpft und weinerlich, wenn er allein ist. Dieses Mittel kann bei Jugendlichen helfen, die zum Angeben tendieren, an Kopfschmerzen, Verdauungsschmerzen und (bei Mädchen) an Eierstockproblemen leiden. Es handelt sich um ein gutes Ergänzungsmittel für *Platinum*.

Um dieses Mittel zu verstehen, muss man sich an die griechische Göttin Pallas Athena erinnern, die **direkt aus dem Schädel Jupiters geboren** wurde (und nicht einfach, wie jeder Sterbliche, aus den weiblichen Geschlechtsorganen!).

Ein *Palladium*-Kind **leugnet den Körper** und versucht, den Vater durch geistige Brillanz zu verführen – und über den Vater hinaus die ganze Gesellschaft.

Fall aus der Praxis

Hélène ist eine junge, übergewichtige Frau, die aber in der Gesellschaft mit ihrer großen, an der Universität erworbenen Gelehrtheit brilliert. Sie leidet an einer Retroversion der Gebärmutter und an Schmerzen im rechten Eierstock. Diese Probleme verschwinden binnen eines Monats nach einer Gabe *Palladium* C15, und gleichzeitig nimmt sie 5 kg ab.

Pertussinum

Keuchhusten

Dieses Mittel wird mit Absonderungen von Keuchhustenkranken hergestellt und ist sehr nützlich in C15- oder C30-Gaben bei chronischem Krampfhusten nach einer Keuchhustenimpfung, nach einer Keuchhusten-Erkrankung selbst oder nach viralen Infektionen, die ähnliche Symptome erzeugen (*Carbo vegetabilis, Drosera*).

Petroleum

Der Skeptiker

Gallavardin sagte einst: „Dieses Mittel ist gut für Menschen, die nicht an die Homöopathie glauben". Wir leben in einer Gesellschaft des Erdöls. Der größte Teil unserer Energie wird diesem schwarzen, schlecht riechenden Petra Oleum entzogen. Aus Derivaten wie Plastik werden die meisten unserer Gebrauchsgegenstände hergestellt. Unter anderem atmen wir Erdöldämpfe bei jedem Stopp an der Zapfsäule ein.

Was bietet nun die Materia medica als psychisches Symptom bei *Petroleum*? „Es handelt sich um eine wenig spirituelle Person, mit **Verdunklung der Sicht**. Denkt, der Tod sei nah und muss schleunigst seine Sachen in Ordnung bringen. Chronische Krankheiten die nach geistigen Problemen auftreten: Angst, Beleidigung." (W Boericke, 1927)

Wir leben in einer **materialistischen Gesellschaft, die die spirituelle Dimension des Menschen ausgeschlossen hat**. Einer unserer beliebtesten Ausdrücke ist „letztendlich", unser Tempel ist Wall Street (die „Wandstraße" des Geldes), auswegsloser Pfad. Es geht um „Geld oder Leben", und diese unterschwellige Angst bringt die Menschen dazu, sich ständig zu beeilen, um so schnell wie möglich von allem zu profitieren, solange es noch möglich ist ...

Es ist schwer zu warten und arbeiten zu müssen, um erfolgreich zu sein und um das zu erhalten, was die Werbung verspricht. Wie kann man in einem solchen Zusammenhang einer Heilkunst vertrauen, die auf der Verabreichung winzigster Mengen basiert? Einer Medizin, die darüber hinaus angeblich auch noch langsam wirkt! Das beste Mittel, das man einem Menschen geben kann, der nicht an die Homöopathie glaubt, wäre *Petroleum* C30. Ich verwende den Konjunktiv, denn allein die Tatsache, dass man freiwillig eine Gabe einnimmt, bedeutet, dass man ein wenig daran glaubt!

Petroleum hört wegen eines chronischen Katarrhs der Eustachschen Röhre schlecht. Es leidet unter einem **Ekzem mit Fissuren**, das sich im Winter verschlechtert. Außerdem treten auf: **Erfrierungen**, ein Überschuss an Magensäure, Übelkeit und Erbrechen mit Verschlechterung im Auto (*Cocculus, Tabacum*) oder durch Kohl. **Abmagerung** in **Folge von Kummer** (*Phosphoricum acidum*) und mangelnder Wille können ebenfalls zum Bild gehören.

Phosphoricum acidum
Ausgebrannt

Sei es in Folge anhaltender Sorgen, eines Übermaßes an intellektueller Arbeit, von Trauer, eines Verlustes von Körperflüssigkeit oder nach einem starken Durchfall - *Phosphoricum acidum* fühlt sich ausgelaugt. Alle Funktionen sind verlangsamt, der Patient sieht mitgenommen aus und bei Erwachsenen kann ein Ausfall des zu fettigen Haars auftreten. Dieses Mittel ist bei Abmagerung in Folge eines anhaltenden Kummers (*Petroleum*) wirksam.

Irgendwo gibt es ein riesiges Energieleck. *Phosphoricum acidum* **hat sich nie geliebt gefühlt**. Es besteht ein Verlangen nach kalter Milch (*Phosphorus, Staphisagria, Tuberculinum*), obwohl der Patient paradoxalerweise an Durchfall und Übelkeit leidet. Der Stuhl ist durchfallartig, hell, wässrig und kommt manchmal unwillkürlich. Es kann zu Einnässen im ersten Schlaf kommen (*Sepia*). Der Urin enthält Phosphatkristalle.

Das Auftreten von Husten nach einem Kummer stellt ein weiteres Symptom dar (*Ignatia, Phosphorus*), zum Beispiel bei einem **Kind, das nach der Trennung der Eltern Asthma bekommt**.

Fälle aus der Praxis

• Elodie, 2 Monate alt, bekommt Durchfall, sobald ihre Mutter ihr Orangensaft gibt (ein typisches Symptom von *Phosphoricum acidum*). Die Mutter erscheint mir im Übrigen sehr müde: Sie ist bleich, hat Ringe unter den Augen, fettige Haare, die ihr büschelweise ausfallen, und weiß gefleckte Fingernägel. Der Großvater mütterlicherseits verstarb im sechsten Monat der Schwangerschaft an Krebs. Die schwangere junge Frau nahm stark ab und dachte, sie würde ihr Kind verlieren.

• Der 8-Jährige Yannick leidet seit sechs Monaten an Asthma, das anscheinend kein Medikament lindern kann. Eines Abends, als ich bei der Familie des Kindes einen Hausbesuch mache, bemerke ich eine elektrische Vorrichtung in seinem Bett. Es handelt sich um ein Gerät, das ihn mit einem Stromschlag weckt, damit er rechtzeitig zur Toilette gehen kann. Dieses verbotene Gerät wurde den vom Einnässen des Jungen entnervten Eltern unter der Hand zu einem Höchstpreis verkauft. Mit *Phosphoricum acidum* werden die Enuresis- und Asthmaprobleme schnell geregelt.

• Christophe, 15 Jahre, ist ein Jugendlicher, der zurzeit viel wächst. Er ist deprimiert, seitdem seine Eltern aus beruflichen Gründen umziehen mussten. Er hatte alle seine Freunde verlassen müssen. Er hat **fettiges Haar,** Verlangen nach kalter Milch und baut in der Schule ab.

Ich befrage die Eltern zu seiner Kindheit und zur Schwangerschaft, **da ein Jugendlicher häufig die Probleme der ersten Tage seines Lebens, wenn es darum geht aus dem Bauch der Mutter zu kommen,** wieder erlebt.

In der Jugend muss er dem Schoß der Familie entkommen, um erwachsen zu werden. Da sagt mir die Mutter geradeheraus, Christophe sei ein ungewolltes Kind. Die Augen des Jugendlichen füllen sich mit Tränen. Es kommt Unbehagen auf. Ich schaue dem Jungen in die Augen und sage zu ihm: „Weißt du, auf dieser Welt gibt es zwei Arten von Menschen. Manche sind gekommen, weil ihre Eltern sie herbeigesehnt haben, andere **weil sie selbst kommen wollten. Und die haben etwas sehr wichtiges zu tun."** Christophe schöpft augenblicklich wieder Mut. Er verlässt mich fast fröhlich und mit *Phosphoricum acidum* C15 kommt alles wieder ins Lot.

Phosphorus
Feuer und Flamme

Das klassische Bild von *Phosphorus* ist das eines Streichholzes das brennt, leuchtet, sich verzehrt und zusammenschrumpft. *Phosphorus* ist ein Brenner, der seine Energie verbraucht und dann erschöpft ist. Bei ihm ist es, **wie wenn seine Seele oder sein Energiekörper sich nicht richtig an seinen physischen Körper binden könnten**, der plötzlich ohne die notwendige Energie dasteht und krank wird. *Phosphorus* lebt mit dem Kopf in den Sternen, es schwebt in zehntausend Metern Höhe und kann sich nicht an die schäbigen Dinge hienieden binden. Aber es ist ein **Ästhet, der durch seinen Sinn für Harmonie und Schönheit besticht.**

Die sympathische Persönlichkeit ist das Besondere an *Phosphorus*. **Es kommuniziert mit den anderen,** teilt seine Freuden und sein Leid, erlebt intensiv Stimmungen und verliert bei Gewitter (psychischer oder physischer Art) die Nerven. Hellsichtigkeit, Ekstase … *Phosphorus* ist leichte Beute für religiöse Sekten und mystische Organisationen.

Bei der Konsultation, lehnt das *Phosphorus*-Kind am Schreibtisch, ganz nah am Arzt, und sein leuchtender Blick folgt jeder Bewegung und überwacht jede Gesichtsregung. Das Kind liebt Salz, trinkt viel - wie auch *Natrium muriaticum* -, hat aber nicht dieselben Reserven. Es leidet oft an Durchfall, an Magenbeschwerden (Gastritis, Erbrechen), hat Probleme mit der Leber (Hepatitis), den Nieren (Nephritis) oder der Lunge (Lungenentzündung). Oft kommen **Blutungen** vor: Nasenbluten, Purpura. Nachts schläft *Phosphorus* tief und schwitzt im Schlaf. Manchmal muss es sogar umgezogen werden, weil es durchgeschwitzt ist.

Kurz gesagt, es ist ein sanftes und sympathisches Kind, das aber zu wenig inkarniert, zu ätherisch ist **und das man auf den Boden holen muss.**

Fall aus der Praxis

Der 12-Jährige Dominique leidet seit mehreren Tagen an einer Nephritis mit Albuminurie und Hämaturie. Seit einem Jahr ist er viel gewachsen, ist dünner geworden, er isst pures Salz und trinkt sehr viel. Kürzlich hat er sich erkältet und ist heiser geworden. Danach erschienen Schmerzen im Lendenbereich und der Urin wurde trüb. Er scheint sehr erschöpft und schwitzt viel. *Phosphorus* C15 alle sechs Stunden bringen eine nahezu wunderbare Wirkung, der Urin wird rein und die Nephritis heilt binnen weniger Tage aus.

Mit diesem Mittel erreicht man auch sehr gute Ergebnisse bei Fällen **akuter Pankreatitis.** Da ich in 15 Jahren homöopathischer Praxis in der Pädiatrie niemals auf **Diabetes** traf, frage ich mich, ob dieses Mittel einer Pankreatitis nicht vorbeugt, zumal es in akuten Fällen, wie Bronchitiden, Magen-Darm-Grippen und Ketose (*Lycopodium, Sepia*), sehr oft verwendet wird.

Phosphor triodatus: **Interessantes Mittel bei insulinabhängigem Diabetes, bei dem es Besserung bringt.**

Phytolacca

Das pflanzliche Quecksilber
Aller Anfang ist schwer

Ein gutes Mittel für lakunäre Angina, die auftritt, wenn das Wetter „elektrisch" ist, es gewittert. Der Hals schmerzt und die Schmerzen strahlen beim Schlucken in die Ohren aus. Der Kranke möchte kalt trinken, leidet unter Schmerzen des unteren Rückens und einer Schwellung der Halslymphknoten. *Phytolacca* benötigt man häufig bei **infektiöser Mononukleose** (mit grauen Membranen im Hals, hypertrophierten Lymphknoten, tastbarer Milz, intensiver Müdigkeit).

Ein interessantes Mittel bei Totalanorexie bei einem Säugling.

Es ist auch ein Mittel für die **Zahnung,** wenn das Baby andauernd versucht, auf etwas zu beißen, um Erleichterung zu finden (C7).

Schließlich ist es auch ein Mittel für **stillende Mütter** bei beginnender Mastitis. Die Brust ist hart und empfindlich, und wenn das Baby trinkt, strahlen die Schmerzen in den gesamten Körper der Mutter aus.

Bei dieser Gelegenheit ein Wort zur Angina. Viele Menschen denken, dass man bei Angina grundsätzlich Antibiotika geben muss, um dem Risiko durch Streptokokken vorzubeugen. Jedoch ist nicht jede Angina mit einem Streptokokken-Befall verbunden, da oft Viren die Auslöser sind. Außerdem bilden sich unter der Flut blindlings verabreichter Antibiotika immer mehr Resistenzen.

Daher ist es sinnvoll, mit einer homöopathischen Behandlung zu beginnen, die, wenn sie gut gewählt war, den Patienten innerhalb von 24 bis 48 Stunden wiederherstellt. Falls der Erfolg ausbleibt, macht man am zweiten oder dritten Tag einen Rachenabstrich und in bestimmten Fällen kann man dann entsprechend dem Ergebnis des Antibiogramms zu einer Antibiotikatherapie greifen.

Fall aus der Praxis

Jean bereitet sich auf die Aufnahme in eine renommierte Wirtschaftsschule vor. Er hat unglaublich viel Arbeit, und alle Studenten haben schlechte Noten. Das Pfeiffersche Drüsenfieber bricht aus, und die Studenten fehlen über drei Wochen lang. Er spricht bei mir mit einer gewaltigen eitrigen Angina vor, der Streptokokkentest bleibt negativ.

Ich gebe ihm *Carcinosinum* 10M, 3 Globuli, dann *Phytolacca* C7, 3 Globuli. 4-Mal täglich, und innerhalb von zwei Tagen ist er wieder auf den Beinen.

Piper methysticum
Langeweile

Ein kleines Mittel bei **Arthrose.** Ein charakteristisches Zeichen ist die Besserung der Schmerzen durch Ablenkung. In Wirklichkeit ist der Patient zutiefst gelangweilt.

Dieser „mystische" Pfeffer kann etwas Pep in ein stumpfes Leben bringen, indem er den Horizont um die spirituelle Dimension erweitert, als Garantie für eine Rückkehr zu einem weniger ichbezogenen Leben, das sich mehr dem Nächsten zuwendet.

Plantago major
„Plant and go"
Bringt nichts zu Ende

Ein Mittel für Einnässen bei einem Kind, das in der Schule Probleme hat, weil es keine Tätigkeit zu Ende führt. Es möchte immer mehrere Dinge auf einmal machen. Es kann sich nicht zwischen den anstehenden Dingen entscheiden. Es braucht andauernd den Rat der Mutter. Untertags muss es andauernd zur Toilette.

Um „groß" zu werden, muss es lernen, erst einen Plan zu erstellen und diesen dann zu befolgen (*plant ago* - englisch: „pflanzen" und „früher", also was man früher gepflanzt, festgelegt hat).

Man könnte auch lesen **„plant ago".** Um volljährig zu werden, muss er zunächst einen Plan erstellen und dann danach handeln.

Platinum
Sein oder scheinen

Sein durch andere. Platinum ist das Mittel für Menschen, die dem Bild von sich erliegen, das ihnen ihre Umgebung vermittelt. Sie vergeuden ihre Energie, indem sie die immer größere Kluft zu überwinden versuchen, die sich zwischen der Realität und ihrem Bild von sich selbst auftut. Es ist ein großes Mittel für **Persönlichkeiten des öffentlichen Lebens** (Schauspieler, Lehrer, Politiker), die andauernd ihr Image aufpolieren wollen, sich damit aber **überheben** und denen es an der **Statur** fehlt, so dass sie das Ganze nicht durchhalten.

Das Mittel für den **von seinen Jüngern verehrten Sektenguru**. Getrieben von seinem Stolz, hat er ihnen nicht erklärt, dass man selbst seinen inneren Meister finden muss. Hahnemann hatte als erster die Idee, dieses Mittel zu prüfen, und er brauchte es weiß Gott, mit seiner genialen Entdeckung und seinem Charisma. Seine Devise lautete: *„Mehr sein als scheinen"*.

In Sèvres, im Internationalen Büro für Maß und Gewicht (BIPM), lagert der Urmeter aus Platin, einem Metall, das sich nicht verändert und so das richtige Maß behält. Wenn Ihnen also Ihr Erfolg zu Kopfe steigt, wenn Sie anfangen, sich für Gott zu halten und die anderen Ihnen klein und mickrig vorkommen, ist es Zeit für eine Gabe *Platinum* (C15 - C30).

Bei Kindern sollte man an das **Spiegelstadium** denken: wenn Ihre kleine Tochter mit zwei oder drei Jahren alles unternimmt, um bemerkt zu werden, **sich in den Vordergrund zu spielen** und die Aufmerksamkeit der ganzen Familie auf sich zu ziehen, oder wenn Ihr Teenager sich zuhause stundenlang im Badezimmer einschließt und seinen Look pflegt, dem er eine viel zu große Bedeutung beimisst.

Wenn Sie selbst nicht mehr genügend Puste haben, um Ihren Freunden beim Laufen zu imponieren oder Sie sich den Rücken verrenken, weil Sie zu schwere Lasten heben wollen, wenn Sie auf einmal zu übermäßiger Kritik neigen und Ihre Kinder nicht mehr ertragen (*Lycopodium, Sepia*), kann Ihnen dieses Mittel wieder zum Gleichgewicht verhelfen.

Plumbum
Erträgt keinerlei Zwang

Dem *Plumbum*-Patienten erscheint alles störend, er wird düster, schweigsam und depressiv.

In unserer komplexen Gesellschaft nehmen die Zwänge täglich zu. Dazu gibt es eine starke Umweltverschmutzung durch *Blei*. Um dieses hohe Niveau an Zivilisation zu akzeptieren, das immer Zwänge mit sich bringt, muss man Blei (in homöopathischer Dosierung!) im Hirn haben, sonst kommt es zur Flucht in kindische und verantwortungslose Verhaltensmuster (nach mir die Sintflut!).

Mit *Plumbum* erträgt Ihr Kind die Zwänge in der Schule, obwohl es bereits als schwierig abgestempelt wurde und wegen Disziplinlosigkeit, mangelndem schulischem Interesse von Schule zu Schule geschickt worden war (C15 – C30). Man sollte nicht warten, bis sich die körperlichen Symptome (Bauchkoliken, motorische Lähmungen, chronische Nephritis) zeigen, um an dieses Mittel zu denken.

Fall aus der Praxis

Arnaud, 9 Jahre, hat schon mehrmals eine Klasse wiederholt. Psychologische Tests weisen ihm jedoch eine hohe Intelligenz aus. Leider kommt er aber mit den Zwängen in der Schule nicht zurecht, ebenso wenig wie mit allen anderen kollektiven Zwängen. Seine Leidenschaft sind Tiere. Zuhause verbringt er Stunden um Stunden mit Insekten und Reptilien, die er aus dem Effeff kennt. Nach *Plumbum* C30 erhält der Junge zum ersten Mal von seinem Lehrer eine ermutigende Anmerkung und er erklärt sich bereit, zu den Kursen beim Logopäden zu gehen.

Podophyllum
Durchfall während der Zahnung

Ein gutes Mittel für Durchfall bei Kindern, vor allem während der Zahnung. Die wichtigsten Symptome sind flüssige, stinkende Stühle, vor allem morgens, ein aufgeblähter Bauch mit Krämpfen, die das Kind zwingen, sich auf den Bauch zu legen. Manchmal kommt es beim Stuhlgang zum Rektumprolaps (*Ferrum*) und bei Fieber ist das Kind sehr gesprächig (*Lachesis, Tuberculinum*). Man gibt drei Globuli einer C7 nach jedem anormalen Stuhl.

Während der Schwangerschaft ist *Podophyllum* ein gutes Mittel bei Rektumprolaps und Hämorrhoiden.

Psorinum
Verlassen werden

Psorinum ist das große Konstitutionsmittel für ein **psorisches** Terrain nach Hahnemann und in der Psychoanalyse für ein Steckenbleiben im freudschen **oralen** Stadium. Das Kind, das eben geboren wurde, also den Mutterleib, ein relatives Paradies, verlassen musste (in dem es ernährt, gewärmt und mit Sauerstoff versorgt und geschützt wurde), verspürt große Angst. Es muss atmen, gegen die Kälte kämpfen, essen...

Außenwelt wird als
aggressiv erlebt

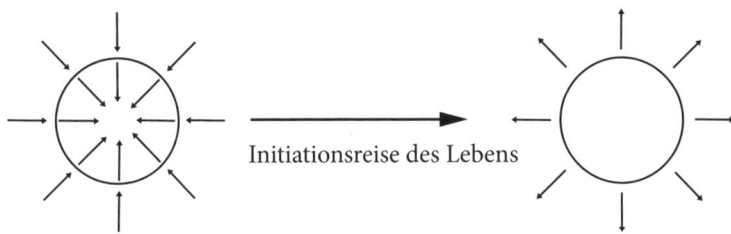

Initiationsreise des Lebens

Unendliche, fusionelle
Mutter-Kind-Liebe:
orales (psorisches) Stadium

Unendliche, „kosmische" Liebe
des Menschen nach Abschluss
seiner Entwicklung

Die Außenwelt wird als
aggressiv erlebt

Das Innere kommuniziert
mit dem Äußeren

Verschlossener Mensch　　　　　　**Offener Mensch**

Diese Urangst, eine echte, tiefe Kluft in der Energie, ist die Angst von *Psorinum*: **Angst vor Mangel, Angst verlassen zu werden, Angst vor Armut.** Es besteht starkes Frösteln (diese Patienten kommen mit mehreren Lagen Unterwäsche in die Praxis, die abzulegen eine geraume Weile dauert).

Psorinum **ist eines der Hauptmittel für Allergiker.** Ein Allergiker reagiert auf inadäquate Weise auf die Umwelt. Um dies zu verstehen, muss man sich den Menschen auf der Welt zwischen zwei Arten der

„unendlichen Liebe" vorstellen. Diese erste Liebe haben wir alle erfahren, es ist das fusionelle Mutter-Kind-Stadium, das im Leben im Mutterleib gipfelt und nach dem 18. Monat abflaut. Aber es ist eine unendlich kleine Liebe, denn sie dreht sich nur um zwei Individuen. Unsere Aufgabe ist es, uns zu einer anderen Liebe hin zu entwickeln, die uns mit der Gesamtheit der Menschheit verbindet und uns wie eine Sonne zu einer kosmischen Fusion führt. Im Allgemeinen erreichen wir das Stadium dieser unendlich großen Liebe erst nach unserem Tod, und das Leben ist eine Initiationsreise zwischen diesen beiden Arten der Liebe, in deren Verlauf wir nacheinander alle Lagen unseres Egos ablegen müssen.

Die Außenwelt, die in den ersten Stadien, die *Psorinum* entsprechen, als gefährlich erlebt wird, wird später geliebt und zum liebenden. „Was den Menschen vergiftet, ist nicht das, was durch seinen Mund aufgenommen wird, sondern das, was aus seinem Mund herauskommt", sagte einst Jesus. Und wenn wir das psorische Stadium hinter uns gelassen haben, verstehen wir, dass es, wenn uns die Außenwelt krank gemacht hat, daran lag, dass wir sie in gewisser Weise zurückgewiesen oder zu heftig reagiert haben.

Psorinum sollte man in C30 geben, wenn es eine persönliche oder familiäre Vorgeschichte von **Heuschnupfen, Ekzem** oder **Asthma** gibt. *Psorinum*-Kinder haben eine schmutzig aussehende Haut mit nässendem Ekzem, vor allem hinter den Ohren, und einen **schlechten Atem**. Diese Patienten reagieren nicht auf Mittel, obwohl diese gut gewählt scheinen, sie leiden häufig unter **Verstopfung** und sie zeigen ein seltsames Symptom: Sie sind am Vortag einer Verschlechterung in besonders guter Form.

Pulsatilla

Mama!

Für *Pulsatilla* ist die Mama der einzige Bezugspunkt auf der Welt. Es ist nicht wirklich abgenabelt, und wenn die Mama nicht da ist, wird für sie ein Ersatz gefunden (Teddybär, Daumen, Schmusetuch usw.). *Pulsatilla*-Kinder sind launisch, weinen leicht, lassen sich aber auch leicht wieder trösten: wie ein Apriltag.

Auffällig ist die **Durstlosigkeit**. Solange es darum geht, an der Brust zu trinken oder das Fläschchen zu nehmen, trinkt *Pulsatilla* viel, aber sobald es auf Glas oder Tasse umsteigen soll, verliert es das Interesse und gewöhnt sich daran, nur sehr wenig zu trinken. Die Unerschrockenheit, mit der sich *Pulsatilla* manchmal vollkommen ohne Angst in Abenteuer stürzt, kann da paradox erscheinen. Aber wenn es so handelt, dann nur, weil es fest davon überzeugt ist, dass die Mutter letztenendes da ist, um bei der geringsten Gefahr einzugreifen.

Es sind auch häufig **Kreislaufstörungen** zu beobachten: Die Haut zeigt immer ein Venen- und Kapillargeflecht, das in warmen Räumen besonders hervortritt. Mit etwas Humor kann man sich das *Pulsatilla*-Kind als in seiner Nabelschnur verstrickt vorstellen, was die Kreislaufstörungen bedingt ...

In die Praxis kommt das *Pulsatilla*-Kind häufig mit Mama *Pulsatilla* und Oma *Pulsatilla*, die beide bestickte Blusen im „Omastil" und blaue Kleidung mögen. Sie kommen wegen rezidivierender Rhinopharyngitiden, Ohrenentzündungen, Ekzemen oder Asthma, das **nach der Entfernung von Polypen** auftritt.

Pulsatilla **ist ein großes „Unterdrückungsmittel"**. Die erste schlecht vertragene Unterdrückung war die der Nabelschnur, die das Kind mit der Mutter verband. Dann werden Warzen chirurgisch entfernt, das Ekzem mit einer Salbe beseitigt, Rhinopharyngitiden durch die Entfernung der Polypen ... und damit verschlechtert man das *Pulsatilla*-Bild.

Pulsatilla-Kindern bekommt warme Nahrung schlecht, ebenso wie sie **überheizte Räume nicht vertragen**. Auch fette Nahrungsmittel und Innereien (vor denen ihnen graut) mögen sie nicht. Butter lieben sie dagegen so sehr, dass sie sie mit dem Löffel essen (*Mercurius*): Butter, Sahne ... das Beste von Mama.

Abends mag das *Pulsatilla*-Kind nur in Mamas Bett einschlafen. Das ist der Ursprung zahlreicher Familiendramen, wenn der Vater nachgeben und im Wohnzimmer schlafen muss ...

Die *Pulsatilla*-Mutter geht zum Entbinden in die Stadt der eigenen Mutter, möglichst auch mit deren Hebamme, und im Kreissaal ist es die Mutter, die ihr die Hand hält. Wenn der Kinderarzt kommt, findet er die junge Mutter in Tränen aufgelöst: „Nicht zu fassen, dass man sich davon trennen muss!"

Pulsatilla ist ein großes Mittel für Kinderkrankheiten, wie Röteln und Masern, die für den homöopathischen Kinderarzt die Rolle eines „Abszesses" spielen, der der Ausleitung der ungesunden Überbleibsel der Mutter-Kind-Beziehung, also des oralen Stadiums dient. Übrigens ist es sinnvoll, nach einer Masern- und Rötelnimpfung eine Gabe *Pulsatilla* C15 zu verabreichen. Dies bringt die schädlichen Reaktionen zum Verschwinden.

Schließlich ist *Pulsatilla* auch ein wichtiges Mittel für die Pubertät. Dabei werden die kindlichen Stadien noch einmal durchgegangen und was noch nicht gelöst ist, kann dann abgearbeitet werden. Der Jugendliche muss eines Tages seine Eltern verlassen. *Pulsatilla* erträgt Trennungen schlecht, die aber unter gewissen Bedingungen, z. B. durch ein Studium, notwendig werden.

Urtikaria, Akne, Asthma, verspätetes Einsetzen der Regel, Weißfluss (starker Weißfluss bei Mädchen) sind das klinisches Bild.

Fälle aus der Praxis

• **Um 16.30 Uhr, zur Abholzeit im Kindergarten, schlägt die „Stunde der Mütter".** Isabelle hat Ohrenschmerzen links. Sie hat eine Rhinopharyngitis mit grünen Absonderungen, das Fieber ist hoch, aber es besteht Durstlosigkeit, sie muss sich abdecken. Isabelle klammert sich förmlich an die Mutter und lässt sie nicht einmal los, als diese den Arzt anrufen will. „Seit der Kindergarten begonnen hat, ist sie dauernd krank!"

Isabelle ist dreieinhalb Jahre alt, es ist ihr erstes Kindergartenjahr. Morgens mag sie die Mutter nicht loslassen, dann hört sie auf zu weinen, um sich zwischen die Beine der Betreuerin zu flüchten. Diese ist aber nicht in der Lage, die Traurigkeit durch den Weggang der Mutter zu kompensieren. So flüchtet sich Isabelle in die Krankheit. Und **wenn sie krank ist, bleibt sie natürlich zuhause.**

Mit *Pulsatilla* kehrt die Rhinopharyngitis nicht mehr wieder und jetzt kann Isabelle morgens am Eingang zum Kindergarten auch die Mama mit einem Lächeln entlassen.

• Jacques, 45 Jahre, ist begeisterter Tennisspieler. Seit einiger Zeit leidet er aber unter Schmerzen im rechten Arm, die ihn am Spielen hindern und ihn sogar nachts aufwecken. Ein auf Sportmedizin spezialisierter Rheumatologe kann ihm keine Erleichterung schaffen, ebenso wenig wie der Mesotherapeut [Mesotherapie ist eine in Frankreich anerkannte Behandlungsmethode mit Elementen aus Neuraltherapie und Akupunktur]. Bei der Untersuchung fallen regelrechte Krampfadern der oberen Gliedmaßen auf, was auf *Pulsatilla* verweist. „Wie ist ihre Kindheit verlaufen?", frage ich ihn. „Erzählen Sie von Ihrer Mutter." - „Ich habe meine Mutter nicht gekannt. Sie hat meinen Vater sehr früh verlassen und dieser ließ mich in einer christlichen Einrichtung von Ordensschwestern erziehen …" Mit *Pulsatilla* C15 - C18 - C24, dann C30 (in ansteigender Reihenfolge, eine Gabe pro Monat) verschwinden die Schmerzen.

• Cédric, 4 Jahre, kommt in die Sprechstunden, denn er will nicht sauber werden und verweigert das Töpfchen. Ich beobachte: schüchtern, Fläschchen und Kuscheltier in der Hand. „Geben Sie ihm noch das Fläschchen?" - „Wissen Sie, Herr Doktor, das ist so praktisch am Morgen!" - „Geben Sie ihm eine Tasse, denn solange man die Tasse nicht eingeführt hat, führt auch kein Weg aufs Töpfchen!"

Pyrogenium
Das homöopathische Antibiotikum

Pyrogenium ist das innere Antiseptikum in der Homöopathie. Es erweist sich als sehr nützlich bei Eiterungen, vor allem im Mundraum (Zahnabszess), bei Fieber mit besonders übel riechenden Absonderungen, bei septischem Fieber mit Schlaflosigkeit, einem zu schnellen Puls, gemessen an der Temperatur (der Patient hört sein Herz schlagen …), vor allem Kindbettfieber (Sepsis).

Fall aus der Praxis

Ein zehnjähriger Junge wurde vor einigen Monaten an einem Sarkom im Gesicht (an der rechten Schläfe) operiert. In der Folge der intensiven postoperativen Chemotherapie wird das Immunsystem derart geschwächt, dass die Blutuntersuchung einen Leukozytenwert von unter 500/mm^3 ergibt. Vor diesem Hintergrund entwickelt sich ausgehend von der OP-Narbe eine **bösartige Staphylokokkeninfektion des Gesichts**. Natürlich kommt der Junge in eine spezialisierte Abteilung im Krankenhaus und es wird alles Nötige veranlasst: hochdosierte Infusion mit den drei beim letzten Antibiogramm definierten Antibiotika. Trotzdem verläuft die Entwicklung langsam, das Fieber bleibt bei 40 °C stehen.

Am dritten Tag befindet sich der Junge in einem halbkomatösen Zustand, unter Morphin bei einem Fieberplateau von 40 °C und mit einem zur Hälfte von einer erysipelartigen Entzündung bedeckten Gesicht. Die Krankenhaus-Ärzte rufen die Eltern, um ihnen mitzuteilen, dass die Prognose nicht gut ist und sie nicht wissen, ob er durchkommen wird.

An diesem Abend ruft mich der verzweifelte Vater an. Ich fahre ins Krankenhaus, um den Eltern ein wenig moralische Unterstützung zu geben, aber mit wenig Hoffnung, in jeglicher Weise helfen zu können. Mir bietet sich ein beeindruckendes Schauspiel: Das Kind ist **buchstäblich dabei, zu verfaulen**, ich muss an *Pyrogenium* denken. Ich empfehle der Mutter, ihm stündlich 3 Globuli einer C7 in den Mund zu schieben. Am nächsten Morgen, einem Samstag - das Wunder! Das Fieber ist zum ersten Mal seit drei Tagen auf 38,2 °C gefallen. Am Abend schwillt das Gesicht ab, die Schmerzen sind verschwunden, der Junge lächelt. Dann verschwindet das Fieber. Es war höchste Zeit, am Sonntag war sein Geburtstag!

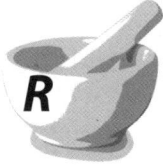

Rheum

Übersäuert

Ein kleines, sehr hilfreiches Mittel bei Durchfall während der Zahnung. Der Stuhl ist sehr sauer, der ganze Körper des Kindes riecht sauer, der Po ist rot und irritiert. *Rheum* wird häufig gut durch *Sulfur* ergänzt.

Rhododendron

Vorzeitig den Hafen bei Gewitter verlassen

Ein Verständnis für dieses Mittel erhielt ich dank Pierre Popowski, der uns auch eines Tages erklärte, dass der Name des Mittels auf die Insel Rhodos zurückginge, die in der Antike berühmt für ihren „Koloss", eines der sieben Weltwunder, war. Dabei handelte es sich um eine enorme Statue, die am Eingang zum Hafen stand. Um aus dem Hafen auszulaufen, mussten die Schiffe zwischen seinen Beinen hindurchfahren.

Fall aus der Praxis

Julien war ein Frühchen. Ich sehe ihn im Alter von zwei Jahren wegen eines schweren Asthmas. Besonders **schlimm wird es bei Gewitter**, was typisch für *Rhododendron* ist.

Außerdem zeigt er eine angeborene **Hydrozele**, ein weiteres Symptom des Mittels.

„Im siebten Schwangerschaftsmonat hatten wir einen etwas heftigen Geschlechtsverkehr," erklärt mir die Mutter. „Ich spürte, wie

„Im siebten Schwangerschaftsmonat hatten wir einen etwas heftigen Geschlechtsverkehr," erklärt mir die Mutter. „Ich spürte, wie sich der Muttermund öffnete. In der Nacht verlor ich das Fruchtwasser und Julien kam zur Welt. Er wog 1,200 kg."
Nach dem Sturm des Orgasmus hatte Julien also den Hafen des Mutterleibs verlassen und zwischen den Beinen des „Koloss" hindurch frühzeitig ins Leben an der frischen Luft hinaustreten müssen. Dort hat er Schwierigkeiten zu atmen und es folgt der Sturm der Wiederbelebung …
Dank *Rhododendron* verschwindet sein Asthma definitiv.

Ein besonderes Merkmal zeigt sich oft bei diesem Mittel: Die Patienten schlafen mit gekreuzten Beinen! Außerdem ist dieses Mittel sehr hilfreich bei Rheuma und Gicht.

Rhus toxicodendron
Bewegung ist Leben

Dies ist das Mittel der Erkältung durch Feuchtigkeit, nachdem der Körper durch intensive körperliche Belastung erhitzt ist und das Muskelgewebe überdehnt und überlastet wurde. Dies ist z. B. auch der Fall, wenn eine Entbindung zu lange dauerte, bei der das Baby leiden musste. Dann hat man es oft mit einem traurigen, ruhelosen Kind zu tun, das **krank wird, wenn die Zähne durchbrechen.** Im klinischen Bild zeigen sich folgende Symptome: Fieber nachts, häufig Durst auf kleine Mengen Wasser, Frösteln, Muskelschmerzen im ganzen Körper. Bauchschmerzen, belegte Zunge, nur die Spitze bleibt hellrot.

Bei größeren Kindern findet man Rhinopharyngitiden mit heiserem Husten und zwar bei Wind vom Meer oder wenn es während des Fußballspielens am Sportplatz geregnet hat.
Außerdem ist *Rhus toxicodendron* ein gutes Mittel bei Umknicken und Verstauchungen (bei einem Knochenausriss ist *Ruta graveolens* vorzuziehen).

Das Mittel der Wahl bei **Hüftschnupfen (transienter Synovitis)** mit starkem vorübergehendem Hinken. Falls eine Heilung ausbleibt, hilft Aurum metallicum.

Im Bereich der Haut ist Rhus toxicodendron ein Akutmittel bei Herpes, Windpocken und Gürtelrose (*Mezereum*), eiterndem Ekzem und Nesselsucht.

Schließlich ist es auch ein wirksames Mittel bei Rheuma älterer Menschen, deren Zustand sich durch Bewegung verbessert.

Fall aus der Praxis

Ein 12-jähriger Junge kommt wegen eines Attests, das er zum Rugbyspielen braucht. Allerdings ist er klein und etwas schwächlich. „Hast du denn keine Angst, dass dir die Muskelprotze wehtun?" „Nein, mir kann nichts passieren, ich bin schneller als ein Reh." Seine Schnelligkeit sichert sein Überleben - typisch für *Rhus tox.*

Rumex crispus
Schnupfen

Ein Mittel bei Schnupfen im Winter, wenn die Luft zu kalt ist. Der Kranke kommt mit einem Schal vor dem Mund, um eine etwas angewärmte Luft zu atmen. Er hustet wegen eines unentwegten Kitzelgefühls in der Drosselgrube (am Halsansatz).

Ruta graveolens
Schwere Distorsion

Dies ist das Mittel für die schwere Distorsion mit Knochenausriss am Sehnenansatz. Man gibt zwei bis drei Tage lang dreimal täglich 3 Globuli einer C7. Für späte und schmerzhafte Folgen einer Distorsion sollte man sich ein Mittel merken: *Strontium carbonicum*, als Einzelgabe in C15. Außerdem ist gut zu wissen, dass *Natrium-carbonicum*-Menschen häufig umknicken.

Ruta graveolens ist auch ein Mittel für Ermüdung der Augen mit Kopfschmerzen bei Menschen, die besonders minutiöse Arbeiten ausführen (wie beispielsweise die Schneiderei).

Bei Kurzsichtigkeit, vor allem wenn sie frühzeitig eintritt, lässt sich mit *Ruta graveolens* der Moment hinauszögern, zu dem das Tragen einer Brille notwendig wird.

Schließlich ist es auch ein Mittel für Frauen mit Spontanabgängen. Die Schwangerschaft wird nicht zum Abschluss geführt.

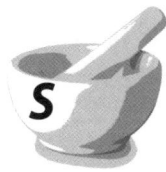

Sabadilla
Falsche Selbsteinschätzung

Dieses Mittel passt für Menschen, die ein irriges Bild von sich selbst haben, wie Obelix, der meint, nicht dick zu sein. Sie können auch meinen, an schweren Krankheiten wie Krebs zu leiden. **Manche Frauen glauben zu Unrecht, schwanger zu sein.** Bei diesen Patienten besteht eine Überempfindlichkeit gegen Gerüche, sie leiden unter krampfhaftem Niesen oder auch unter akutem Heuschnupfen. Die Hauptindikation für dieses Mittel ist, dass der Schnupfen begleitet wird von Schmerzen in der Stirn und einer Bindehautentzündung.

Außerdem sei die Wirksamkeit dieses Mittels bei **rezidivierender Oxyuriasis** (Befall mit Madenwürmern) erwähnt (*Cina, Sinapis nigra*).

Sabal serrulata
Die kleine Brust

Ein wertvolles Mittel, um die Entwicklung der Brust bei unseren nervösen, jähzornigen und wegen ihrer kleinen Brust komplexbeladenen Jugendlichen zu unterstützen. Einige Globuli C7 jeden Morgen über mehrere Tage (*Nux moschata*).

Sabina
Bringt nichts zu Ende

Ein gutes Mittel bei wiederholten Spontanabgängen um den dritten Monat.

Rote Blutung mit Klumpen.

Verschlechterung durch die kleinste Bewegung und durch Musik. Verlangen nach Limonade.

Asymmetrie der Brust.

Gicht und Gichtknoten bei einem Patienten, der die Fenster öffnen will und dessen Haut sich ausbreitende Warzen und Muttermale aufweist (*Thuja, Nitricum acidum*). *Thuja* ist übrigens das Ergänzungsmittel.

Saccharum officinale
Süß muss es sein

Ein Mittel, an das man bei übergewichtigen Kindern denken sollte, wenn sie jähzornig und weinerlich sind, Mahlzeiten verweigern, sich dafür aber mit Süßigkeiten vollstopfen.

Das Kind ist ruhelos, ein Hansdampf in allen Gassen, zieht alle Aufmerksamkeit auf sich, sucht aber in Wirklichkeit nach Zuneigung und Liebe und braucht es, dass man es streichelt.

Sambucus
Schnupfen beim Baby

Ein nützliches Mittel, wenn bei Säuglingen die Nase verstopft ist, sodass sie nicht schlafen und trinken können. Das Kind erwacht plötzlich, es kann nicht mehr atmen, wird blau. Bei älteren Kindern ist *Sambucus* ein Mittel bei Kehlkopfentzündung mit erstickendem Husten um Mitternacht mit profusem Schweiß. Das Kind muss sich im Bett aufsetzen (*Aconitum, Hepar sulfuris, Spongia*).

Sanguinaria
Der Lebensimpuls wendet sich gegen ihn

Dieses Mittel entspricht Krankheitsbildern wie chronischem Husten nach Keuchhusten (*Carbo vegetabilis, Pertussinum*) oder einer starken Grippe, Hitzegefühl im Gesicht, das gerötet ist, Stirnkopfschmerzen

(Stirnhöhlenentzündung) mit intensivem Durst, wenn der Schnupfen von Durchfall gefolgt wird (C15).

Es ist das Mittel für **Kardiopathien** mit **Hochdruck im Lungenkreislauf** (z. B. bei Ventrikelseptumdefekt, einer angeborenen Verbindung zwischen der linken und rechten Herzkammer).
Dank dieses Mittels kommt das Kind ohne Bronchiolitis über den Winter und man kann einen Rückgang des Hochdrucks im Lungenkreislauf verzeichnen.

Sanicula aqua
Stimmlos

Das Wasser der Ottawa-Quelle (Kanada) ist ein bekanntes homöopathisches Mittel, das wertvolle Dienste leisten kann, **wenn Kinder zu spät beginnen zu sprechen** (*Agaricus, Calcium phosphoricum, Barium carbonicum, Natrium muriaticum, Nux moschata*).

Leider ist diese Quelle seit dem Bau einer Autobahn versiegt, und es wird immer schwieriger, sich dieses Mittel zu beschaffen, das auch bei **Rachitis**, **Einnässen** und **Verstopfung** gute Dienste leistet. Bemerkenswert ist auch starkes Schwitzen am Hinterhaupt während des Schlafs und Fußschweiß (*Silicea*).

Santoninum
Der Farbenblinde

Ein weiteres Mittel gegen Eingeweidewürmer. Man sollte daran denken, wenn *Cina* nicht wirkt.
Juckreiz an der Nase, nächtlicher Husten, chronische Blasenentzündung, Einnässen.
Ein interessantes Symptom: Diese Patienten sind oft **farbenblind** oder **schielen**.

Sarsaparilla
Das verlorene Erbe

Ein Mittel gegen Harnwegsinfektionen: Das Kind schreit vor und während des Wasserlassens. Der Urin enthält Blut und Sand. Das Mittel wird auch bei Ausschlag nach einer Impfung oder bei warmem Wetter eingesetzt.

Dr. Fayeton beschreibt dieses Mittel als wirkungsvoll bei Menschen, denen Vorfahren und Erbschaft sehr wichtig sind und bei denen es zu einer Dekompensation kommt, wenn das Familiengut zum Beispiel in Folge eines nicht zu vermeidenden Verkaufs eines alten Hauses der Familie verloren geht.

Fall aus der Praxis
Jean-Christophe wird beim Rückflug aus der Normandie, wo die Liquidation des Erbes seines Großvaters durchgeführt wurde, ohnmächtig. Einige Tage später kommt es bei ihm zu einer Dekompensation seiner CMV-bedingten Hepatosplenomegalie, die jedoch auf *Sarasaparilla* schnell anspricht.

Secale cornutum
Das schwächste Glied in der Kette
Der große Schuldige

Das Mutterkorn ist ein Pilzparasit des Roggens, der im Mittelalter zum „Antoniusfeuer" oder zur „Kriebelkrankheit" führte. Da sie der Versuchung nicht widerstanden hatten, fühlten sich die Erkrankten schuldig.

Wohl bekannt ist dieses Mittel für die Behandlung von Kreislaufproblemen an den Extremitäten – **Erfrierungen, varikösen Geschwüren, Gangrän** (*Arsenicum album*), aber auch bei schwierigen Schwangerschaften (bei Neigung zu spontanen Abgängen im dritten Monat). Bei der Entbindung zieht sich die Gebärmutter nicht zusammen. Die junge Mutter bekommt keine Milch und es kommt zur Infektion, **dem Kindbettfieber** (*Pyrogenium*).

Für diese Menschen ist Fortpflanzung gefährlich. Sie verachten ihre Eltern und hätten am liebsten weder Nachfahren noch Vorfahren.

Dieses Mittel kann auch bei psychischer Dekompensation nach der Einnahme von LSD gegeben werden (einem Derivat des Mutterkornalkaloids).

Zu den Symptomen gehören unter anderem großer Appetit mit Verlangen nach Saurem, ein hohler Blick mit blauen Augenringen, Schlaflosigkeit mit ängstlichen Träumen bei Patienten, die von ihren Schlafmitteln abhängig sind sowie eine starke Abneigung gegen Hitze (im Gegenteil zu *Arsenicum album*).

Selenium
Vorzeitig gealtert

Selenium stammt vom Griechischen *Selen*, der Mond. An dieses Mittel sollte man denken, wenn ein Patient **nach einer erschöpfenden Krankheit ermüdet und gealtert zurückbleibt.** Der Patient erträgt keine geistige Anstrengung mehr und hängt deprimiert und impotent seinen lasziven Gedanken nach. Die **Haare** sind **fettig** (*Bryonia, Phosphoricum acidum, Thuja*) und **fallen aus.**

Sonne, die warme Jahreszeit, starke Gerüche und Tee verschlechtern. Der Patient hat verlangen nach Alkohol, leidet an chronischen Leberbeschwerden, und während des schlechten Schlafs spürt er seine Adern pulsieren. Er wacht zu früh und immer zur gleichen Uhrzeit auf.

Sepia
Weiblicher als ich ist niemand

Es gibt sicherlich kein weiblicheres Mittel als *Sepia*, wobei es auch bei manchen Männern angebracht sein kann. Die typische *Sepia*-Frau erscheint erschöpft in Ihrer Praxis, offensichtlich genervt von ihren zahlreichen zappeligen Kindern. Ihr Gesicht ist von gelblichen Flecken aus der letzten Schwangerschaft gezeichnet.

Zu Hause überfordert sie sich, um die gesamte Schar zu versorgen, ihren Mann, der nicht genügend mithilft, eingeschlossen. Alles muss bei ihr makellos sein und **das Putzen ist eine ständige Beschäftigung,** was für eine **übertriebene Gewissenhaftigkeit** spricht. *Sepia* ist das **Aschenputtel,** das im Haus alles auf Zack hält, sich ständig für andere aufopfert und insgeheim davon träumt, dass eines Tages ein Prinz auf einem weißen Pferd kommt ... In Wirklichkeit ist der Prinz im Unterbewusstsein der Vater, der in *Sepias* Leben eine wichtige Rolle spielt. Später wird der Ehepartner dann oft als Enttäuschung erlebt und manchmal auch zurückgewiesen.

So wie der Tintenfisch, das kleine Meerestier mit dem tiefem Blick, **häuft *Sepia* alles Schwarze in ihrer Umgebung in sich an, um sich darin zu verbergen.** Das wirkt sich auf ihr Temperament aus und es kommt leicht zur **Depression.** Körperliche Symptome sind Verstopfung, Überempfindlichkeit gegenüber Gerüchen (ein Kind das an allem schnüffelt, Übelkeit bei manchen Küchengerüchen), **Kälteempfindlichkeit** (besonders an den Extremitäten – Hände und Füße sind immer kalt).

Sport verbessert *Sepias* Zustand, da der Kreislauf im kleinen Becken besser funktioniert und das hepatische Venesystem entlastet wird.

Die junge *Sepia* hat braune Haut und erscheint in der Praxis mit einer gewissen Schüchternheit, sie kreuzt die Beine und beißt sich in die Lippen. Die Nägel haben weiße Flecke. Es zeigen sich oft juckende Warzen an Händen und Fußsohlen. Am Meer werden alle Symptome schlechter. Im Sommer ist es daher besser, Wanderungen in den Bergen einzuplanen. Auffällig ist auch eine Anfälligkeit für **Kolibakterien** (Kolibazillosen, Harnwegsinfektionen durch Kolibakterien), Halsschmerzen und **Windpocken,** die stark ausbrechen und eine große Müdigkeit hinterlassen.

Sepia-Kinder sind eifersüchtig auf andere Kinder (*Arsenicum album, Natrium muriaticum, Nux vomica*). Sie sind für Sport begabt, besonders wenn er mit Rhythmik verbunden ist (rhythmische Gymnastik, Tanz). ***Sepia* ist zusammen mit *Platinum* und *Lycopodium* eines der kinderliebsten Mittel.** So sind Berufe beliebt, die mit Kindern zu tun haben, aber bei nervlicher Erschöpfung – was bei *Sepia* oft vorkommt, da es sich allzu oft zu viel aufhalst – werden sie nicht mehr ertragen.

Fälle aus der Praxis

• Mathieu (10) leidet seit drei Jahren an Asthmaanfällen. Zuvor hatte er oft Rhinopharyngitis bekommen und man hatte ihm die Polypen entfernt. Die kürzlich erfolgte dritte BCG-Impfung wirkt bei ihm nicht. Die Eltern bemerken eine Besonderheit: **Die Anfälle scheinen mit Sport seltener zu werden oder zu verschwinden.** Kürzlich erwachte er zum Beispiel mit einem mittleren Asthmaanfall, der untertags während eines Fußballspiels verschwand. Mathieu ist ein gewissenhaftes Kind und ein guter Schüler. Er liebt sauere Nahrungsmittel (**Gewürzgurken**, Salatsoße). Es ist eine Tendenz zur Verstopfung zu verzeichnen. Außerdem ist er eifersüchtig auf seine 5 Jahre jüngere Schwester. Mit *Sepia* und dann mit *Tuberculinum* und *Psorinum* verschwinden die Asthmaanfälle vollständig.

• Ihr Name passt zu Mélanie. Sie ist ein dunkelhäutiges, 8-jähriges kleines Mädchen, das schüchtern und zu eifrig in der Schule ist. Sie leidet an rezidivierender Angina und Weißfluss. In ihrer Vorgeschichte gab es Harnwegsinfektionen mit E. Coli im ersten Lebensjahr. Während des ersten Schlafs schwitzt sie viel am Kopf, da sie sich unter ihren Decken einigelt. Manchmal **entwischt ihr ein Pipi zu Beginn der Nacht, und für dieses Einnässen schämt sie sich sehr.**
Sie ist gegen Gerüche sehr empfindlich und übergibt sich oft nach reichhaltiger Nahrung und nach Schokolade, die sie sehr mag, oder auch bei einer Fahrt im Auto. Zu Tisch kommt kein Appetit, vor allem morgens beim Frühstück und der Weißfluss verschlechtert sich vorübergehend. Nach ein Paar Gaben *Sepia* verschwinden sowohl die Angina als auch das Einnässen. Man bemerke, die junge Melanie hat zwei Leidenschaften: **Sie begeistert sich für Tanz und Pferde.**

Serum anguillae (Aalserum)
Die akute Nephritis

Es handelt sich um ein Mittel, das in Notfällen bei plötzlichen Nieren-beschwerden mit Oligurie, Anurie, Albuminurie, Bluthochdruck, aber ohne zu starkem Ödem (bei einem begleitenden Ödem ist *Digitalis* vor-zuziehen) verwendet werden kann.
C7 bis C15 mehrmals täglich.

Bei chronischer Nephritis, die zu Niereninsuffizienz mit Urämie führt, empfiehlt von Lippe folgende Mittel:
Apis, Arsenicum album, Belladonna, Camphora, Cantharis, Cuprum arseni-cosum, Kalium phosphoricum, Lachesis, Lycopodium, Opium, Phosphorus, Plumbum, Secale cornutum und *Veratrum album.*

Silicea
Der Kristall

„Kieselsäure hält den Weizen aufrecht", sagte der Homöopath Kent am Anfangs des letzten Jahrhunderts. Tatsächlich eignet sich *Silicea* für schlanke Kinder, die wenig Appetit haben und denen man ständig sagen muss, sie sollen sich aufrecht halten.

Sie sind meistens geistig brillant, aber in der Öffentlichkeit sehr schüch-tern und machen sich klein. *Silicea* **ist der zweitbeste in der Klasse**, da der erste *Lycopodium* ist. Wenn man ihn jedoch etwas antreibt, kann er sogar sehr lebhaft und warmherzig sein. Wenn *Silicea* erschöpft aus der Schule heimkommt, genießt es ganz besonders ein **heißes Bad**. Es sucht vielleicht nach der Wärme der Gebärmutter, in der es vor der unfreundlichen Außenwelt geschützt war. Das *Silicea*-Baby scheint es der Mutter zu verübeln, es auf die Welt gebracht zu haben. Es ver-weigert die Brust, hat wenig Appetit und ist ein Spätstarter. Bei der Geburt weist es oft ein Schädelhämatom auf, eine große blutgefüllte Schwellung am Kopf. **Die Zähne brechen spät durch** und die Zah-nung verläuft schwierig.

Silicea ist auch ein gutes Mittel, um **Fremdkörper zu entfernen** (z. B. einen Holzsplitter oder einen Glassplitter nach einem Unfall: Nach mehreren Tagen der Einnahme einer C9 bildet sich eine kleine Eiterung und wenn sich der Abszess dann öffnet, wird der Fremdkörper ausgeschwemmt). *Silicea*-Kinder haben eine **leicht eiternde Haut**. Die Nägel **wachsen leicht ein** und haben weiße Flecken.

Es besteht eine Anfälligkeit für Angina, chronische Rhinopharyngitis im Winter mit Eiterung und Katarrh der Eustachschen Röhre (die Ohren „verstopfen" und der HNO-Arzt sagt, es sei Flüssigkeit hinter den Trommelfellen). Statt die Polypen zu entfernen und eine Trommelfell-Drainage einzusetzen, sollte man sich lieber Gedanken zur tatsächlichen Bedeutung dieses Symptoms machen. Das Kind hört gedämpfte Geräusche durch einen flüssigen Schleier, genau wie im Mutterleib.

Es fehlt ihm an Selbstvertrauen, daher versucht *Silicea* ständig, sich klein zu machen. Man muss es ermutigen, ihm Verantwortung übertragen, ihm sagen, dass es schon groß ist, und schon verbessert sich einiges.

Impfungen verschlechtern den Zustand des *Silicea*-Kindes, sei es die BCG-Impfung, die mehrere Monate lang eiterte, oder die DTP-Impfung (glücklicherweise wird die Pockenimpfung nicht mehr praktiziert!). Zu bemerken ist, dass *Silicea* vor allen spitzen Dingen Angst hat (*Spigelia*) wie zum Beispiel Nadeln (Spritzen), die die Blase zerplatzen lassen könnten, in die er sich so gerne zurückzieht.

Wenn man zwei Stücke Silizium aneinander reibt, springen Funken. Unser junges *Silicea* kann sich, wenn es einmal in Schwung gebracht wurde, zu einem brillanten Menschen mit einer Stärke für Kommunikation entwickeln.

Fälle aus der Praxis

• Joséphine ruft mich panisch aus dem Krankenhaus an, wo sie vor ein paar Stunden aufgenommen wurde. Sie ist schwanger und man legte ihr nahe, aufgrund ihres Alters eine **Amniozenthese** machen zu lassen. Sie hatte sich lange nicht entschließen können, da sie Angst vor Spritzen hat. Beim Anblick der großen Nadel in der Hand des Arztes, der auf ihren Bauch zusteuerte, wäre sie beinahe in Ohnmacht gefallen. Dann ging alles schief: Bei der Untersuchung bildete sich ein Riss in der Fruchtblase und man sagte ihr, sie würde wahrscheinlich ihr Baby binnen 48 Stunden verlieren. Ich empfehle ihr also eine Gabe *Opium* C15 gegen den Stress und dann nach sechs Stunden eine Gabe *Silicea* C15. Alles kommt schnell wieder ins Lot und das Baby kommt problemlos zum geplanten Geburtstermin zur Welt.

• Lionel, 13 Jahre, kommt wegen rezidivierender Angina zu mir. Der Jugendliche scheint zu schnell gewachsen zu sein. Er ist mager und bleibt schüchtern auf seinem Stuhl sitzen, aber sein Blick ist lebhaft und intelligent. Nachdem ich sein Vertrauen gewonnen habe, bildet sich ein guter Kontakt. Die Angina bekommt er seit der zweiten BCG-Impfung, die drei Monate lang geeitert hatte. Zurzeit hat er am Arm ein großes **Keloid** (*Graphites, Mercurius, Thuja*). Er ist kälteempfindlich und nimmt sehr heiße Bäder, aber im Sommer kann er, wenn er richtig aufgewärmt ist, in einem kalten Bergsee baden.

Bei der Untersuchung bemerke ich **stinkenden Fußschweiß**; er erträgt keine Turnschuhe. Die Fingernägel zeigen mehrere kleine, weiße Flecken (bei großen Flecken: *Sulfur*). Von seinen Lehrern kommen Kommentare wie: „Ein brillanter Schüler, dem es aber an Selbstvertrauen fehlt und der zu oft geistesabwesend ist". In der Schule hört er oft schlecht, denn wenn er Schnupfen hat, verstopfen seine Ohren. Er verläuft sich dann gerne in endlosen Träumereien. Während der Schulpausen redet er am liebsten abseits mit einem Freund über das, was er liest, oder über seine **Spielzeugautosammlung.** Er verabscheut rabiate Spiele wie Fußball und Rugby.

• Hervé, 9 Monate alt, wird wegen einer rechtsseitigen, eiternden Ohrenentzündung, die seit einem Monat nicht abheilt, zu mir gebracht. Dem mageren Baby fehlt es an Appetit und es schwitzt beim Einschlafen viel am Kopf (*Graphites, Sepia*). Außerdem besteht seit der Geburt wegen einer Verengung des Tränenkanals, Tränenfluss und seine Füße stinken! Bei der Untersuchung bemerke ich, dass er noch keine Zähne hat. Man erahnt die beiden ersten oberen Schneidezähne, die unter dem Zahnfleisch durchscheinen, aber sie brechen nicht durch. Kürzlich, nach der zweiten Tetracoq-Impfung, bildete sich ein kleiner Abszess an der Einstichstelle. Die Ohrenentzündung verging nach einer Gabe *Silicea* C15 innerhalb von 24 Stunden.

Solanum malacoxylon

Hyperparathyreoidismus; gestreute Verkalkungen; kalzifizierende Periarthritis.

Solidago virga
Die Nieren durchspülen

Dieses Mittel regt in niedrigen Potenzen die Nierenfunktion an (z. B. dreimal täglich 20 Tropfen einer D3).
Es wird verwendet bei Nierenschwäche mit druckempfindlichen Nieren, verringerter Urinausscheidung mit Blut oder Eiweiß im Urin, aber auch bei klarem Urin mit unangenehmem Geruch, bei chronischer Nephritis oder Brightscher Krankheit (in diesem Fall mit C30 arbeiten).
Bei fortgeschrittener Niereninsuffizienz (Urämie) kommen folgende Mittel infrage:

Apis, Arsenicum album, Belladonna, Camphora, Cantharis, Cuprum arsenicosum, Kalium phosphoricum, Lachesis, Lycopodium, Opium, Phosphorus, Plumbum, Secale cornutum und *Veratrum album.*

Spigelia
Alles vorhersehen

Betroffen sind Menschen, die alles vorhersehen wollen und daher häufig Wahrsager, Horoskope usw. konsultieren.

Spigelia fürchtet, wie *Silicea*, spitzige Gegenstände. Es ist auch bekannt für seine Wirksamkeit bei Eingeweidewürmern mit Bauchschmerzen. Ebenso ist es bei bestimmten Herzerkrankungen hilfreich (Perikarditis) sowie bei Fazialisneuralgie.

Schließlich ist es praktisch ein Spezifikum bei Warzen auf den Zehen.

Spongia tosta (Meerschwamm)
Ersticken im Meer

„Kommen Sie schnell, ich bekomme keine Luft mehr, ich habe das Gefühl, ich habe einen Schwamm im Mund!" Es ist 6 Uhr morgens am Tag nach der Sylvesterfeier. Der Anruf ist von einem Freund, der nicht weit von mir entfernt wohnt. Draußen klatscht ein gemeiner Ostwind vom Meer den strömenden Regen an die Fenster. Ich empfehle drei Globuli *Spongia* C7 bis zu meiner Ankunft. Einige Minuten später vor Ort stelle ich fest, dass die Stimme etwas weniger heiser und etwas besser hörbar ist. „Es geht mir schon besser", erklärt er mir. Bei der Untersuchung sehe ich eine **enorm angeschwollene Uvula** im Hals baumeln. Ich bleibe noch ein paar Minuten bei ihm, aber alles kommt mit dem alle fünf Minuten wiederholten *Spongia* ins Lot.

Spongia ist ein hervorragendes Mittel bei Kehlkopfentzündung bei feuchtem Wetter oder Wind vom Meer (*Bromum*). Bei trockenem Wetter wendet man sich lieber *Aconitum* und *Hepar sulfuris* zu. Es sind oft schwere Kehlkopfentzündungen mit Atembeschwerden und Beben der Nasenflügel (die Nasenlöcher weiten sich und ziehen sich abwechselnd mit der Atmung zusammen). Es besteht immer eine große Ängstlichkeit und Aufregung verschlechtert den heiseren Husten. Es ist auch ein Mittel für Husten bei Herzkranken und bei schwerem Asthma mit Auswirkungen auf die Rechtsherzfunktion (Rechtsherzhypertrophie).

Der Schwamm ist ein Tier, das sich an einem Felsen im Meer festsetzt. Die Essenz des Mittels beinhaltet die Idee, dass sich der Patient wie eine Pflanze fühlt, die praktisch an seiner Mutter [„mer" - Meer, „mère" - Mutter] festgeklebt ist.

Squilla maritima
Die Koronarien weiten

Dieses Mittel ist laut Boericke unschlagbar zur Erweiterung der Koronarien bei Herzkranken mit Arteriosklerose. In diesem Fall sollte man 10 Tage lang im Monat 3 Globuli täglich geben.

Daneben ist es ein bekanntes Mittel für den die Masern begleitenden Husten, für heftigen Husten mit unwillkürlichem Urinabgang und **Niesen**.
Das Kind reibt sich während des Hustens mit den Fäusten das Gesicht.

Stannum metallicum
Stumpf

Zinn ist – in homöopathischer Zubereitung – ein sehr gutes Mittel für müde, erschöpfte und „**stumpf**" wirkende Menschen. Sie leiden an sich **hinziehender Bronchitis – Bronchien bzw. Lunge** sind stark verschleimt – oder an **lähmenden Nervenstörungen**. Sie sind entmutigt, traurig und ängstlich und wollen allein sein.

Sie sind sich ihrer mangelnden Energie bewusst und versuchen daher, **vorauszuplanen**, häufen Geld auf dem **Sparbuch** an und halten alles in Ordnung. Wie *Arsenicum album* und *Sepia* haben sie einen Putzfimmel (*Sulfur iodatum* hasst Putzen und häusliche Aufgaben).

Diese Patienten müssen sich beim Geruch von Nahrung übergeben und **sie vertragen keine Ohrringe, die bei ihnen eine Eiterung hervorrufen** (*Lachesis, Medorrhinum*).

Zudem sind starker Nachtschweiß und Erschöpfung zu bemerken.

Fall aus der Praxis

Ein 18 Monate altes Mädchen leidet an einem generalisierten Ekzem, bei dem zahlreiche Mittel nichts ausrichten konnten. Eines Tages bekommt sie gegen anhaltenden Husten mit starker Müdigkeit eine Gabe *Stannum* C15. Das Mittel heilt sowohl den bronchitisartigen Husten als auch das Ekzem. Die Mutter vertraut mir an, dass sie nicht überrumpelt werden mag. Sie würde zum Beispiel am liebsten den Inhalt einer Unterhaltung bereits im vorhinein kennen! Bei ihr zu Hause muss alles makellos sein und sie fühlt sich **zu müde**, den Haushalt so zu führen, wie sie es sich wünscht.

Staphisagria
Die Frustrierten

Ahnte Claire Bretecher, als sie ihre Comic-Geschichten (z. B. „Die Frustrierten") zeichnete, dass sie den Zustand von *Staphisagria* beschrieb? Dieses Mittel ist in der heutigen Zeit sehr nützlich. Wir erleben viele Situationen in unserer immer komplexer werdenden Gesellschaft, in denen wir uns schikaniert, als **Opfer einer Ungerechtigkeit** fühlen. Sobald es um ein Gefühl des Grolls oder um einen **Prozess** geht, taucht die Indikation für dieses Mittel auf.

Staphisagria ist **eine gequälte Seele**: Es leidet ununterbrochen und frisst allen Kummer aus den zahlreichen Scherereien des Lebens in sich hinein. Tatsächlich liegt der Schlüssel zu diesem Mittel bei dem, was man seit Freud **Sadomasochismus** nennt. *Staphisagria* weidet sich am Schmerz, grübelt ständig über seine Wut und seinen Frust und begibt sich selbst unbewusst immer wieder in Situationen, in denen

Ungerechtigkeiten über es hereinbrechen. Eifersucht gehört ebenfalls zu den Eigenschaften dieses Mittels.

Ein Beispiel ist der Fall eines fünfjährigen Jungen, der nach der Geburt seiner kleinen Schwester unerträglich wird. **Er reizt seine Eltern so lange, bis ihnen tatsächlich „die Hand ausrutscht".** Dabei ließe sich dieser schlechten Stimmung anstatt mit Gewalt besser mit einer Gabe *Staphisagria* beikommen.

Das Mittel wird oft nach Operationen benötigt, **vor allem bei Eingriffen an Geschlechtsteilen oder am kleinen Becken** (z. B. bei der Behandlung einer Phimose). Das Kind beginnt sich masochistisch zu verhalten, verletzt sich selbst durch Kratzen oder Beißen und schlägt mit dem Kopf auf dem Boden, wenn es nicht bekommt, was es will. Bei jungen Mädchen treten die Symptome oft nach der Pubertät, **beim ersten Geschlechtsverkehr** auf. Dann kann es zu **wiederholten Blasenentzündungen** kommen, wobei bakteriologische Untersuchungen normal bleiben (Blasenschmerzen mit klarem Urin, Harnblasenreizung psychologischen Ursprungs).

Bei den ganz Kleinen, gibt es ein deutliches *Staphisagria*-Symptom: **Sie verwechseln Tag und Nacht.** Das Baby schläft am Tag und macht dafür die Nacht durch. Wenn man danach sucht, findet man oft einen großen Kummer während der Schwangerschaft.

Auf der körperlichen Ebene gibt es ebenfalls viele Symptome, die uns zu diesem Mittel führen. Zum Beispiel kommt es wiederholt zu **Gersten-** oder **Hagelkörnern** an den Augen. Die Zähne zeigen eine **schwarze Linie** und das Zahnfleisch blutet oft beim Zähneputzen (*Phosphoricum acidum*), denn „man hat viel zu kauen". Manchmal kommt es zu einer chronischen Kehlkopfentzündung mit Heiserkeit („Es verschlug ihm die Stimme".) Außerdem sind häufig Rückenschmerzen zu verzeichnen („Es ist ein Kreuz!").

Fälle aus der Praxis

• Delphine, von der wir bereits bei *Kalium carbonicum* sprachen, leidet an Asthma das, trotz dieses Mittels, nach mehreren Jahren wiederkehrt. Nun bemerke ich ein Hagelkorn im oberen linken Augenlid. Ich frage, ob es in ihrem Leben Zeiten der Frustration gegeben habe. Mit 6 Jahren wurde sie wegen ihrer asthmaartigen Bronchitis einen Sommer lang an einem Luftkurort in den Bergen untergebracht. Die Mutter erklärt, das Mädchen habe nach der Rückkehr ein eigenartiges Verhalten an den Tag gelegt: **Sie wollte nur zur Schule gehen, wenn ihre Mutter sie mit einem Martinet** (Klopfpeitsche, die man früher zur Züchtigung von Kindern verwendete) hinbrachte. Ein Paar Gaben *Staphisagria* heilen das Asthma definitiv.

• Roland, 6 Monate, schläft viel mittags, aber nicht nachts und macht seine Mutter verrückt. Er will sein Fläschchen mit kalter Milch haben. Während der Schwangerschaft hatte der Vater die Scheidung beantragt. Eine Gabe *Staphisagria* C15 bringt die Heilung.

• An einem Wintertag besuche ich ein 6 Jahre altes Kind, das an Grippe leidet. Es handelt sich um eine einfache *Belladonna*-Grippe. Auf dem Tisch, wo ich mein Rezept ausstelle, bemerke ich zwei Dinge: den Bericht von Amnesty International und darauf ein Fläschchen Salbutamol®, mit dem Asthmatiker ihre Anfälle lindern. „Ich wusste nicht, dass in Ihrer Familie jemand Asthma hat." - Ich habe seit sechs Monaten Asthma", sagt die 34-jährige Mutter. „Ich wache jede Nacht gegen Mitternacht auf und meine ich ersticke. Ich habe mehre Ärzte aufgesucht, aber nichts hilft". Ich denke an den Bericht von Amnesty International und an dessen Inhalt, der Leid und Unrecht beschreibt.

Das erinnert mich an *Staphisagria*. „Wurde ihnen vor sechs Monaten Unrecht getan? Haben Sie leiden müssen?" Es war ausgesprochen, ihre Augen füllen sich mit Tränen: „Ich habe einen Schwangerschaftsabbruch machen lassen, denn mein Mann wollte kein weiteres Kind". Mit *Staphisagria* verschwanden die nächtlichen Asthmaanfälle schnell.

Interessant ist, dass *Staphisagria* oft bei Asthma hilft, wenn ein masochistisches Verhalten vorliegt (man tut sich weh, indem man zu viel Luft anhält) und bei Familien, in denen eine strenge Atmosphäre (Louis XIII-Möbel, ausgestopfte Tiere) herrscht. Und manche, zu strenge Lehrer lösen bei ihren Schülern einen *Staphisagria*-Zustand aus.

Auf religiöser Ebene sind Selbstquälerei und **Märtyrerkult** - mit der ausführlichen Beschreibungen der jeweiligen Qualen - ganz die Tonart dieses Mittels.

Stramonium
Fressen oder gefressen werden

Dieses Mittel trägt **die Angst, gefressen zu werden,** in sich, die den Menschen seit Jahrtausenden verfolgt und die aus der Zeit stammt, als wilde Tiere plötzlich mit ausgefahrenen Krallen hervorsprangen, um ihn aufzufressen. Diese Angst ist Teil des oralen Stadiums: Wenn das Kind Zähne bekommt, kann es beißen, aber es kann auch gebissen werden. Geschichten vom **bösen Mann**, vom **Wolf** usw. werden aktuell.

Das Baby schreckt mitten in der Nacht auf und schreit vor Angst. Grauenvolle Visionen stürzen auf es ein und es erkennt niemanden mehr. Danach muss das Licht anbleiben, damit es wieder einschlafen kann. *Stramonium* C15 hilft schnell in solchen Situationen. Das Mittel kann auch bei starkem Fieber, ggf. begleitet von Krämpfen helfen, wie sie bei manchen Kinderkrankheiten auftreten.

Fall aus der Praxis

Pauline ist 18 Monate alt, als sie mit einem Masernkind in Kontakt kommt. Zehn Tage später erkrankt sie an einer Rhinopharyngitis mit starker Bindehautentzündung. Das Fieber steigt langsam an. Am Abend des elften Tages, gegen 23 Uhr, rufen mich die Eltern besorgt an. Ihre Temperatur beträgt jetzt 40,1 °C. Trotz Aspirin fantasiert das Mädchen, erkennt niemanden mehr und spricht voller Angst von einem „Wau wau".

Beim Ausziehen bemerke ich, dass das Fieber nicht die unteren Gliedmaßen erreicht hat, sie sind **sehr kalt**. Das erinnert mich an *Stramonium*. Es handelt sich zweifellos um Masern, aber das Krankheitsbild ist schwer und ich befürchte eine Enzephalitis. Sie bekommt 3 Globuli *Stramonium* C9. Während der folgenden halben Stunde sinkt die Temperatur auf 39 °C und das Kind kehrt wieder zurück in die Realität. Am nächsten Tag ist das Fieber weg, der Ausschlag kommt gut heraus und die eiternde Bindehautentzündung ist verschwunden. Der Rest der Erkrankung verläuft problemlos.

Masern sind eine Krankheit, die oft als Ventil für ungelöste Probleme des oralen Stadiums dient (daher ihre hartnäckige Präsenz über die Jahrhunderte hinweg). Als ich die Mutter über die Schwangerschaft befrage, erklärt sie, dass gegen Ende ihr Schäferhund vor ihren Augen den Postboten brutal angegriffen habe, ohne dass sie eingreifen habe können. "Ich habe erst kürzlich davon geträumt", bekräftigt sie. Daraufhin bekommen beide *Stramonium* C15 und C30. „Meine Tochter liebt mich so sehr, dass sie mich manchmal ganz fest drückt, ihren Mund an meinen Hals drückt und mich beißt", hatte mir eines Tages Paulines Mutter anvertraut.

Sulfur

Ich leide

Die Relevanz dieses Minerals wird offensichtlich, wenn sich ein Patient beklagt. **Es ist eines der wichtigsten Mittel der Homöopathie** und viele Behandlungen enden mit ein paar Gaben *Sulfur*. Bei diesen Patienten kommt man oft an den Punkt einer Ausscheidung über die Haut, in Form von Ekzemen, Furunkeln und verschiedenen Dermatosen. *Sulfur* ist ein Mittel mit zentrifugaler Wirkung, das den Ausscheidungsprozess unterstützt, damit es dem Körper besser geht. Dies erklärt die Erstverschlechterung, die sich manchmal nach der Einnahme dieses Mittels auf der Haut ausdrückt. Daher sollte man es am besten stark verdünnt einnehmen (z. B. einen halben Teelöffel Globuli einer C30 in einem Liter Evian-Wasser auflösen, dann jeden Morgen ein Gläschen davon nehmen. Die Einnahme unterbrechen, falls es zu einer Verschlechterung kommt).

Wie kann man *Sulfur* verstehen? Auf Erden lebt der Mensch zwischen zwei Energie- und Wärmequellen: der Sonne am Himmel und dem Feuer im Kern der Erde. Schwefel ist die innere Sonne. *Sulfur* vertraut der materiellen Sonne, derjenigen, die sich in seinem Innern befindet. **Es ist davon überzeugt, es trage die Wahrheit in sich, und schlägt alles in den Wind, was von außen oder von anderen kommt.** *Sulfur* ist von Grund auf **egoistisch**, lebt aber gern und gut. Es nutzt das, was ihm zur Verfügung steht: *„Lieber der Spatz in der Hand als die Taube auf dem Dach"*. *Sulfur* wirkt auf den innersten Kern und hilft dem Menschen, sich nach außen zu öffnen.

Das *Sulfur*-Kind treibt alles Schlechte nach außen, z. B. indem es auf der Haut ein Ekzem bekommt, während es ihm im Inneren gut geht. Es handelt sich um Kinder, die sich nicht gerne waschen und oft nachlässig kleiden, zumal sie Hitze schlecht vertragen und sich gern ausziehen. Sie haben großen Durst, eine Vorliebe für Wurstwaren, Fett, Fleisch und Süßigkeiten. **Eine Mahlzeit ohne Kuchen ist nicht komplett.** Sie ertragen körperliche Anstrengung nicht sehr gut, vor allem wenn es warm ist, ebenso wenig wie langes Stehen. Man sieht sie oft an einem Baum oder an einer Wand lehnen.

Körperlich kann *Sulfur* zahlreiche Krankheiten heilen und auf alle Organe wirken. Es ist beispielsweise ein gutes Mittel bei rezidivierender Angina, Ohrenentzündungen, Asthma und chronischem Durchfall. Die *Sulfur*-Mutter kommt mit Verspätung oder sogar am falschen Tag in die Praxis. Sie setzt ihre Kinder in das Wartezimmer und gibt ihnen Kekse, deren Brösel diese – zum großen Missfallen der Sprechstundenhilfe – großzügig überall hinterlassen. Das Gesundheitsheft ist zuhause liegen geblieben, und wenn es doch nicht vergessen wurde, hat es Schokoladeflecken. Daheim herrscht das permanente Chaos, aber in diesem Durcheinander findet sich Mutter *Sulfur* ganz gut zurecht.

Sulfur **ist unkonventionell und aufrührerisch, liebt aber Geselligkeit und Spaß.** Wenn es ihm mal nicht so gut geht, wird es leicht **mürrisch und querulant.** *Sulfur*-Menschen sind zudem sehr anfällig für Eingeweidewürmer und vertragen Impfungen schlecht (*Thuja*, *Silicea*).

Fälle aus der Praxis

• Sophie leidet unter den Folgen einer **vorgeburtlichen Rötelninfektion** mit **fortschreitendem Glaukom.** Der Druck des Augenkammerwassers ist zu hoch, so dass sie jeden Monat operiert werden muss. Ihr Sehvermögen ist durch einen beidseitigen Katarakt beeinträchtigt, das linke Auge ist fast ganz trüb. Zu mir kommt sie mit fünfeinhalb Monaten wegen einer Rhinopharyngitis. Dieses Mädchen, das bereits fünf mal operiert wurde und seine Zeit größtenteils mit diversen Untersuchungen in Krankenhäusern verbringt, liegt völlig entspannt auf dem Untersuchungstisch und lässt sich fröhlich plappernd untersuchen. Innerlich geht es ihr gut. Das ist umso erstaunlicher als Babys zwischen 5 und 18 Monaten oft schreien, wenn sie untersucht werden. **Ein Kind mit 9 Monaten, das eine Untersuchung lachend über sich ergehen lässt, ist oft ein *Sulfur*-Kind** (oder ein *Phosphorus*-Kind). Unter *Sulfur* steigt der Augeninnendruck nicht mehr an. Als sie sechs Monate alt ist, ist kein chirurgischer Eingriff mehr nötig. In der darauf folgenden Zeit kommt alles schrittweise in Ordnung, sogar der Katarakt, und das Mädchen erlangt einen Teil seines Sehvermögens zurück.

• Catherine (23) ist durch eine erste anstrengende Schwangerschaft erschöpft und erträgt die Hitze des darauf folgenden Sommers nicht. Es bildet sich ein durch **Streptokokken** ausgelöstes **Erythema nodosum**. Die Beine sind geschwollen und schmerzen, sie muss im Bett bleiben. Nach einer Behandlung mit Antibiotika und Entzündungshemmern kann sie nach einem Monat endlich wieder gehen. Der Arzt verschreibt Penizillinspritzen mit Langzeitwirkung alle drei Wochen, drei Jahre lang, vielleicht sogar fünf, um Rückfälle zu vermeiden.

Nach drei Monaten meint Catherine, die sich gut fühlt, dass sie die langwierige und schmerzhafte Behandlung beenden kann. Aber leider fängt eines Morgens alles wieder von vorne an. Beide Beine sind geschwollen, steif und schmerzen. Anlässlich eines Besuchs bei ihrem Baby gebe ich ihr 3 Globuli *Sulfur* C7, da sie die Symptome des Mittels aufweist: Sie ist fröhlich und entspannt, hat rote Wangen, viel Durst und Verlangen nach Süßigkeiten ... Am gleichen Abend passiert das Unglaubliche: Sie steht wieder. „Das hat sich nach und nach den ganzen Tag über zurückgezogen, jetzt fühle ich mich ausgezeichnet." In fünfzehn Jahren gab es keinen Rückfall.

Andere Sulfur-Mittel

Sulfur iodatum

Dieses Mittel ist eine Mischung aus Schwefel und Jod, das oft bei klinischen Hinweisen auf ein tuberkulinisches Terrain (*Tuberculinum*) mit Rhinopharyngitis und rezidivierenden Bronchitiden, Kehlkopfentzündungen, adenoiden Wucherungen (*Agraphis*) und Katarrh der Eustachschen Röhre verwendet wird. **Das Kind schläft mit offenem Mund.**

Außerdem sind häufig nässende Ekzeme, Akne im Gesicht oder auf dem Rücken (*Carbo vegetabilis, Kalium bromatum*) und allgemein Magerkeit und Müdigkeit trotz Ruhelosigkeit zu beobachten. Ein interessantes geistiges Symptom: **Abneigung gegen Hausarbeit** (*Cenchris, Lilium tigrinum*).

Sulfuricum acidum
Der Unfall

Das Thema „Unfall" ist bei *Sulfuricum-acidum*-Patienten besonders wichtig. In der Geschichte dieser Menschen hat es eines Tages einen Unfall gegeben, der alles verändert hat und für den sie sich schuldig fühlen (oder für den man ihnen ein Schuldgefühl vermittelt hat). Dabei kann es sich um eine uneheliche Geburt handeln, die die Familie als Unfall erlebt hat, oder um einen tatsächlichen Unfall, bei dem ein Angehöriger ums Leben kam.

Sulfuricum acidum hat eine für Blutergüsse anfällige Haut (*Arnica, Lachesis, Pulsatilla*). Wie *Medorrhinum* versucht es, vorauszuplanen. Es handelt sich um **eilige** Menschen, die in ihrer Hast (*Argentum nitricum*) immer wieder Unfälle auslösen und damit die „Urschuld" wiederholen. Im Mund finden sich Aphthen, vor allem bei Kindern (*Borax*), daneben besteht eine starke Anfälligkeit für Insektenstiche, für Streptokokken- und Staphylokokkeninfektionen und ein Säureüberschuss (säuerlicher Schweiß und Weißfluss). Dieses Mittel ergänzt gut *Pulsatilla*.

Fall aus der Praxis

Manon, 10 Jahre, leidet seit zwei Jahren an einer schweren thrombopenischen Purpura. Sie weist einen Thrombozytenwert von nur 1000 anstatt 150.000 pro **µl Blut** auf und ist bei einer Verletzung oder einem Unfall in Lebensgefahr. Als ihre Mutter schwanger war, hatte diese einen Unfall und fürchtete, das Baby zu verlieren. Mit einer Gabe *Sulfuricum acidum* C15 steigt der Plättchenwert innerhalb von 10 Tagen auf 50.000, dann nach 6 Monaten auf 250.000.

Symphoricarpus racemosus
Erbrechen während der Schwangerschaft

Dieses Mittel ist praktisch ein Spezifikum für reichliches und anhaltendes Erbrechen während der Schwangerschaft.

Tatsächlich handelt es sich um nicht mehr und nicht weniger als einen unbewussten Versuch, durch den Mund abzutreiben. Eine Gabe C200.

Symphytum officinale
Zusammenwachsen

Der Beinwell schweißt Knochen, aber im weiteren Sinn auch die Angehörigen einer Gruppe, wie zum Beispiel einer gespaltenen Familie, zusammen.

Dieses kleine Mittel ist nützlich, **wenn Brüche nicht richtig zusammenwachsen** oder bei einem Augentrauma (wenn der Patient zum Beispiel einen Tennisball ins Auge bekommen hat). In diesem Fall wird es von keinem anderen Mittel übertroffen (C5 - C7 - C15).

Fall aus der Praxis

Pierre und Marie verstehen sich seit der Geburt ihrer jetzt dreijährigen Tochter nicht mehr. Jeder der beiden wünscht sich eine fusionelle Beziehung zu der Kleinen, die letztlich jede Nacht im gemeinsamen Bett verbringt.

Ich gebe beiden *Symphytum* und rate ihnen, das Kind in seinem Zimmer schlafen zu lassen und Fläschchen und Sauger zu streichen, damit es das orale Stadium und die fusionellen Beziehungen hinter sich lässt.

Schließlich findet das Paar wieder zueinander, die Nächte verlaufen besser, und in den folgenden Monaten wird ein keiner Bruder auf den Weg gebracht.

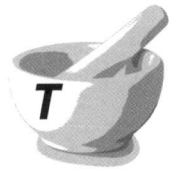

Tabacum

Der Tabak

Ein gutes Mittel für Übelkeit bei Fahrten im Auto. Das Kind wird ganz bleich, möchte den Bauch entblößen und verlangt, dass die Fenster geöffnet werden. Dieses Mittel ist dann besonders hilfreich, wenn in der Umgebung geraucht wird. Bei dieser Gelegenheit seien weitere Mittel für Reiseübelkeit im Auto erwähnt: *Cocculus* hilft Menschen, die auf kurvenreichen Straßen Übelkeit und Kopfschmerzen bekommen. **Petroleum** ist angezeigt, wenn es im Auto nach Benzin riecht (dem Betroffenen geht es besser durch Essen und er leidet unter kalten Schweißausbrüchen). *Nux vomica* schließlich passt für Aufgeregte, die ruhelos sind und sich übergeben müssen.

Bei Erwachsenen ist *Tabacum* zudem ein Mittel für **Bluthochdruck, Arteriosklerose** und **KHK**.

Taraxacum

Zu faul
(„Vielleicht heute … oder dann eben morgen")

Die Landkartenzunge ist typisch für dieses Mittel, das für faule Menschen passt. Das Schwierigste ist der Anfang. Ist die Lokomotive erst einmal in Schwung gekommen, ist alles in Ordnung. Wenn die Eltern nicht mehr da sind, um den Kleinen zu stimulieren, lässt er sich durchhängen und spielt den ganzen Tag Karten mit den Freunden!

Ein großes Lebermittel [Leber - foie]. Wer den Glauben [foi] verloren hat, nimmt nichts mehr in Angriff.

Tarentula cubensis
Der Schmerz der Agonie

Eines der besten Mittel für die Schmerzen Sterbender. Der Seele fällt es schwer, den Körper zu verlassen, der Patient bleibt im Spinnennetz der irdischen Liebe gefangen. Dieses Mittel besänftigt die letzten Momente des Kampfes (Boericke).

Toxikämie, Sepsis - *Tarentula cubensis* wurde früher als Prävention für die Bubonenpest betrachtet (man sollte sich im Fall eines bakteriologischen Krieges daran erinnern, ebenso wie an *Anthracinum* bei Anthrax).

Ist ein Mensch am Ende seines Weges angelangt, sind drei Mittel wichtig: *Arsenicum album* C15 für die Todesangst, *Carbo vegetabilis* C30 für die Asphyxie und *Tarentula cubensis* C15, um loslassen zu können. Sie können abwechselnd gegeben werden.

Tarentula hispanica
Angst vor Versklavung

Dies ist ein Mittel für schwierige, unruhige und heftige Kinder (die alles kaputt machen), die nicht gehorchen, sich streiten und simulieren. Das Einzige, was sie zur Ruhe bringt, ist Musik. Dann fangen sie an zu tanzen, wodurch sich die Redensart bestätigt, dass **Musik die Gemüter beruhigt ...**

Dieses Mittel nimmt das Thema der Hexe auf. Das Kind träumt von einer Hexe, die es wie einen Hampelmann manipuliert. Die Hexe in Schneewittchen ist beispielsweise die böse Königin, die die Königstochter vergiftet. Die Hexe bildet das Negativbild des Bildes von der Mutter. Die Mutter, die zu sehr liebt, hat um das Kind ein Netz aus fusioneller Liebe gestrickt, ein Netz, aus dem es kein Entrinnen gibt.

Fall aus der Praxis

Die Essenz dieses Mittel habe ich dank Romain verstanden, einem sechsjährigen Jungen, der mit 3 Jahren wegen eines Neuroblastoms (einem kanzerösen Bauchtumor) operiert worden war. Nach dem Eingriff musste er den gesamten Krebs-Behandlungsablauf über sich ergehen lassen, mit Chemotherapie und zahlreichen Krankenhausaufenthalten zur Kontrolle. Die folgenden Jahre waren gekennzeichnet von zahlreichen Bronchitiden, Anginen und sogar einer linksseitigen Lungenentzündung. Auffällig bei diesem Jungen war seine Ruhelosigkeit, die ich der gut verständlichen Todesangst zuschrieb, die von *Arsenicum album* aber nicht gelöst werden konnte. Seine Nächte voller Alpträume endeten immer im Bett der Eltern. Eines Tages erzählte er mir seinen Alptraum: **Eine Hexe verwandelte ihn in einen Sklaven.** Ein Blick in die Rubrik „Sklave" des Repertoriums von Loutan* lieferte mir folgenden Hinweis: „Sieht sich als Sklave, an dessen Stricken man zieht und von denen er sich durch Tanz zu befreien versucht" (*Tarentula*). Und der Junge wurde durch Musik erstaunlich ruhig. Nach mehreren Gaben *Tarentula* (C15 bis C30) geht es dem Jungen auch jetzt nach zwei Jahren noch sehr gut.

Tarentula ist ein Mensch, der nicht versteht, dass die von Erziehern auferlegten Regeln keine Stricke sind, die seine Freiheit einschränken und ihn versklaven sollen, sondern dass sie notwendig sind, um die Freiheit jedes einzelnen zu schützen, die dort aufhört, wo die des anderen beginnt. Zum sozialen Netz gehört, dass man eine Reihe von Gesetzen akzeptiert.

* *Dr. G. Loutan ist ein Schweizer Homöopath, der sich ebenfalls mit Arzneimittelessenzen befasst.*

Taxus baccata
Mir kann keiner mehr helfen

Ein krebskrankes Kind wird geschwächt und anämisch aus dem Krankenhaus entlassen. Die Mutter möchte nun, dass es ergänzend zur belastenden schulmedizinischen Behandlung auch homöopathisch behandelt wird. Die Mutter ist Leserin der Zeitschrift „l'ARC", die das Thema Krebs für das breite Publikum behandelt. Dort stieß sie auf einen Artikel über die Rinde einer kalifornischen Eibe, *Taxus brevifolia*, die einen interessanten Krebswirkstoff enthält. Um diesen Wirkstoff zu gewinnen, müsste man leider den gesamten kalifornischen Forst abholzen. „Wäre das nicht ein Mittel, das man in homöopathischer Dosierung verwenden sollte?", fragt sie mich. Ich gehe der Frage nach und finde bei *Boericke Taxus baccata*. Ich lese das Kapitel durch und finde: „Rechtsseitiger Supraorbital- und Schläfenschmerz" und „Erysipele", zwei der Symptome, die das Kind gehabt hatte. Im *Kent* finde ich die Rubrik: „*Helplessness, feeling of*" (Gefühl der Hilflosigkeit: *Helleborus, Kalium bromatum, Petroleum, Phosphorus, Stramonium, Taxus baccata*). Einen Augenblick lang hatten die Ärzte aufgegeben.

Ich gebe ihm also ansteigende Potenzen dieses Mittels (C7 bis C30, eine Gabe pro Woche). Die Veränderung ist auffällig. Einen Monat später lacht das Kind wieder und macht Späße, mit gesunder Gesichtsfarbe und hervorragendem Appetit.

Tellurium
Angst, an empfindlichen Punkten getroffen zu werden

Dieses Mittel passt für **Patienten, die durch ein verletzendes Wort bis ins Mark erschüttert sind,** weil ein empfindlicher Punkt getroffen wurde. Ein typisches Symptom ist ein Ekzem hinter den Ohren, das häufig von einem chronischen Ausfluss aus dem Ohr herrührt. Daneben besteht Verlangen nach Apfel (*Sulfur*).

Bei dieser Gelegenheit einige Worte zu Ekzemen, die, wie wir bereits gesehen haben, ein Ausdruck einer Störung der fusionellen

Mutter-Kind-Beziehung (in den ersten 18 Monaten) über die Haut sind. In der Anamnese tritt bisweilen eine außereheliche Liebesbeziehung zutage. Die Mutter oder der Vater lieben einen Menschen außerhalb des Paars bzw. der Familie, wie beispielsweise im Fall einer Frau, die nach der Entbindung von ihrem Vater erfährt, dass er nicht ihr leiblicher Vater ist ... und erlebt, wie sich ihr Kind mit Ekzemen bedeckt.

Teucrium marum verum
Schluckauf

Ein bewährtes Mittel bei Schluckauf von Säuglingen, die ausgehungert zu gierig trinken und während der Verdauung von einem fürchterlichen Schluckauf geschüttelt werden. Außerdem besteht eine Neigung zu **eingewachsenen Fingernägeln.** Bei größeren Kindern ist dieses Mittel interessant bei chronischer Rhinopharyngitis mit großen Polypen und Katarrh der Eustachschen Röhre, mit Verschlechterung bei feuchtem Wetter. Daneben leiden diese Kinder unter Eingeweidewürmern (*Calcium carbonicum, Cina, Spigelia, Sulfur*) und können Polypen im Bereich der Nebenhöhlen haben. Die Haut kann von Psoriasis befallen sein – vor allem am Daumen.

Es handelt sich um einen geistig hypersensiblen Menschen, was in Kontrast zum Rest des Organismus steht, der sich den verordneten Medikamenten gegenüber unempfindlich zeigt, bis man *Teucrium* gegeben hat. Es ist das Mittel der Kinder, die schon erfolglos jede Menge Behandlungen erhalten haben und bei denen **kein Mittel mehr die geringste Reaktion hervorzurufen scheint.**

Thea
Das schlimmste ist nie enttäuschend!

An diese Mittel sollte man bei sadistisch veranlagten Patienten denken, die sich Unmengen von Horrorfilmen reinziehen, die sie nicht einmal mehr erschrecken. Solche Jugendliche können selbst zu Folterknechten werden (*Scorpio*: gewalttätig und zerstörerisch).

Theridion

Nicht ohne meine Trommel ...

Noch ein Spinnengiftmittel. Es ist hilfreich bei zappeligen Jugendlichen, die vollkommen abgebrüht und blasiert daherkommen, beim Klang eines Tamtams aber erwachen ...
Empfindlichkeit gegenüber dem Geräusch, das in den Körper eindringt.

Thiosinaminum

„Das Senfkorn" – Narben absorbieren

„Wenn ihr Glauben hättet so groß wie ein Senfkorn, könntet ihr Berge versetzen", sagt Christus.
Es ist manchmal zu beobachten, wie Menschen mit verengtem Herzen vorschnell altern. Dieses Mittel verzögert die Alterung.

Dieses kleine Mittel ist bekannt dafür, dass es Narben, Verengungen und Adhäsionen resorbiert, z. B. bei einer Urethralstenose, Darmadhäsionen oder einer **Obstruktion** der Eileiter, die zur Unfruchtbarkeit einer Frau führen.

Dieses Mittel wirkt auch auf Ohrgeräusche und Schwindel durch Arteriosklerose. Verwenden Sie niedrige Potenzen (z. B. 10 Tropfen einer D2 dreimal täglich über 10 Tage).

Fälle aus der Praxis
• Theo leidet unter einer Aortenverengung. Er musste in den ersten Lebenstagen operiert werden, damit die Aorta erweitert werden konnte, und das Problem tritt erneut auf.
Nach einer Reihe von *Thiosinaminum*-Gaben, werden die Operationspläne verschoben, und bis heute, mit 12 Jahren, war keine weitere Operation notwendig.

• Lea leidet seit einer Blinddarmoperation unter schrecklichen Bauchschmerzen. Es bilden sich postoperative Adhäsionen. Mit *Thiosinaminum* kommt alles wieder ins Lot.

Thuja

Alles kontrollieren

Thuja ist ein Baum, dessen tief liegende Zweige Wurzeln schlagen und neue Einheiten bilden, die sich ihrerseits weiter vermehren. Die zentrale Pflanze der Baumgruppe ist also mit allen anderen Bäumen verbunden, die kleiner bleiben. Stirbt diese Mutterpflanze ab, werden die anderen autonom und wachsen besser.

Dies ist zum einen ein Hinweis darauf, dass *Thuja* alles kontrollieren möchte, andererseits aber auch darauf, wie sich Metastasen nach dem Entfernen eines zentralen Tumors entwickeln können.

Thuja ist ein großes Konstitutionsmittel, das ein von Hahnemann als sykotisch bezeichnetes Terrain von Grund auf ins Gleichgewicht bringen kann. Entwicklungspsychologisch betrachtet gibt es Parallelen zwischen dem sykotischen Terrain und dem analen Stadium bei Freud. Es besteht ein Problem der Kontrolle. Diese Menschen tendieren zu zwanghafter Pingeligkeit und übertriebener Gewissenhaftigkeit.

In körperlicher Hinsicht zeigen sich Symptome der Zellproliferation auf der Haut (Kondylome, Warzen etc.) oder intern (Fibrome, Krebs). Der Patient **schwitzt stark**. Es handelt sich um stark riechenden Schweiß, der den Homöopathen bei der Untersuchung bisweilen auf dieses Mittel hinweisen kann. Außerdem reagiert *Thuja* **extrem empfindlich auf Impfungen**, die immer verschlechtern.

Sie kommen oft wegen Beschwerden, die nach **Feuchtigkeit** auftreten: chronische Rhinopharyngitis mit großen Polypen (*Agraphis* nutans), Ohrenentzündung, Stirnhöhlenentzündung, chronische Bronchitis, Asthma. Wie bereits erwähnt, zeigen sich bei der Untersuchung häufig einige Warzen oder auch eine Keloidnarbe, deformierte, gestreifte und brüchige Nägel.

Was Lebensmittel angeht, besteht eine **Unverträglichkeit von Zwiebeln**. Außerdem ist *Thuja* empfindlich für Musik und interessiert sich für metaphysische Fragen.

Fall aus der Praxis

Der dreijährige Lionel leidet seit zwei Jahren unter einem eitrigen Ausfluss aus dem rechten Ohr. Er ist bei einem HNO-Professor in Behandlung, der ihm ohne dauerhaftes Ergebnis viele Antibiotika verordnet hat und sich nun mit einer Überwachung begnügt. Die Eltern haben die Anweisung erhalten, sofort einen Arzt aufzusuchen, falls der Junge über Kopfschmerzen klagt und erbricht.

Dies ist der Kontext, in dem er eines Tages zu mir in die Sprechstunde kommt. Glücklicherweise hat er weder eine Mastoiditis noch eine Meningitis, seine akuten Beschwerden gehen lediglich auf eine Magen-Darm-Grippe zurück. Im Verlauf des Gesprächs erfahre ich, dass alle Beschwerden ein paar Tage nach einer Pockenimpfung begonnen haben, die übrigens eine große Keloidnarbe hinterlassen hat. Ich empfehle *Thuja* C15. Nach dieser Verordnung verschwinden die HNO-Beschwerden vollständig.

Sollte man *Thuja* systematisch nach jeder Impfung geben? Nein, man sollte dieses Mittel jenen Kindern vorbehalten, die ein *Thuja*-Terrain aufweisen oder deren nahe Verwandte (Eltern, Brüder Schwestern) *Thuja*-Persönlichkeiten sind. Akut empfehle ich bei Babys nach einer Impfung einige Globuli *Aconitum*, denn *Aconitum* ist das Mittel für Krankheiten, die plötzlich in einem Kontext von Angst auftreten. Wenn nach einer Impfung tatsächlich Probleme auftreten, muss man an *Thuja* denken, darf die anderen Möglichkeiten für Folgen von Impfung aber nicht außer Acht lassen (*Silicea* und vor allem *Sulfur*).

Arsenicum album ist ein gutes Ergänzungsmittel für *Thuja* bei einem akuten Geschehen (z. B. bei Stirnhöhlenentzündung und Asthmaanfall). Wenn es nach einer Keuchhustenimpfung zu Problemen kommt, sollte man lieber *Carbo vegetabilis* C30 oder eventuell *Pertussinum* C30 geben. Nach einer Masernimpfung sind vor allem *Pulsatilla* C15 und *Morbillinum* C15 (die Impfnosode) gefragt.

Und beileibe nicht alle Warzen verlangen nach *Thuja*. Eventuell sind *Nitricum acidum* oder *Causticum* besser angezeigt. Lokal sollte man nicht versuchen, eine Warze unbedingt mit allen physischen und medikamentösen Mitteln entfernen zu wollen. Dies führt zu einer Unterdrückung, und es kann zu inneren Störungen kommen. Häufig befinden sich Warzen nämlich auf Akupunkturpunkten, die sie stimulieren und sie haben so ihren Anteil an der Energieregulierung des Patienten. Eine Warze zu entfernen ist so ähnlich, wie jemandem mit Gewalt einen Stock wegzunehmen, auf den er sich stützt.

Thymus serpyllum (wilder Thymian)

Tierliebe

Der im Süden Frankreich wohlbekannte Thymian wird in der Küche und als Tee verwendet. Als homöopathisches Mittel passt er für Kinder, die Tiere leidenschaftlich lieben (*Pulsatilla, Carcinosinum, Aethusa cynapium, Nuphar lutea*).
Er heilt Asthma und Keuchhusten mit vielen Krämpfen, aber wenig Auswurf.

Sein Name erinnert natürlich an die gleichnamige Drüse, die eine wichtige Rolle für unser Immunsystem spielt. Die Lymphozyten lernen dort, Körpereigenes von Körperfremdem zu unterscheiden: Bakterien, Viren, Allergene, „externe Tiere" als Spiegel der „inneren Tiere" unseres Geistes.

Von Tieren begeisterte Menschen sind im oralen Stadium verblieben (wie die Tiere auch). Sie befinden sich in der fusionellen Mutter-Kind-Beziehung unter Ausschluss des Vaters …

> **Fall aus der Praxis**
>
> Béatrice, 12 Jahre, leidet unter schwerem Asthma, bei dem verschiedene Behandlungen bereits versagt haben. Zuhause hat sie einen regelrechten Zoo: Hund, Katze, Pferde, Papagei ... Später will sie Tierärztin werden. In ihren Träumen leben eine nette Frau und ein böser Mann ...
> *Thymus serpyllum* C15 bis C30 bringt ihr die Gesundheit zurück.

Tuberculinum Koch
Die Tuberkulose

In der Homöopathie spricht man von einem „tuberkulinischen" Terrain. Es beschreibt Kinder, die im Winter allzu häufig unter „Erkältungen" leiden, mit Ohrenentzündung, Angina, Bronchitis, Lungenentzündung, aber auch rezidivierenden Harnwegsinfektionen und schmerzhafter Verstopfung. Diesen Kindern geht es bei einem Aufenthalt im Gebirge (bei 1000 - 1500 m) besser. Große Höhen regen sie zu sehr auf. Am Meer dagegen verschlechtert sich ihr Zustand. Sie werden nervös, schlaflos, steigen aus und die gesundheitlichen Probleme beginnen. In der Familie finden sich Fälle von Tuberkulose oder eine Primärinfektion.

Die BCG-Impfung schlägt bei diesen Kindern nicht an. **Da der Tuberkulintest immer negativ bleibt, wird die Impfung dauernd wiederholt,** was ihren Zustand jedes Mal verschlechtert. Die Impfnarbe eitert lange (*Silicea*) und manchmal bildet sich sogar ein vergrößerter Lymphknoten in der Gegend. Die Gesundheitsbeschwerden setzen in der Regel um den dritten Monat nach einer BCG-Impfung ein.

Kinder mit tuberkulinischem Terrain leiden häufig unter Allergien, und Tuberkulinum ist ein gutes Konstitutionsmittel in Fällen von **Ekzem, Heuschnupfen** und **Asthma.** Dr. Broussalian aus Grenoble empfiehlt *Tuberculinum* und *Psorinum* (C15 oder C30) vor dem Beginn der Pollensaison, um dem Heuschnupfen vorzubeugen, was mir ein guter Rat zu sein scheint.

Körperlich sind *Tuberculinum*-Kinder meist schlank oder gar **mager** wie ein Strich in der Landschaft (*Aurum, Lycopodium, Natrium muriaticum*). An der Nasenwurzel fällt eine bläuliche Ader auf sowie zahlreiche **weiße Flecke** auf den Nägeln. Babys zeigen in den ersten Lebenstagen eine Mastitis mit Absonderung von Milch (*Asa foetida, Cyclamen*). Außerdem sind **eingewachsene Nägel** (*Graphites, Silicea, Teucrium*) und eine langsame Zahnung zu verzeichnen. Größere Kinder lieben kalte Milch, Fett, geräuchertes Fleisch, Schweinefleisch und Süßigkeiten.

Jugendliche sind von **Akne** gezeichnet. **Sie reisen gerne,** was sie durchaus auf der Suche nach dem Paradies bis auf den Weg nach Katmandu bringen kann. In diesem Zusammenhang ist Vorsicht vor Drogen geboten (einer anderen Art von Reise), zumal diese Menschen sehr dickköpfig sind (*Calcium carbonicum, Lycopodium, Platinum*) und ihre Stimmung heftig schwanken kann - mal depressiv, mal erregt.

Bei Kindern jedes Alters findet man **große Angst vor Tieren, besonders vor Hunden.** In der Praxis sind die Kinder **sehr schamhaft** und möchten sich nicht ausziehen (Gegenteil von *Medorrhinum*).

Sollte man bei solchen Kindern eine BCG-Impfung durchführen?
Für den Homöopathen ist die Antwort nein, denn damit verschlechtert man das zugrunde liegende tuberkulinische Terrain. Außerdem ist die BCG-Impfung wirkungslos: Wenn das Kind ein tuberkulinisches Terrain hat, erfolgt keine Immunantwort, da die Impfung nicht angeht und wenn das Kind nicht „tuberkulinisch" ist, schlägt die Impfung an, aber sie war überflüssig, da das Terrain des Kindes keine Veranlagung für Tuberkulose aufweist.

Diese Überlegungen werden – wie es scheint – durch Studien bestätigt, die die Wirkungslosigkeit der BCG-Impfung zeigen. Die Weltgesundheitsorganisation hat 1982 das Ergebnis einer in Indien über siebeneinhalb Jahre durchgeführten Studie veröffentlicht. Diese Studie an 270.000 Kindern zeigt die Wirkungslosigkeit der BCG-Impfung gegenüber Placebo (einer neutralen Substanz, die die Hälfte der Kinder verblindet verabreicht bekam). Bei den Geimpften kam es zu ebenso vielen Tuberkuloseerkrankungen wie bei den nicht Geimpften. Seitdem ist die BCG-Impfung in den USA, in Schweden, in der Schweiz und in Deutschland nicht mehr Pflicht.

Die beste Prävention gegen Tuberkulose bleibt nach wie vor die Erkennung und Behandlung der Tuberkulosekranken, die Gewährleistung einer guten Hygiene und einer ausgeglichenen Ernährung in der gesamten Bevölkerung. Die Einhaltung dieser Bedingungen ist in den westlichen Ländern die Ursache für das fast vollständige Verschwinden der Tuberkulose. Dafür grassiert die Tuberkulose trotz der BCG-Impfung nach wie vor in der Dritten Welt.

Allerdings steigert die derzeitige AIDS-Epidemie das Tuberkuloserisiko bei den Betroffenen, da der Virus ihr Immunsystem schwächt. Hier stellt die BCG-Impfung eine Gefahr dar, denn es handelt sich um einen Impfstoff mit lebenden Bazillen, die reaktiviert werden können. Sie ist daher bei HIV-seropositiven Patienten kontraindiziert.

Übrigens hat eine kanadische Forschergruppe kürzlich die Existenz eines tuberkulinischen Terrains nachgewiesen, indem es das verantwortliche Gen auf dem Chromosom 18q11.2 identifizierte (Dr. Skamen et al.).

Fälle aus der Praxis

• Juliette, 13 Jahre, kommt wegen seit einigen Wintern chronisch auftretender Nasennebenhöhlenentzündungen zu mir. Es handelt sich um ein mageres Mädchen mit lebhaftem Blick in der Vorpubertät. „Bei unserer Tochter kommt man kaum mit, ihre Laune gleicht einer Achterbahn, ebenso wie ihre Erfolge in der Schule. Trotz eines guten Appetits ist sie mager. Wenn sie von der Schule heimkommt, gießt sie große Gläser kalter Milch hinunter oder verschlingt einen ganzen Camembert. Am Abend bringt man sie nicht zum Schlafen. Sie liest bis Mitternacht und länger – vor allem Abenteuerbücher. An Tagen mit Mistral liegen ihre Nerven blank und sie schläft schlecht." Während die Eltern erzählen, blättere ich im Gesundheitsheft und stoße auf die Seite mit den Impfungen: Sie hat schon **vier BCG-Impfungen** bekommen!

Nur ein Feld ist noch leer ... „Diese Impfung schlägt bei ihr nie an ..." Bei der Untersuchung finde ich Schweiß an der Nasenspitze, feuchte Hände und weiße Flecke auf den Nägeln. Mit einigen Gaben *Tuberculinum* kommt es im Winter nur zu einer einzigen infektiösen Episode, der mit *Silicea* beizukommen ist.

• Malcie kommt im Alter von 5 Jahren wegen ihres Asthmas, das sie seit dem Alter von 20 Monaten plagt. Jetzt bekommt sie alle drei Wochen einen Anfall. Bei den Großeltern mütterlicherseits gibt es eine Vorgeschichte von Tuberkulose. Bei der Anamnese und der Untersuchung zeigen sich Zeichen, die auf *Lachesis* hinweisen. Mit einigen Gaben dieses Mittels kommt es nahezu ein Jahr lang zu keinem Asthmaanfall mehr.

Eines Tages kommt der Arzt zur Tuberkulose-Früherkennung in den Kindergarten. Es wird ein Tuberkulintest mit Tuberkulininjektion in die Haut durchgeführt. Die Mutter von Malcie, selbst Ärztin, bemerkt, dass ich meinen Sohn Bastien an diesem Tag nicht in den Kindergarten geschickt habe (unsere Kinder besuchen damals denselben Kindergarten). Sie sagt sich, dass ich wohl etwas übertreibe, denn es ist ja nur ein Test ... und lässt ihre Tochter zum Kindergarten. In der Nacht bekommt Malcie einen Asthmaanfall, dem mit *Lachesis* diesmal nicht beizukommen ist, obwohl das Mittel im Vorjahr so gut geholfen hatte. Am nächsten Morgen ist der Anfall noch immer nicht vorbei und die Mutter ruft am Vormittag an. Ich empfehle eine Gabe *Tuberculinum* C15. Der Anfall hört rasch auf. Seit diesem Vorfall sind nun sieben Jahre vergangen und Malcie hat seit der Zeit kein Problem mehr mit Asthma.

Bei Tuberkulinum-Kindern löst **selbst ein einfacher Tuberkulintest** eine Verschlechterung aus. Daher sollte man solche Tests in der Schule nur sparsam einsetzen. Jeden Winter, wenn der Gesundheitsdienst seine Impf- und BCG-Test-Runde in den Schulen absolviert hat, füllt sich meine Praxis mit Bronchitis-, Otitis- und Asthmapatienten.

• Die zweieinhalbjährige Pauline, hat eine seltene Krankheit: das **Syndrom der unkämmbaren Haare.** Die Dermatologen der Universitätsklinik, wo sie nun behandelt wird, interessieren sich leidenschaftlich für ihren Fall. Nach zahlreichen Tests und Proben steht nun die Diagnose fest, und ihr Fall wird sogar Gegenstand einer Dissertation! Eine Therapie gibt es allerdings nicht für diese Krankheit, von der man so gut wie nichts weiß und von der es nur drei oder vier Fälle in ganz Frankreich gibt. Seit fünf Monaten ist Paulines **Haar trocken und stumpf geworden und es fällt in ganzen Büscheln aus. Die verbleibenden Haare sind permanent zerzaust** und widerstehen jedem Bändigungsversuch. Ich stelle fest, dass sie drei Monate vor Beginn der Krankheit eine BCG-Impfung erhalten hat, deren rote Narbe man auf dem kleinen Ärmchen noch deutlich sieht. Bei der Anamnese erfahre ich von einer Tuberkulose-Primärinfektion väterlicherseits. Das Mädchen schwitzt viel am Hals und am Rücken, trinkt viel Milch und bekommt gerade Zähne. Ich verordne eine Gabe *Tuberculinum* C15.

Fünf Tage nach der Einnahme bemerkt die Mutter, dass die Haare wieder werden wie früher. Bis jetzt, drei Jahre später, hat es keinen Rückfall gegeben. An der Universitätsklinik konnte man eine leichte Enttäuschung nicht verbergen, da sich die Dissertation nun erübrigt hatte! Die Schlussfolgerung: „Wir haben uns wohl in der Diagnose geirrt."

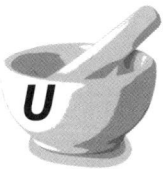

Urtica urens
Der Tod des Vaters

Ein sehr gutes Mittel bei Nesselsucht. Jeder von uns hat bereits einmal die unangenehme Bekanntschaft einer Brennnessel gemacht. Die Urtikaria des Mittels *Urtica urens* verursacht beim Patienten dieses Gefühl von Brennen und Juckreiz, das durch Kontakt mit Wasser und durch Kälte verschlechtert wird (*Apis*: Die Urtikaria bessert sich durch Kälte). Die Nesselsucht kann nach dem Genuss von **Meeresfrüchten** auftreten. Außerdem kommt es manchmal zu **rheumatischen Schmerzen** in den Gelenken. Diese Symptome kehren regelmäßig jedes Jahr wieder.

Urtica urens ist auch für seine milchbildende Wirkung bei Ammen bekannt (z. B. einige Tage lang morgens 3 Globuli C7).

Die Brennnessel sticht, wie Papas Bart, wenn er sein Neugeborenes küsst. Diese Pflanze greift uns mit kleinen Silexnadeln an. Es gibt viele Ähnlichkeiten zwischen ihren Symptomen und denen von *Silicea*: z. B. profuser Schweiß der Hände und stinkender Fußschweiß, schlechter Appetit usw.

Dieses Mittel ist häufig in Familien angezeigt, die vom physischen oder psychologischen Tod (Abwesenheit oder Entwertung durch die Mutter) des Vaters gezeichnet sind.

Fälle aus der Praxis

• Während meines Medizinstudiums bekam ich jedes Frühjahr generalisierte Nesselsuchtanfälle. Also ging ich zu den Koryphäen Lyons, in deren Abteilungen ich damals arbeitete. Herauskam dabei jedes Mal der Rat, mich auszuruhen, auf meine Ernährung zu achten sowie die unausbleibliche Kortisonbehandlung. Die Anfälle

wurden immer heftiger, manchmal von einem **Quincke-Ödem**
im Gesicht begleitet und mit Erstickungssymptomen, sodass ich
nur mehr mit einer griffbereiten Ampulle Kortison unterwegs
war. Da zudem bei mir die BCG-Impfung nie anschlug, wurde
sie mir jedes Jahr aufs Neue verpasst. Eines Tages suchte ich auf
Anraten eines Verwandten, der von einem Homöopathen aus
Lyon von einer hartnäckigen Migräne befreit worden war, eben-
diesen auf. Er stellte mir – aus meiner damaligen Sicht als Student
der Fakultät – allerlei alberne Fragen. Dann verordnete er mir
ein Mittel, *Urtica urens*, in der Potenz C7. Es wirkte hervorragend bei meinen Nesselsuchtanfällen (besser als das Kortison!),
die immer seltener auftraten und schließlich ausblieben. Als ich
dann über das Problem der Allergie nachdachte, fiel mir ein, dass
ich einige Jahre vorher in ein Brennnesselgebüsch gefallen war.
**Mein Homöopath, mit seinen Fragen zu meiner Reaktion auf
Hitze und Kälte, zu meinem Schweiß, meinen Vorlieben und
Abneigungen gegen Lebensmittel, hatte es geschafft, den Hintergrund meines Problems zu beleuchten.** Als ich später meine
„Koryphäen" in Lyon über die Verordnungen von Homöopathen
spotten hörte, begann ich, ihre Worte anders aufzunehmen, und
mich selbst brachte diese Erfahrung auf den Weg, mich mit der
Frage des Terrains zu beschäftigen.

• Eines Tages werde ich in die Entbindungsstation gerufen. Die
Mutter bittet mich um ein Mittel zur Verbesserung der Milchbil-
dung, die plötzlich stark nachgelassen hatte. Ich verordne ihr 3
Globuli *Urtica urens* C7 jeden Morgen.
Als ich sie zehn Tage später wiedersehe, ist die Milchbildung her-
vorragend.
„Was war an dem Tag passiert, als auf einmal Ihre Milch wegblieb?"

„An diesem Morgen hat man mir meinen Sohn gebracht und ich
sah, dass er ganz gelb war."

„Aber das war doch nur eine gewöhnliche Neugeborenengelbsucht. Erzählen Sie von Ihrem Vater."

„Mein Vater! Er starb vor ein paar Jahren. Er hatte Leberkrebs. Eines Tages wurde er ganz gelb, und drei Wochen später war er tot."

• Anthony schläft nicht mehr, seit er den Film „*Der König der Löwen*" sah. Ich frage ihn warum.
„Ich will nicht, dass Papa stirbt" (das Thema des Films).
Mit einer Gabe *Urtica urens* C15 kommt alles wieder ins Lot.

Ustilago maydis
Steril durch sexuelle Exzesse

Dies ist ein weiteres Mittel bei Masturbation, wenn *Bufo rana* nicht infrage kommt. Der Patient wird von erotischen Fantasien und Liebesträumen verfolgt. Durch die übermäßige Vergeudung von Samenflüssigkeit wird er steril.
Ein häufig auftretendes Symptom: kongestive Kopfschmerzen (s. Boericke).

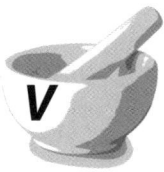

Vaccinotoxinum

Pockenimpfstoff
Der Ehebruch

Ein gutes Mittel bei chronischem Herpes, Akne, Gürtelrose und ungünstigen Reaktionen auf den Pockenimpfstoff.

Diese Impfung bereitete häufig dem Sykose-Miasma den Weg, dessen Hauptmittel *Medorrhinum* (Gonorrhoe) ist. Dies legt auch die Symbolik, die sich aus dem lateinischen Namen ableiten lässt, nahe: Vari-o-li-n-um (Varie - au - lit - n - homme) – der Mann (frz. homme) soll nicht das Bett (frz. lit) wechseln (frz. varier). Der Ehebruch hindert den Mann daran, Zugang zur zweiten festen Dimension der Liebe zu erhalten, zum echten WIR. Und so bleibt ihm auch die dritte Dimension verwehrt und er bleibt im präödipalen Stadium gefangen. Übrigens verweist die verbotene Liebe (der Ehebruch) auch auf die erste verbotene Liebe: den Inzest.

Valeriana officinalis

Die heikle Lage

"La maman d'Amandine veut que son amant dîne, Amandine a dit non ..." (Amandines Mutter will, dass ihr Geliebter zum Essen bleibt, Amandine hat nein gesagt …)

In diesem Lied von Yves Duteil kommt die Stimmung dieses Mittels gut zum Ausdruck. *Valeriana* mag keine Heimlichkeiten, die Situation muss klar sein und **offiziell**. Dieses Mittel passt für hypersensible Kinder und nervöse Erwachsene, bei denen die anderen Mittel nicht „funktionieren", obwohl sie gut gewählt scheinen. Das klinische Bild kann Symptome umfassen wie Ohren- oder Halsschmerzen, krampfhaftes Asthma, Übelkeit und Ohnmacht nach einer Emotion oder Aufregung, Schlaflosigkeit mit Juckreiz und Muskelkrämpfe. Das Baby spuckt nach dem Trinken geronnene Milch und leidet bisweilen unter Durchfall, in einer Atmosphäre von Ruhelosigkeit und Schreien.

Fall aus der Praxis

Laetitia, 7 Jahre, leidet unter rezidivierenden Angina-Erkrankungen. Bei jeder akuten Episode scheint ein homöopathisches Mittel das Problem zu lösen, aber die Angina kehrt unablässig wieder. Auffällig ist ein Zustand der Übererregung, in dem sie sich jedes Mal trotz des Fiebers befindet, das eigentlich eine dämpfende Wirkung haben sollte: lebhafter Blick, Zappeligkeit, unablässiges Schwatzen und unkontrollierte Lachkrämpfe. „Immer wenn sie in diesen aufgeregten Zustand kommt, weiß ich, dass sie krank wird", erklärt mir die Mutter … Oft leidet sie auch unter Schlaflosigkeit, bei der ein Komplexmittel, in dem auch ein Baldrianextrakt enthalten ist, gut hilft. Ich beginne also mit einer Konstitutionsbehandlung mit *Valeriana* (C15 - C30), und es kommt keine Angina mehr. **Laetitias Eltern sind nicht verheiratet. Damit ist sie nicht einverstanden.**

Veratrum album

Die Lüge

Veratrum album ist als Mittel für hochakute Zustände in Form eines Herz-Kreislauf-Schocks bekannt, mit Blässe, kalten Schweißausbrüchen und einem schnellen, schwachen Puls. Das lässt sich z. B. bei einer akuten Magen-Darm-Grippe, wie z. B. der *Turista* oder *Rache Montezumas*, beobachten, bei der plötzliches und profuses Erbrechen und Durchfall auftreten. Auffallend ist, dass die Stühle **nicht stinken** (im Gegensatz zu *Arsenicum album*). Auf Erbrechen folgt ein starker Schluckauf.

Veratrum album

Dieses Mittel ist auch bei heftigen Asthmaanfallen hilfreich, die zu einem ähnlichen Schockzustand führen können. Außerdem ist es **in homöopathischer Dosierung eines der besten Herzstimulanzien.** Im akuten Einsatz kann *Veratrum album* zudem in der Psychiatrie bei Delirium mit manischer Erregung und Koprophagie (der Patient isst seinen Stuhl) helfen. Der Patient ist sehr erregt, zerschneidet alles, was in seine Nähe kommt, und verfällt darauf wieder in Mutismus und weigert sich, sich zu ernähren.

Veratrum-album-**Patienten sagen nicht die Wahrheit.** Es gibt eine Art Perversion des Worts. Dem Erwachsenen hilft die Lüge, eine soziale Position wiederzuerlangen, die er glaubt, verloren zu haben: Das Ergebnis rechtfertigt die Mittel (Eugenio Candegabe). *Veratrum album* ist ehrgeizig und nimmt durchaus eine „Radfahrer"-Mentalität an, d. h. er buckelt nach oben - gegenüber Stärkeren - und tritt nach unten - auf Schwächere. Es kommt vor, dass ein Kind seine Krankheit simuliert (*Aconitum, Belladonna, Moschus, Tarentula*). Es kann auch krank werden, wenn ein kleiner Bruder zur Welt kommt, denn es stellt sich vor, dass dieser ihm dann seinen Platz wegnehmen könnte, während es in der Schule ist. *Veratrum-album*-Mütter haben eine Neigung zu Depressionen vor der Regel und manchmal auch zu Scheinschwangerschaften.

Fall aus der Praxis

Marie-Noëlle, 7 Jahre, ist wieder wegen einer Bronchitis in meiner Praxis. Sie ist bei mir, seit sie 18 Monate alt ist. Jedes Jahr sehe ich sie mehrmals wegen Ekzemen, Bronchitiden, die manchmal asthmaartig verlaufen, Otitiden und Bindehautentzündungen. Kurz gesagt, eine echte Psora, der wie der Hydra aus der griechischen Mythologie jedes Mal ein neuer Kopf wächst, wenn man mit einem gut gewählten Mittel einen abgeschlagen hat.

Mutter und Tochter sind treue „Stammkundinnen" meiner Praxis und warten jedes Mal geduldig, vertieft in die Lektüre wundervoller Bilderbücher, die sie in die wunderbare Welt der Märchenfeen entführen, wo sie Prinzessinnen… Auserwählte sind.

Dieses Mal versuche ich, die Analyse wirklich bis auf den Grund zu treiben. Die Mutter erzählt, dass ihre Tochter krank wurde, nachdem sie von der Lehrerin gescholten worden war, weil sie bei einer Prüfung geschwindelt hatte. Das intelligente Mädchen, das zudem über ein hervorragendes Gedächtnis verfügt, ist immer Klassenbeste (1. Klasse). Aber an diesem Tag sind ihre Eltern mit ihr über das Wochenende ohne ihr Schulbuch verreist, sodass sie die Lektion nicht lernen konnte. Vor Angst, schlechte Noten zu bekommen, schrieb sie von ihren Schulkameraden ab.

Ein Abgleich der Rubriken „Furcht, die lukrative Stellung zu verlieren" und „Erbrechen von Schleim durch Husten" (was bei ihr die Regel ist) führt zu *Veratrum album*. Es zeigt sich zudem, dass dieses Mädchen leicht zu einer Lüge greift, um eine Situation zu retten (*Argentum nitricum, Conium, Ethylicum, Luesinum, Veratrum album*). *Veratrum album* C7 bringt die Bronchitis innerhalb von 48 Stunden zum Verschwinden und mit einigen Gaben in C15, C18, C24 und C30 bessert sich das klinische Bild radikal. Es wird der erste Winter, den sie ohne akute Episode verbringt.

Veratrum viride
Illusion, jung zu bleiben

Pneumokokkenpneumonie; Vorhofflimmern; schneller Puls und Blutdruckabfall; Kindbettfieber.

Verbascum thapsus
Pädophilie

Dieses Mittel ist in der Lage, auf morbide Impulse zu wirken, die zur Pädophilie führen. Diese Patienten leiden unter anderem unter Fazialisneuralgie, trompetenartigem Husten und Einnässen.

Fall aus der Praxis

Der elfjährige Norbert wird von seiner Mutter wegen eines chronischen Hustens vorgestellt, der sogar den Unterricht stört. Wie es scheint, ist er in der Lage, diesen nach Belieben auszulösen. Zahlreiche Spezialisten haben sich bereits erfolglos daran versucht. Ich bitte ihn, zu husten, und ein Trompetenklang erfüllt meine Praxis!

Einen Moment später sagt ihm seine Mutter, er solle draußen warten.

„Ich muss Ihnen etwas erzählen, was uns sehr beunruhigt: Vor kurzem hat er von seiner vierjährigen Cousine verlangt, sie solle seine Genitalien anfassen."

„Das habe ich mir beinahe gedacht. Keine Sorge, mit ein paar Gaben *Verbascum thapsus* in C15 - C30 oder auch 1M - 10M kommt das schnell wieder in Ordnung."

Vespa crabro
Wespenallergie
Prämenstruelles Syndrom

Dieses aus Hornissengift gewonnene Mittel hilft (in C15 – C30), bei Stichen schwere Reaktionen zu verhindern.

Daneben hat es sich als wirkungsvolles Mittel beim prämenstruellen Syndrom erwiesen.

Viola odorata
Der abgemagerte Superintellektuelle

Viola odorata passt für Magersüchtige, denen der Geist wichtiger ist als die Gefühlswelt und die sich so vor der Liebe verschließen.
Auffällig beim Gespräch in der Praxis ist, dass diese Patienten sehr leise sprechen, so dass man sie kaum versteht.

Vipera berus (die Viper)

Der Sammler

Vipera ist ein gutes Mittel bei Menschen, die wie *Arsenicum album* gerne sammeln und nichts wegwerfen können.

Das Gift der Viper ist in der homöopathischen Zubereitung auch ein hervorragendes Mittel für oberflächliche Venenthrombose und akute oder chronische Venenentzündung, vor allem der oberen Gliedmaßen. Und es kann bei ansteigender Lähmung (*Conium*) und Querschnittslähmung hilfreich sein.

Es passt vor allem für Menschen, die sich weigern, sich von Gegenständen zu trennen, die ihnen im Weg sind (*Arsenicum album*), von Gewohnheiten und Traditionen, die sich nicht entwickeln und denen deshalb langweilig ist.

Fall aus der Praxis

Nathalie, 12 Jahre, leidet seit einigen Monaten unter einer Venenentzündung am rechten Arm, die nach einer intensiven körperlichen Anstrengung auftrat und die verschiedenen schulmedizinischen Behandlungsversuchen trotzt. Einige Gaben *Vipera* C9, C12 und C15 bringen die Symptome innerhalb einiger Tage zum Verschwinden.

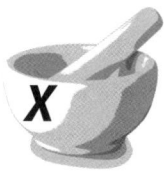

X-Ray (Röntgenstrahlen)

Es mag erstaunlich anmuten, Röntgenstrahlen in homöopathischer Zubereitung zu verwenden. Dieses Mittel wird durch die Verdünnung und Dynamisierung einer Alkohollösung gewonnen, die einer Röntgenstrahlung ausgesetzt war. Es hat mir jedoch schon oft gute Dienste bei Patienten erwiesen, die hohe Strahlungsdosen abbekommen haben (z. B. durch Strahlentherapie bei Krebs) und die unter Übelkeit, Müdigkeit, rheumatischen Schmerzen und Ekzem litten (eine Gabe C15 nach jeder Sitzung, und es kommt zu praktisch keinen Nebenwirkungen).

Die Verabreichung einer Gabe ist auch nach größeren radiologischen Untersuchungen sinnvoll.

Ähnlich liegt der Fall bei einem Mittel namens *Sol*, das aus Laktose zubereitet wird, die Sonnenstrahlen ausgesetzt war. Es ist ein hervorragendes Mittel für Menschen, die unter der geringsten Sonneneinstrahlung leiden, wie im nachfolgenden Fall geschildert (eine Gabe einer C15).

Luna (C15 oder C30) übernimmt dieselbe Aufgabe bei Menschen, die empfindlich auf den Mond reagieren.

Fall aus der Praxis

Marie-France, 38 Jahre, leidet unter einer seltenen Form von Psoriasis: Die Läsionen erscheinen mit der ersten Sonneneinstrahlung und verschlechtern sich dann bei jeder Sonnenexposition, bis sie sich praktisch auf den ganzen Körper ausgebreitet haben. Der Dermatologe bietet ausschließlich cortisonhaltige Medikamente an. Als sie mir ihre Symptome schildert, schlage ich ihr vor, bei jeder

Sonnenexposition einige Globuli *Sol* C7 zu nehmen. Und tatsächlich reichen drei Gaben, um diese störende Erscheinung (vor allem wenn man an der Cote d'Azur lebt) vollkommen zum Verschwinden zu bringen.

Einige Jahre später trifft sie ihren Dermatologen wieder, der keine Spur von Psoriasis sieht. Als er erfährt, dass ich ihr ein homöopathisches Mittel verordnet habe, auf das diese wundervolle Entwicklung eintrat, will er den Namen dieses Wundermittels wissen. Als sie ihm erklärt, es handle sich um *Sol* C7, also potenzierten Sonnenstrahlen, glaubt er kein Wort!

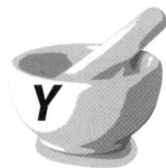

Yerba santa

Akutes Asthma

Diese Pflanze wird von den mexikanischen Indios zur Linderung von Asthma verwendet.

Im akuten Asthmaanfall erweist es sich oft als wirkungsvoll. Ein Komplexmittel des Namens Santaherba® (Lehning) enthält diese Pflanze sowie weitere homöopathische Zubereitungen, unter anderem von Adrenalin, kann bei Asthma verwendet werden (20 Tropfen dreimal täglich bei einem Kind von 40 kg lindern oder gar unterdrücken einen akuten Anfall. Trotzdem handelt es sich nur um ein Palliativ, und es ist natürlich eine konstitutionelle Behandlung gefragt.)

Daneben kann potenziertes Adrenalin den negativen Wirkungen eines häufigen Einsatzes von Ventolin® entgegenwirken.

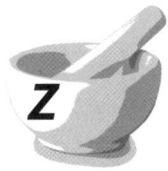

Zincum metallicum

Angst vor der Polizei

Zincum-Patienten werden von ihrem Über-Ich blockiert. Das Vaterbild hatte im psychoanalytischen Sinn des Begriffs eine stark kastrierende Wirkung. **Zincum träumt, dass sich ein Pferd in einen Hund verwandelt.** Das Pferd ist Pegasus, der Vater, der es auf seinen Schwingen ins Paradies bringt. Er verwandelt sich jedoch in den Höllenhund **Cerberus**, der es mit sich in die Hölle reißt. Tatsächlich schafft es *Zincum* nicht, aus der Hölle des analen Stadiums in das altruistische post-ödipale Paradies. Nur in Form von Spasmen und Krämpfen kann es sich ausdrücken …

Im täglichen Leben wird diese Angst vor dem Vater auch auf diejenigen übertragen, die an seiner statt das Gesetz hüten: Lehrer, Polizisten, Richter usw. In der Praxis ist dieses Mittel hilfreich bei Kindern, bei denen sich Kinderkrankheiten komplizieren: **Der Ausschlag kommt nicht heraus und es treten neurologische Komplikationen auf.** Diese Kinder sind hektisch, knirschen mit den Zähnen, spielen mit ihren Genitalien und haben oft **anhaltenden Durchfall,** der aber nicht allzu sehr stört.

Bemerkenswert ist auch die Indikation von *Zincum* bei **Schlafwandeln** nach Aufregung, bei nächtlicher Harninkontinenz (zum frühen Morgen hin), bei Asthma abends mit Blähungen, bei anhaltendem Husten im Liegen und Ruhelosigkeit der Beine im Bett. Häufig setzt die Pubertät verzögert ein, während Ruhelosigkeit und Tics vorherrschen.

Einige hilfreiche Symptome bei Erwachsenen: **Unverträglichkeit von Wein** und Abneigung gegen Fisch, Kalbfleisch und Süßigkeiten.

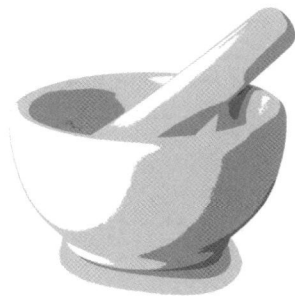

FAZIT

Nun sind wir am Ende dieses Buches angelangt, das einen neuen Blick auf die Homöopathie und die Medizin im Allgemeinen wirft. **Es ist natürlich nur ein Ausgangspunkt, denn der Reichtum der menschlichen Seele steht demjenigen der Natur in nichts nach.** Neue Mittel warten darauf, studiert und verstanden zu werden - eine ganze Menge Arbeit erwartet die Homöopathen, die sich dieser umfangreichen Aufgabe angenommen haben.

An dieser Stelle möchte ich meinen Freunden, den Homöopathen der Region Provence-Alpes-Côte d'Azur sowie den anderen Forscherteams in Frankreich danken, darunter den Gruppen um Dr. Simone Fayeton und Dr. Jacques Lamothe. Ich wünsche mir für die Zukunft, dass sich junge Mediziner dieser Richtung anschließen, um dazu beizutragen, dass der Mensch in unserer komplexen und schwierigen, aber aufregenden Welt zu seiner Mitte findet.

Mein besonderer Dank gilt Martine Bourbon für ihre hilfreiche Mitarbeit.

ANHANG

Hinweis

Trotz der Sorgfalt, die bei der Ausarbeitung dieses Buches aufgewendet wurde, können sich einzelne Fehler eingeschlichen haben, für die weder der Autor noch die Übersetzerin noch der Verlag haftbar gemacht werden können. Dies gilt ebenfalls für eine eventuelle Fehlinterpretation seines Inhalts durch den Leser.

Zweck dieses Werks ist es, den Leser im Streben nach Gleichgewicht und Gesundheit zu unterstützen. Es ist keineswegs beabsichtigt, damit die Diagnose und die Beratung durch den Arzt zu ersetzen.

Es wird zudem darauf hingewiesen, dass homöopathische Mittel nicht unbedacht über längere Zeit eingenommen werden dürfen. Bei der Einnahme und Verordnung sind die Regeln der Homöopathie zu befolgen.

Anmerkungen zur deutschen Übersetzung

Didier Grandgeorge verwendet meist die in Frankreich üblichen Potenzen in „Centésimales Hahnemanniennes" (Hahnemannsche Hunderterpotenzen): 7 CH, 9 CH, 15 CH und 30 CH. Sie wurden in dieser Übersetzung respektive mit C7, C9, C15 und C30 wiedergegeben (was nichts über die Art der Dynamisierung - Hahnemann oder Korsakoff - aussagt).

Falls diese Potenzen in deutschen Apotheken nicht sofort erhältlich sind, empfiehlt der Autor ggf. auf folgende Potenzen auszuweichen: C7 → C6, C9 → C12, C15 → C12.

Nach Rücksprache mit dem Autor wurde der französische Begriff „granules" mit „Globuli" übersetzt, obwohl die in Frankreich üblicherweise verwendeten „granules" etwa streichholzkopfgroß sind. Seiner Ansicht nach kann ihre Wirkung derjenigen der im deutschen Sprachraum verwendeten „Globuli" gleichgesetzt werden.

Der Begriff „Gabe" (frz. „dose") bezieht sich auf die in Frankreich übliche Einzelgabe einer großen Menge Globuli („globules") etwa der Größe 2 nach HAB, deren Wirkung nach Meinung des Autors auch in etwa der im deutschen Sprachraum üblichen „Einzelgabe" entspricht. Da nicht alle der im Buch genannten Arzneien in Apotheken vorrätig gehalten werden, sei hier noch auf eine Auswahl an Apotheken verwiesen, die auch seltene Mittel anbieten und zum Teil versenden. Eine gute Apotheke bekommt jedoch i. d. R. nicht vorrätige Mittel oder Potenzen schnell geliefert.

Bezugsquellen

Remedia:
SALVATOR APOTHEKE
Hauptstraße 4, 7000 Eisenstadt
Österreich
Tel. +43 - 2682 - 62220 - 66
Fax +43 - 2682 - 62220 - 62
www.remedia.at
E-Mail: hahnemann@remedia.at

Gudjons:
Höfatsweg 21
86391 Stadtbergen-Deuringen
Deutschland
Tel. 0821 - 4 44 78 77
Fax 0821 - 43 84 44
www.gudjons.com
E-Mail: info@gudjons.com

Homeoden-Heel:
Kasteellaan 76, 9000 Gent
Belgien
Tel. +32 - 9 - 2 25 87 33
Fax +32 - 9 - 22 30 00 76
www.homeoden.be
E-Mail: info@homeoden.be

Helios:
Helios Homeopathy Ltd.
97 Camden Road, Tunbridge Wells
Kent TN1 2QR
Großbritannien
Tel. +44 - 1892 - 53 6393
Fax +44 - 1892 - 54 68 50
www.helios.co.uk
E-Mail: pharmacy@helios.co.uk

Schmidt-Nagel:
Rue Prè Bouvier 27
1217 Meyrin / Geneve
Schweiz
Tel. +41 - 22 - 7 83 08 80
Fax +41 - 22 - 7 85 02 52
www.schmidt-nagel.ch
E-Mail: info@www.schmidt-nagel.ch

ARZNEIMITTELVERZEICHNIS

Arzneimittelverzeichnis

H

Hamamelis virginica 114
Hecla lava 114
Helleborus 114-115, 234
Hepar sulfuris 113, 115-116, 209, 219
Hura brasiliensis 73, 116-119
Hydrastis 120
Hydrophobinum 152-153
Hyoscyamus 120-121, 178
Hypericum 122-123
Hyssopus officinalis 123

I

Iboga 124, 142
Ignatia 6, 109, 113, 124-127, 135, 170, 190
Indium metallicum 127
Influenzinum 127-128
Iodum 59, 128-130, 147, 169, 173
Ipecacuanha 131-132
Iris versicolor 132

J

Justicia **133**

K

Kalium bichromicum 134-135, 163
Kalium bromatum 135-136, 229, 234
Kalium carbonicum 136-137, 170, 223
Kalium iodatum 137-138
Kalium muriaticum 138
Kalium phosphoricum 138, 215, 219
Kalium sulfuricum 138
Kreosotum 54, 78, 139

L

Lac caninum 140-142
Lac defloratum 142
Lac felinum 142
Lachesis 4, 13, 78, 120, 140-146, 142, 150, 152, 162-163, 170, 196, 215, 219, 221, 229, 243
Lac maternum 142
Lathyrus 146
Latrodectus mactans 146
Laurocerasus 99, 146-147

L

Lilium tigrinum 147-148, 158, 229
Lobelia inflata 148-149
Luesinum 21, 149, 251
Luna 254
Lycopodium 106, 150-151, 153, 162-163, 192, 195, 213, 215, 219, 241
Lycopus virginicus 152
Lyssinum 120, 153-154

M

Magnesium carbonicum 154
Magnesium muriaticum 55, 155-156
Magnesium phosphoricum 157
Malandrinum 157
Mancinella 157
Medorrhinum 148, 158-159, 172, 181, 221, 229, 241, 248
Medusa 159
Melilotus 159-160
Mercurius arsenicosus 162
Mercurius bi-iodatus 162
Mercurius corrosivus 162
Mercurius solubilis 6, 21, 53, 106, 149, 161-162, 199, 217
Mercurius sulfuratus ruber 162
Mercurius sulfuricus 162
Mezereum 163-164
Millefolium 164
Morbillinum 238
Morphinum 61
Morphium 114
Moschus 165, 250
Muriaticum acidum 165-167
Mygale 167-168

N

Naja 104
Naja tripudians 169
Natrium carbonicum 22, 170-171, 206
Natrium muriaticum 49, 97, 132, 135, 170-171-173, 176, 191, 210, 213, 241
Natrium phosphoricum 173
Natrium sulfuricum 35, 102, 173-174, 180

Arzneimittelverzeichnis

KRANKHEITEN- UND STICHWORT-VERZEICHNIS

Krankheiten- und Stichwortverzeichnis

Krankheiten- und Stichwortverzeichnis

Krankheiten- und Stichwortverzeichnis

Krankheiten- und Stichwortverzeichnis

Krankheiten- und Stichwortverzeichnis

Krankheiten- und Stichwortverzeichnis

LITERATURVERZEICHNIS

Allen, Timothy Field: The Encyclopedia of Pure Materia Medica. B.Jain 2011.

Boericke, William: Handbuch der homöopathischen Arzneimittellehre. Narayana Verlag 2010.

Gallavardin, Jean Pierre: Psyche und Homöopathie. Barthel & Barthel 2010.

Hahnemann, Samuel: Hahnemanns Arzneimittellehre. Narayana Verlag 2007.

Hering, Constantin: Kurzgefasste Arzneimittellehre. Narayana Verlag 2008.

Kent, James Tyler: Repertorium der homöopathischen Arzneimittel. Narayana Verlag 2008.

Loutan, Guy: Répertoire de thèmes et de matière médicale dynamique. Genève 1995.

Mure, Benoît: Doctrine de l'école homéopathique de Rio de Janeiro. Institut Homéopathique 1849.

Scholten, Jan: Homöopathie und die Elemente. Alonnissos 2004.

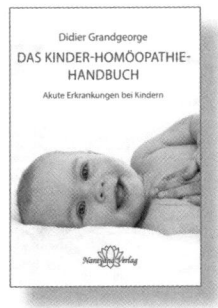

Didier Grandgeorge
Das Kinder-Homöopathie-Handbuch

Akute Erkrankungen bei Kindern

344 Seiten, geb., € 39,-

Didier Grandgeorge ist einer unserer erfahrensten homöopathischen Kinderärzte und bekannt für seine orginelle, kurze und treffende Darstellung neuer und altbewährter Mittel. Er findet auch bei schweren Akutsituationen gekonnt das richtige Mittel und löst Fälle, an denen viele verzweifelt wären. Er ist einer der ganz wenigen Homöopathen weltweit, der aus dem Studium geheilter Fälle auch bislang unbekannte, aber entscheidende Essenzen vieler Arzneimittel destilliert hat (z. B. Urtica urens „Trauer um den verstorbenen Vater", Hura brasiliensis „Trauer um ein verstorbenes Kind" oder Copaiva „Hat den leiblichen Vater nie gesehen").

In seinem Werk skizziert er meisterhaft seine bewährten Mittel bei den häufigsten Erkrankungen im Kindesalter. Mit wenigen Worten differenziert er die wichtigsten Mittel bei typischen klinischen Situationen und ermöglicht so eine schnelle, gezielte Verschreibung.

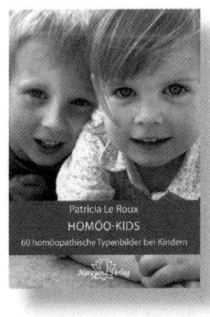

Patricia Le Roux
Homöo-Kids

60 homöopathische Typenbilder bei Säuglingen und Kindern

256 Seiten, geb., € 34,-

Eine moderne Arzneimittellehre für Kinder – von der Geburt bis zum 12. Lebensjahr. Die 60 beschriebenen Arzneimittel reichen von klassischen Polychresten wie Calcium carbonicum, Mercurius, Pulsatilla und Lycopdium zu weniger bekannten, aber bei Kindern äußerst bewährten Mitteln wie Beryllium, Helium, Saccharum lactis, Lac felinum, Faucum und Aqua marina.

Aufbauend auf dem homöopathischen Klassiker der Kindertypen von Borland, unterteilt sie die 60 Mittelbilder in die vier Haupttypen „kalt, warm, langsam und unruhig".

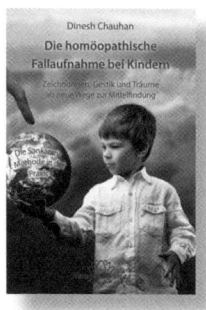

Dinesh Chauhan
Die homöopathische Fallaufnahme bei Kindern

Zeichnungen, Gestik und Träume als neue Wege zur Mittelfindung - Die Sankaran-Methode in der Praxis

250 Seiten, geb., € 45,-

Die Fallaufnahme bei Kindern ist ein zentrales Thema in der Homöopathie. Wie finde ich den Weg zur tiefsten Empfindung, wenn mein kleiner Gegenüber seine ganz eigene „Sprache" spricht?

Dinesh Chauhan, ein enger Vertrauter Rajan Sankarans, verfügt über langjährige Erfahrung mit dieser neuen Methode. Der beliebte Autor breitet eine farbenfrohe Kollektion faszinierender Kinderanamnesen aus, in denen er seinen Ansatz darstellt. Schritt für Schritt wird der Weg ins tiefste Innere der kleinen Patienten geöffnet. Indem er alles aufgreift, was dem Zuhören und Miterleben zugänglich ist – Zeichnungen, Geschichten, Lieder und Träume – entwirrt Chauhan den Fall spielerisch und mit verblüffender Sicherheit. Ein Grundlagenwerk für die homöopathische Behandlung von Kindern.

„Ein praktischer Rageber: sehr anschaulich und gut umsetzbar – ideal für alle, die bereits nach der Empfindungsmethode arbeiten, aber noch Hilfestellung bei der Anamnese von Kindern brauchen." Dorit Zimmermann, HZ

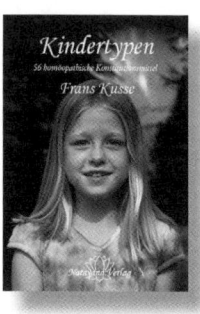

Frans Kusse
Kindertypen

56 homöopathische Konstitutionsmittel

280 Seiten, geb., € 39.-

Der liebenswürdige holländische Arzt Dr. Frans Kusse hat hier ein wunderbares neues Werk über die Typologie von 56 wichtigen homöopathischen Mitteln bei Kindern geschaffen. Mit einfachen, wohl abgewogenen Worten erfasst er auf geniale Weise die Charakterzüge dieser Mittel.

Man denkt, man kennt viele dieser Mittel schon - und ist jedes Mal überrascht, wie neu und klar sie hervortreten. Dabei schildert er auch neue Mittel die bei Kindern sehr oft angezeigt sind und doch bisher nur in Werken über die Behandlung Erwachsener oder einzeln verstreut in Fachzeitschriften zu finden waren. Viele Mittelbeschreibungen sind durch Fotos von geheilten Kindern bereichert.

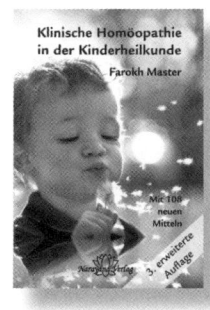

Farokh J. Master
Klinische Homöopathie in der Kinderheilkunde

4. erweiterte Auflage mit 5 neuen Mitteln

848 Seiten, geb., € 85,-

„Klinische Homöopathie in der Kinderheilkunde" von Farokh Master erfreut sich seit seinem Erscheinen ungebrochener Beliebtheit und ist zu einem der großen Standardwerke der homöopathischen Behandlung von Kindern geworden.

Die 3. Auflage wurde komplett überarbeitet und mit 108 neuen Mitteln ergänzt. Dies sind vor allem „kleinere", weniger bekannte Mittel, die sich in Farokh Masters Praxis bei Kindern besonders bewährt haben. So empfiehlt Farokh Master Equisetum als Hauptmittel bei nächtlichem Einnässen, Alcoholus bei ADHS, Jaborandi bei Mumpsepidemien, Magnetis poli ambo bei Phimose und Sambucus bei nächtlichem Asthma.

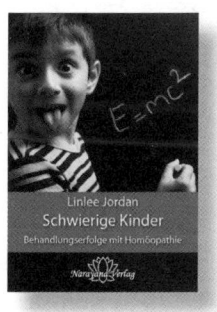

Linlee Jordan
Schwierige Kinder - Behandlungserfolge mit Homöopathie

60 homöopathische Typenbilder bei Säuglingen und Kindern

220 Seiten, geb., € 24,-

Dieses lesenswerte Buch enthält viele eindrucksvolle Fallstudien über Kinder, die wegen der verschiedensten Verhaltensstörungen und emotionalen Probleme homöopathisch behandelt wurden: ADHS, Zorn, Ängste, Autismus, Wutanfälle, Konzentrationsstörungen, Überempfindlichkeit und auch körperliche Beschwerden.

Als Leitfaden für Eltern gedacht, bietet es eine verständliche Einführung in die Homöopathie und vermittelt ein realistisches Bild, worauf man sich bei der Behandlung „schwieriger Kinder" einstellen sollte. Bei den Geschichten handelt es sich um Fallsammlungen verschiedener australischer Homöopathen, die einen guten Einblick in die alltägliche homöopathische Praxis geben, so dass die Eltern eine Vorstellung davon bekommen, wie die Fallaufnahme und die Suche nach der richtigen Arznei oder den richtigen Arzneien für ihr Kind abläuft.

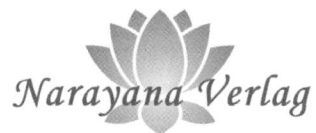

Narayana Verlag

Blumenplatz 2, D-79400 Kandern
Tel: +49 7626-974970-0, Fax: +49 7626-974970-9
info@narayana-verlag.de

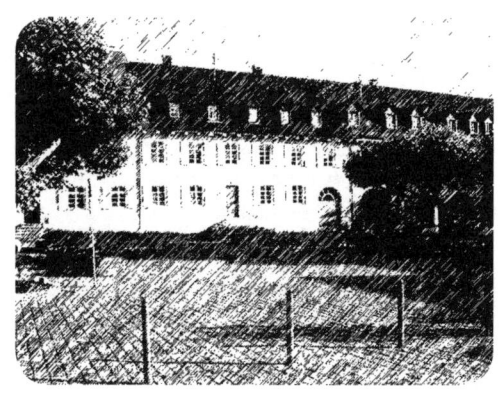

In unserer Online Buchhandlung
www.narayana-verlag.de

führen wir alle deutschen, englischen und französischen
Bücher zur Naturheilkunde und Homöopathie.

Es gibt zu jedem Titel aussagekräftige Leseproben.

Auf der Webseite gibt es ständig Neuigkeiten zu aktuellen
Themen, Studien und Seminaren mit weltweit führenden
Homöopathen sowie einen Erfahrungsaustausch bei
Krankheiten und Epidemien.

Ein Gesamtverzeichnis ist kostenlos erhältlich.